老年脑健康系列科普读物

大脑的功能与认知老化

第1册

总主编　张占军
主　编　李　馨

中医古籍出版社
Publishing House of Ancient Chinese Medical Books

图书在版编目（CIP）数据

大脑的功能与认知老化 / 李馨主编 . — 北京：中医古籍出版社，2022.3

（老年脑健康系列科普读物 / 张占军总主编；一）

ISBN 978-7-5152-2206-6

Ⅰ . ①大… Ⅱ . ①李… Ⅲ . ①脑科学—普及读物 Ⅳ . ① R338.2-49

中国版本图书馆 CIP 数据核字（2021）第 014539 号

大脑的功能与认知老化

李 馨 主编

策划编辑 郑 蓉
责任编辑 张凤霞
文字编辑 李美玲
封面设计 王 磊
插　　图 宋晓溪
出版发行 中医古籍出版社
社　　址 北京市东城区东直门内南小街 16 号（100700）
电　　话 010-64089446（总编室）010-64002949（发行部）
网　　址 www.zhongyiguji.com.cn
印　　刷 宝蕾元仁浩（天津）印刷有限公司
开　　本 710mm×1000mm 1/16
印　　张 4
字　　数 40 千字
版　　次 2022 年 3 月第 1 版 2022 年 3 月第 1 次印刷
书　　号 ISBN 978-7-5152-2206-6
定　　价 198.00 元（全 7 册）

序一

立美求真，优雅老化

耄耋之年，于时间中，期许后学协同共筑有思想的研究工作；于时间性，冀望人自然化、生命求真；本立道生，任我淡泊度余生。以家国情怀，愿殉国家之急，穷尽自身所学，多做有益人群、社会，维护生命健康的事业。

作为老年学的医生要关注积极老龄化，老龄问题之关键在养老，养老之关键在养脑。脑为中枢神经系统的重要组成部分，主宰着心灵与身体的自然联结，与是否成功老化密切相关。对于病因复杂、病程漫长、损伤后难以逆转的脑部疾患，弘扬中医学“上工治未病”的原创思维，防患于未然，为医治之首选良策。预防为主，防治结合，不仅是国家治理环境的方针政策，也应是老年人维护自己身心健康、敬诚生命之美的智慧之举。

张占军教授组建的北京师范大学的协同创新团队，在“十四五”开局之年编写了这套“老年脑健康系列科普读物”。

这套丛书的构思源于北京BABRI老年脑健康促进计划十余年耕耘积淀，以及未来脑健康事业的迫切需求，收集整理脑健康知识，将痴呆防治多层次、多维度的百科知识面向社会普及推介。希望本套丛书能够助力我国老年脑健康事业发展，助力老年朋友优雅地老去，生命之树常青。

现如今，中国老年人的健康问题并不乐观，患有一种以上慢性病的老年人口比例高达75%，失能和部分失能人数超过4000万，痴呆患者超过1000万,预计到2030年将达到2220万。与此同时，我国心理、精神疾病的患病率亦呈上升趋势，老年人孤独感、抑郁症、焦虑症等精神疾病患病人数均明显增加。因此，从老年人自身出发加强脑健康与心理健康，做好健康教育宣传工作尤为关键。当今已是东学西学文明互鉴、科学人文融合互动的新时代，中医药学具有科学人文双重属性，是善于吸纳古今中外一切科技成果与人文进化成就的学科，结合高概念数字化信息守恒定律及脑科学等前沿科学哲学与技术方法学，推进积极脑健康，不断服务于老年朋友。人老了多思念，生活积淀的经验是可贵的，必然涉及思想、反思、纯思、向思、深思等。首先是思想，你想什么，怎么想，用什么方法想，系统反思，向思能旨，决定着生命的朝向和心灵境界。我敬仁德中和无朴纯素，守静笃，护正气。通过积极的、铸就“诚”的理念追求自信自觉、自我慰藉，活得明白些。期许老年朋友们实现健康老龄化，多做有益工作。

古贤哲言："大德曰生。"孝敬老人，就是尊重自己的未来，就是尊重民族的未来。我国已进入老龄化社会，让老年人老有所养、老有所依、老有所乐、老有所安，提升老年群众的获得感、幸福感和安全感，关系着社会的和谐与稳定。我国老年人群拥有社会历史的经验和中国大成智慧的体悟，对中华文明延续意义深远。若通过积极预防，增强大脑耐力，则可使老年群体扬长避短，助力和发展银发经济，成为当今国家社会发展之栋梁。

书稿已成，邀我写序，感谢张教授对我的信任与鼓励。崇仁德，重教化，师承之情，爰不揣浅陋而为之序，谨志数语，乐观厥成，立美求真、优雅老化。

中央文史研究館館員　王永炎
中国工程院　院士
壬寅仲春　时年八十三岁

序二

人脑是已知宇宙中最复杂的结构之一。脑科学的深奥，使广大群众尤其老年群体，对脑科学知识的了解太少，缺乏保护大脑健康、预防脑病的知识。我时常想，如果能有一套既能保证科学性与权威性，又能做到通俗易懂的脑健康科普读物提供给他们，那该多好啊！

当收到北京师范大学张占军教授的邀约，嘱我为其主编的脑科学科普丛书写序，我难掩兴奋之情并欣然答应。带领北京老年脑健康促进计划（Beijing Aging Brain Rejuvenation Initiative，BABRI）的张占军教授和我感同身受，意识到我国老年人群脑科学科普教育一直存在这样一个巨大缺口。他果断付诸了行动，将这样一套我向往已久的新书奉献给读者。

这套老年脑健康系列科普读物，是依托北京师范大学认知神经科学与学习国家重点实验室的科学家团队，结合北京老年脑健康促进计划的实践基础编写而成。全套书籍共 7 册，从对大脑的基本知识介绍（第 1 册）切入，内容涵盖痴呆的发展全过程，症状从无到有、从轻到重，各个阶段的应对与

防治策略介绍（第 2 ～ 5 册），以及大脑的康复训练和中医药调理（第 6 ～ 7 册）。全书系统全面，为脑健康全周期管理提供了丰富而简明的知识框架体系。

更为难得的是，这是一套非常适合我国普通老百姓阅读的科普读物，整套书籍采用了通俗化的表述方式，尽量避免了专业性术语的大量堆砌和晦涩难懂的文字的使用，用浅白的语言传递精深的科学知识。本套读物将会为广大老年群众提供重要的脑健康知识补充，帮助大家有效地提升自身及家人的脑健康水平。“千淘万漉虽辛苦，吹尽狂沙始到金。”虽然这套读物编撰过程比不上大部头的鸿篇巨制，但集系统、权威、通俗等诸多优点于一身，一定能经得起时间的磨砺与群众的检验，成为老年朋友们非常乐意捧在手中的科普读物。

随着中国人口老龄化程度的加深，高龄老人的比重不断增加，中国老年人健康问题成了党和国家高度关注的问题之一，国家相继出台和实施了一系列重点关注老年群众的重要举措，以促进老年人有尊严有质量地生活。习近平总书记曾经反复强调：“积极应对人口老龄化，构建养老、孝老、敬老政策体系和社会环境，推进医养结合，加快老龄事业和产业发展。”

2017 年 3 月，原国家卫计委联合 13 部门印发《“十三五”健康老龄化规划》，系统提出了积极老龄化和健康老龄化的概念，动员一切社会力量，在社会支持和保障下，助力每一位老人都能成为无疾病和残疾、身体和心理功能正常、积极参

与社会活动的“新老人”。而“新老人”的最显著标志就是坚持终身学习、精神世界丰富、认知功能良好、生活优雅幸福。我们年轻力壮时都是中国特色社会主义建设的参与者和见证者，老了还要继续努力，主动接受健康教育，掌握健康主动权，特别是增强脑健康管理的意识与知识储备。

最后，希望本套读物能够被众多的老年朋友传阅学习，为更多家庭带来健康与希望！

中国科学院院士
国家神经系统疾病临床医学研究中心主任

2022 年 2 月

目 录

一、大脑小常识

众所周知，我们的大脑不仅是产生喜悦、欢笑的源头，也是产生悲伤、痛苦、愤怒的源头。大脑是一个特别的器官，它让我们去思考，去观看，去聆听，去区分美与丑、善与恶以及区分喜欢和厌恶的感觉。大脑是产生疯狂和精神疾病的地方，也是让我们心生恐惧的地方，通常在夜间，有时也在白天，失眠和梦游症即归因于大脑。大脑还是我们冒出好点子、忘却应尽的义务以及产生错觉、幻觉的地方。

——希波克拉底（古希腊医师 西方“医学之父”）

（一）大脑决定我是谁

“大脑”一词不仅会让人自然地联想到诸如“人工智能、智商、高科技、人类未解之谜”等一系列令人心驰神往的概念；同时人们也会联想到诸如“脑萎缩、脑卒中、痴呆、抑郁症、精神分裂症”等令人倍感悲观的概念。人类在揭示大脑的奥秘和探究大脑背后的自然规律的进程中，一个关乎每个人生命质量的话题逐渐引起大家的重视，那就是：如何保护大脑的健康？

大脑的健康简称“脑健康”，目前这个话题受到了许多专家与民众的关注。脑健康之所以备受关注，是因为大脑本身对每个人起着至关重要的作用。首先，大脑是身体的指挥官，身体的器官均是通过大脑来发号施令的，我们饿了要吃饭、渴了要喝水、困了要睡觉、危险来了要跑、感到孤独寂寞了要找人聊天，这些都受大脑的支配和调节，就连您现在正在阅读的这一段文字，也是靠大脑加工和理解的。其次，大脑是我们的“ID”——身份特征识别系统，即使现在整容手术很发达，器官移植术也十分先进，身体的其他器官可以更换，大脑却不可替代，因为人的脾气秉性以及喜怒哀乐的情感记忆，甚至对未来的计划和想法，统统都装在大脑里，如果换了大脑，就如同换成了另外一个人。通俗地讲，大脑让我们区别于猴子和猩猩，也区别于隔壁老王。有的人天生聪颖，有的人却天生愚钝，但大部分人都属于平平常常。此外，与先天遗传相比，后天的培养和经历对大脑的塑造也是非常重要的，正如马克思所说："搬运夫和哲学家之间的原始差别要比家犬和猎犬的差别小得多，他们之间的鸿沟是由分工造成的。"在后天学习过程中，有的人勤能补拙，通过后天努力也能取得不小的成就，有的人则自暴自弃，一生过得碌碌无为。

如此重要的大脑如果生病了，那绝对不容小觑，如果我们因为大脑的疾病和衰老把"自己"也遗忘了，那对个人的"存在"来讲，无异于从此消失。被誉为"脑研究教父"的荷兰学者迪克·斯瓦伯在他的一本名为《我即我脑：在子宫中孕育，于阿茨海默氏病中消亡》的书中提到："大脑的衰老过程可以用一个更好的比喻来形容，那就是一部向开始的方向回放的电影。阿尔茨海默病的过程正是与发育的方向相反的过程，患者逐渐失去人格和才能，以完全依赖他人而告终，到那时，病人会以胎儿的姿势蜷缩在床上。事实上，痴呆就是大脑的死亡。"

（二）大脑是个复杂的网络

人们都很好奇，大脑是如何"工作"的呢？——万亿个微小的脑细胞以及它们之间的电信号和化学信号的联系就可以涌现出抽象的思维、情感，甚至意识，这一切简直不可思议，太奇妙了！

神经元（神经细胞）主要由三部分组成：神经元胞体，接收其他神经元信号的分支（树突），以及向其他神经元传送信号的主干（轴突）。一般情况下，神经元可以处于激活状态或非激活状态，当神经元通过树突从其他神经元接收到一定程度的信号之后，就会处于激活状态，这时神经元胞体就会产生神经冲动，向其他神经元发送脉冲电信号，再通过轴突传递给其他神经元。连接神经元与神经元之间的结构叫“突触”，当电信号传到轴突末端之后，会在突触结构处把电信号转化为化学信号，然后再由化学信号转化成电信号，传入下一个神经元中。以此类推，实现神经信号在神经元之间的传递，这就是神经元工作的基本原理。

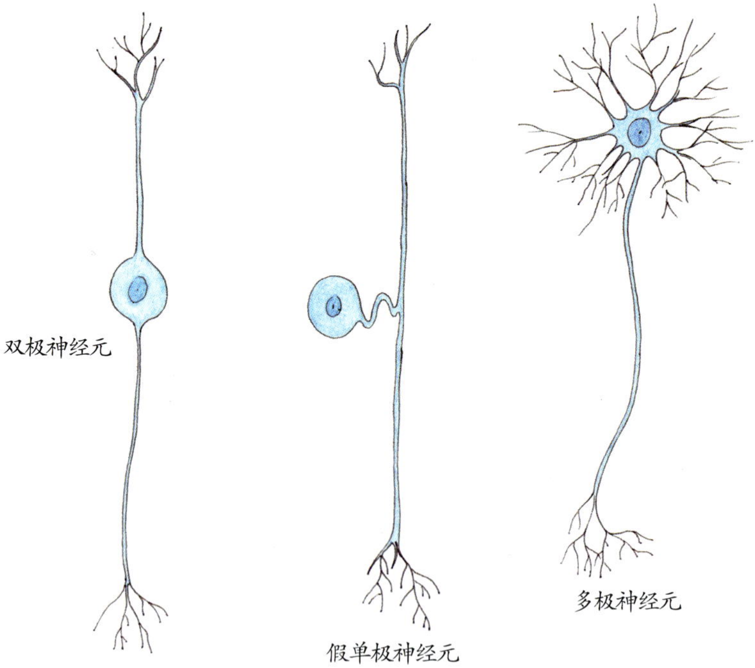

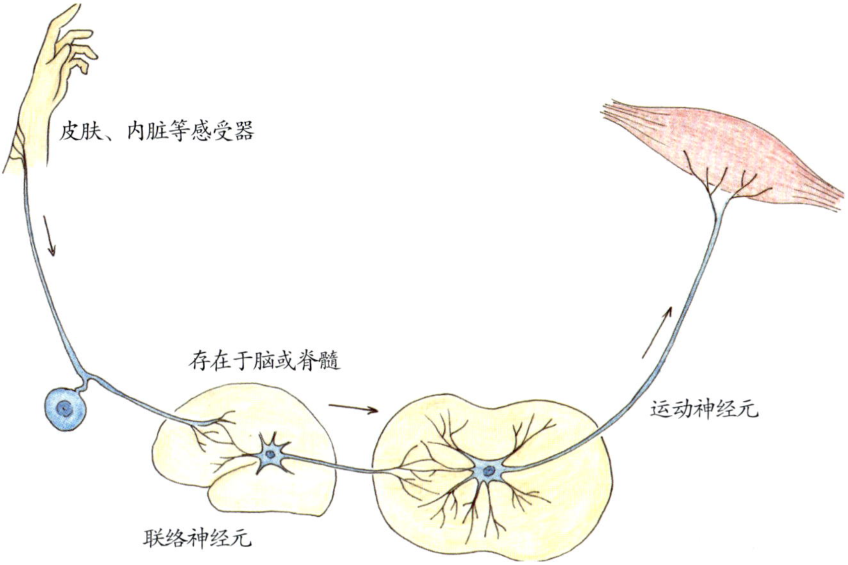

但是仅搞清楚单个神经元的工作原理，对于大脑如何产生宏观意识我们依旧一片茫然。据科学家估计，人类大脑大约有 100 000 000 000（一千亿）个神经元，每个神经元与其他神经元之间又通过成千上万个（约 150 000 个）神经突触连接。神经信号在这个由上千亿神经元织就的超复杂网络中穿梭，并且每一个神经元都是独立的信号处理单元。目前，我们尚不知道这些神经信号的意义，也不清楚由这么多神经元组成的如此庞大的脑网络是如何协同工作，从而最终产生宏观层面的人类思想和行为。

据相关资料显示，目前世界上最强的超级计算机——“顶点”，其浮点运算速度高达每秒钟 20 亿亿次！尽管电子计算机这么厉害，但在很多方面还是远远不能与大脑相提并论。不相信？举个最简单的例子，让一台超级计算机来控制一个机器人打一场羽毛球看看？如果这台超级计算机可以说话，它肯定会问你很多问题，比如“你必须告诉我每一次击球的细节，我应该站在什么地方，在什么时候，用多少力量，怎么挥动球拍，什么角度”等等。这些细节要是出了一丁点的差错，这个机器人就打不到球了，更不用说应付球场上瞬息万变的情况了。而任何一个职业羽毛球运动员都能够完美地处理这些问题，如果你也常打羽毛球的话，你也可以！

那么我们的大脑这么厉害，为什么我们感觉不到呢？其实我们的主观意识并不完全是大脑的主人，在很多时候，大脑都是在自发的工作。它控制着我们身体的每一个组成部分，例如参与呼吸、心跳、内分泌、视觉、听觉等活动的各个感官。实际上，我们的一举一动都是由大脑经过大量计算生成的结果。比如现在要拿起一个杯子喝水，我们只需要一个简单的念头，而剩下的事情，比如如何调动各个肌肉纤维、如何保持运动中的稳定、如何精准地控制手的力量使水杯准确地送到嘴边等，都由大脑自发地完成。在日常生活中，我们会做出更多、更复杂的运动，也就是说，我们的大脑随时随地都在进行着大量的计算。理论上来讲，大脑的计算速度至少为每秒钟 1×10^{27} 次。但是，大脑在运算过程中的耗能是相当小的，如果换算成电器的功率的话，只有约 20 瓦，换算成热量的话，一天只需要消耗掉大约 250 克米饭就够支撑大脑的运转，而一台普通电脑的 CPU（中央处理器）的功率在 100 瓦左右，所以说大脑实在是大自然的杰作。

人的大脑极其复杂，探索难度极其艰巨，虽然我们目前还不清楚大脑各项工作的具体细节，但科学家至少也总结出了大脑的一些宏观层面的规律。本章的目的之一也是向读者介绍一些关于大脑的基本常识，在我们走近“脑健康”之前，先了解一些关于大脑的基本知识。

（三）关于大脑的一些基本事实

1. 大脑的重量与物质构成

成年男性大脑重量为 1375 ～ 1450 克，也就是两斤七两到两斤九两之间；成年女性为 1300 ～ 1420 克，平均比男性轻一两左右。大脑主要由水（78%）、脂肪（10%）和蛋白质（8%）组成，约占体重的 2.1%，成年人大脑消耗人体能量的 20%，而 0 ～ 10 岁的儿童，大脑消耗的能量竟占全身总耗能的一半！

2. 大脑区域的划分

人的大脑非常复杂，主要由大脑皮层、小脑和脑干构成。首先，大脑皮层主要负责处理各种高级认知功能，可以分为左右两个半球，半球中间由胼胝体连接，每个半球又大致可以分为额叶、顶叶、颞叶和枕叶四个部分：额叶在大脑半球的前部，主管运动、语言、智能、情感等；顶叶在大脑半球的后顶部，主管感觉、阅读等；颞叶在大脑半球的外侧靠近耳朵的部位，人们感受声音、确认自己的空间位置的最高中枢就在这里；枕叶在大脑半球的后部，主管视觉、阅读等。其次，小脑位于大脑后下方接近枕叶的颅后窝内，也就是我们俗话说的后脑勺底下，主要与运动协调性、平衡性有关。最后，脑干位于大脑正下方，下面连接着我们的脊髓。脑干的功能主要是维持生命活动，心跳、呼吸、消化等一系列维持生命基本体征的重要生理功能，均与脑干有关。因此，脑干也被称之为“生命中枢”。

3. 大脑的表面积

人类的大脑皮层平均厚度为 2.5 ～ 3.0 毫米，皮层表面高度扩展、卷曲，形成许多的沟和裂。直观来看，大脑表面存在很多褶皱，凹进去的区域叫脑沟，凸出来的区域叫脑回。如果把大脑皮质铺平的话，可以覆盖 2 300 平方厘米的面积，比 28 寸的电视显示屏面积还要大！大脑的表面主要由神经元胞体聚集而成，由于科学家在解剖大脑时发现这部分看起来呈浅灰色，所以叫灰质，灰质主要含有锥体细胞、梭形细胞和星形细胞（颗粒细胞）及部分神经纤维。虽然灰质皮层只有 2.5 ～ 3.0 毫米，但是按照细胞与纤维排列情况可分为多层，自皮层表面到髓质大致分为六层。

4. 大脑的生长与再生

神经元在胚胎中的增长速度大约是每分钟 250 000 个。新生儿大脑中的神经细胞总数与成年人的总数相近，但神经元的连接网络尚未成熟。人的神经元在出生后基本不会再生，也就是说，神经元的数量随着年龄的增长只会逐渐减少。人到 20 岁之后，脑细胞就开始以每天 10 万个的速度递减。

脑细胞是高度分化的细胞，不可分裂再生。现代脑科学家发现，神经细胞可以由神经干细胞分化再生，这个过程叫"神经发生"，但是，这种神经发生只局限在极为特殊的脑区之内（侧脑室下层和海马齿状回两个区域）。科学家还发现，成年大鼠每天仅可产生上千个脑细胞，而人类以及其他灵长类动物每天生产脑细胞数量还要少于这个数字。不仅如此，这些新生脑细胞大部分都会死亡，除非努力学习新的知识。相比于每天死亡的 10 万个脑细胞，这些新生脑细胞是根本无法弥补减少的数量的。

另外，脑细胞减少的速度基本上跟用脑程度没有明显相关关系，比如我们帮朋友费尽心思琢磨出一个好的点子之后，常会半开玩笑地抱怨说："我不知道又为你的难题损失了多少脑细胞，你得赔我啊！"其实这句话是不科学的，用脑过度不会导致脑细胞的死亡，只会觉得身体疲累。相反，多动脑你还会变得更聪明呢！因为人在思考时，脑细胞本身是可以生长和伸长的，它可以形成更多的末梢神经，与周围的神经细胞共同形成突触，从而使人的思维更快，联想能力更强。通过学习一些新事物、思考一些复杂的问题等方式来持续地锻炼大脑，可以维持或者重构神经细胞之间的网络联系，能够使人保持一个良好的认知水平。

最后，虽然正常的衰老过程会伴随一些认知功能的衰退，但不会额外“丢失”神经元。而造成认知功能衰退的大部分原因是神经元之间的结构和功能连接降低。当然对于发生了特殊的神经病理改变导致大量神经元凋亡的个体来说，也会导致严重的认知功能异常。比如阿尔茨海默病（Alzheimer's disease，AD）的主要神经病理学特征就在于脑内 β 淀粉样蛋白沉积过多以及神经纤维缠结导致了神经元凋亡，从而破坏了大脑的正常功能，形成老年性痴呆。

5. 大脑的使用率

许多年来，人们一直认为大脑只开发了本身能力的 10% 左右，但这种观点现在已经被彻底推翻了，事实上人在生命活动过程中一直在动用着整个大脑。最近的磁共振脑成像技术显示，人类大脑的每个地方都是高效利用的，大脑开发率高达 100%，并不存在所谓“沉睡”“闲置”的脑细胞。大脑在安静状态下其实并不闲着，就像一台电脑，只要通上电开机，哪怕没有看视频、玩游戏或者办公，依然会消耗大量的电能。据统计，安静状态下的大脑消耗的能量是高度兴奋状态下的 90% 左右。这 90% 的能量消耗并不是没有意义的，它使得我们的大脑处于“默认状态”，一方面处理加工内部活动，另一方面时刻准备接收外界传来的信号以便及时做出反应。

6. 头痛是大脑在痛吗？

大脑的脑组织本身是没有痛觉触点的。所以，尽管大脑随时“监视”记录着身体所有部分的痛觉，但它自己并不感知自身的疼痛。我们平常感觉到的头痛其实是头部的其他结构，比如脑血管、颈部、面部和头皮处的血管、肌肉等组织感受到了疼痛，再传到大脑而产生的。

如果出现长期的非药物反应性或突发性加重的头痛症状，预示着存在类似于肿瘤、出血、感染等严重脑部疾病的风险，需进一步通过脑部核磁共振、脑电图、颈椎的 X 光片等检查来确定是否由于上述疾病因素所导致，特别是要进行神经系统的相关检查来确定头痛的原因。虽然上述脑部疾病都可能导致疼痛，但不是直接激发疼痛感受器，而是通过脑组织的膨胀或变形对其他结构中的疼痛感受器产生压力继而引发的疼痛。

知识窗：酒后为何会头痛?

有不少中老年男性朋友有饮酒的习惯，正所谓“小酒怡情，大酒伤身”，每次酩酊大醉醒来，很多人会有头痛的感觉。喝酒之后为什么会头痛呢？原因大致有二：一是脑供血不足，人在喝酒之后，肝脏就会开始工作，喝的酒越多，肝脏的负担就会越重，所以在负担加重的时候再进行运作就会使人供血不足，导致大脑缺血，从而出现了头痛的症状。二是脑血管受刺激，喝酒不仅会导致脑供血不足，还会对脑血管产生一定的刺激。这些受到刺激之后的脑血管，就会导致头痛等不适症状的发生。所以，喝酒对人们大脑的伤害还是非常大的，为了身体健康，请广大中老年朋友一定要节制。

知识窗：猛吃冰激凌为何会头痛?

夏天冰棍或者冰镇西瓜吃得过猛，人们常会感觉“大脑被冻住”了，一股强烈的头痛感突然袭来，需要缓十几秒钟痛感才得以自行消失。这种头痛也叫作“冰淇淋头痛”，其实是处在喉管后部与大脑之间的静脉受低温影响，内部血流动力瞬时改变造成的。再比如脱水同样可以刺激头部血管导致头痛，反过来，夜间喝水过多也可能出现头部疼痛。虽然大脑没有痛觉感受器，但头痛的信号却依然可以传递到大脑而被感知。

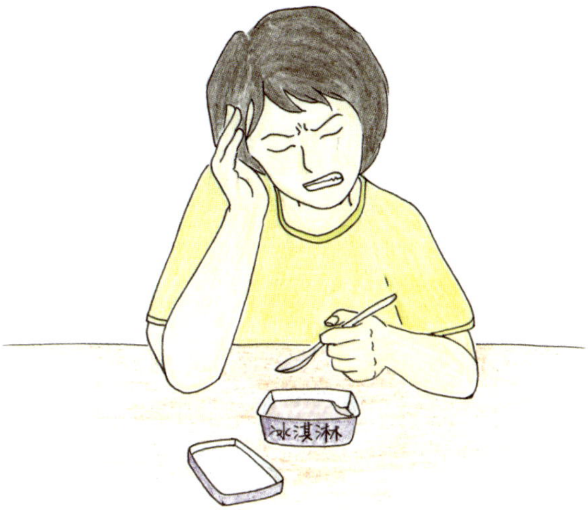

7. 天才与一般人的大脑差别大吗?

天才并不是因为长了两个脑袋才比我们聪明，其实天才与一般人的大脑没有我们想象中的那么不同。就现有的科技水平而言，如果不事先告知，我们仍然无法把高斯（伟大的数学家）或者爱因斯坦的大脑与一个邪恶罪犯的大脑区分开。所有的大脑外观看起来基本是一样的，而不相似的大脑往往意味着疾病和异常。

脑容量也被称为“颅容量”。颅骨内腔的容量大小以毫升为单位。脑容量与智商并无直接关联，决定智商的是大脑结构，尤其是微观神经元互相联络组成的神经网络结构。但是，当脑容量变得过大或过小（头大身子小或头小身子大），甚至畸形，都有可能影响智商。虽然从猿猴到人类的脑容量是递增的，但过去的 2 万年间，男性的平均脑容量已从 1500 立方厘米下降至1350立方厘米，足足减少了一个网球那么大的体积，而女性脑容量也在以相同比例减小。事实上，人类非但没有因为脑容量下降而变笨，大脑反而正向着“更小的空间，更高效的工作”进化，就像移动电话从笨重的“大哥大”变成了轻巧精细的智能手机一样。

小故事：爱因斯坦的大脑与普通人有什么不同？

说起爱因斯坦，相信各位读者都不陌生。一方面，大家折服于他对于宇宙学和物理学的重大贡献，另一方面，人们羡慕他无与伦比的智慧，大家都对他的大脑很感兴趣，因为在普通人眼里，他实在是太聪明了。他死后，由病理学家托马斯·施托尔茨·哈维主刀对他的尸体进行了解剖，并对他的大脑进行了研究，发现至少从体积和重量上来看，爱因斯坦的大脑并没有什么不同：从重量上来说，正常成年男性的大脑重1375～1450克，爱因斯坦的重1230克，还略低于平均值。之后那副大脑被送到了宾夕法尼亚大学，哈维从各个角度对大脑拍了照，并将其分解成了240块，自己保留了一些，剩下的部分分别送给了几位当时顶尖的病理学家，希望通过细胞层面的分析获得更多有用的信息。

多年来，共有数十位研究者得到了爱因斯坦的大脑切片，但只有三个人发表了相关的研究论文。第一篇来自美国加利福尼亚大学伯克利分校的一位名叫玛丽安·戴蒙德的女科学家，她报道称，爱因斯坦的大脑中顶叶皮层中神经元的比例高于常人。不过她的结果是与其他11位平均年龄为64岁的男性大脑比较得出的，缺乏严谨的论证。第二篇论文发表于1996年，说爱因斯坦的大脑皮质要比其他5个人的大脑皮质薄，同样的，因为样本数量太少了，结论缺乏统计学意义。第三篇研究结果则发现爱因斯坦大脑内顶叶中有个区域的沟回要比其他人短得多，这里被认为是控制数学与空间思考的关键部位。但同样，这对于说明爱因斯坦为什么具有如此高超的天赋，仍然算不上什么决定性的证据。总体来说，研究者们不得不承认这样一个事实：纵然爱因斯坦是个天才，研究他的大脑也可能是毫无意义的。

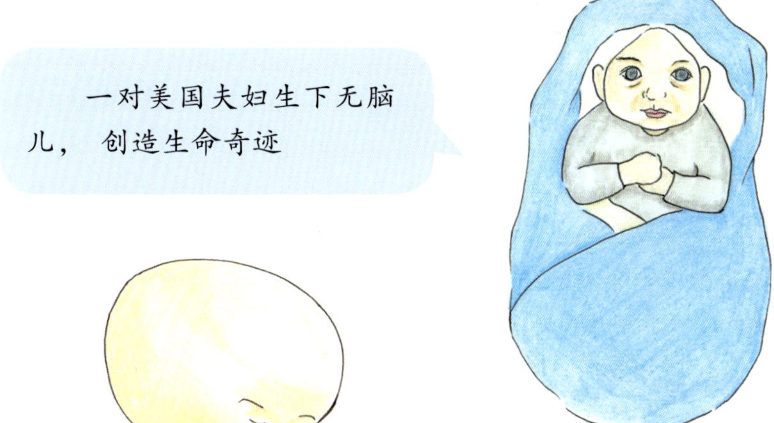

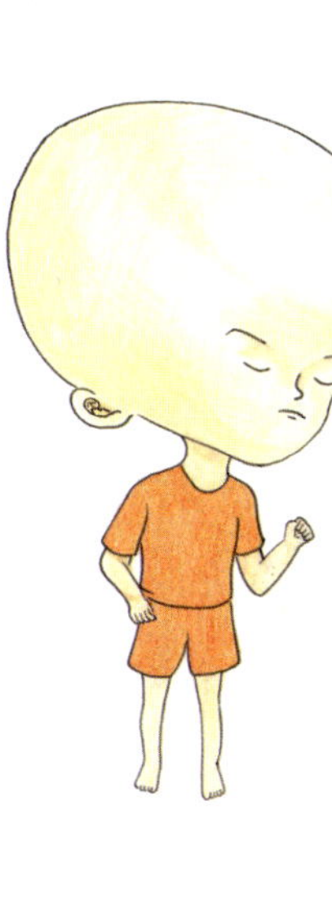

8. 不做“老小孩”

老年人相较于年轻人，就像一面对照的镜子，在毕生发展的过程中，大脑所表现出的各种功能从无到有、水平从低到高，到了晚年，这些功能水平又会从高到低，逐步下降。从毕生的发展角度来看，脑力就像一道彩虹的弧线，有上升也有下降，并且脑发育与脑老化之间也似乎存在某种对照关系。

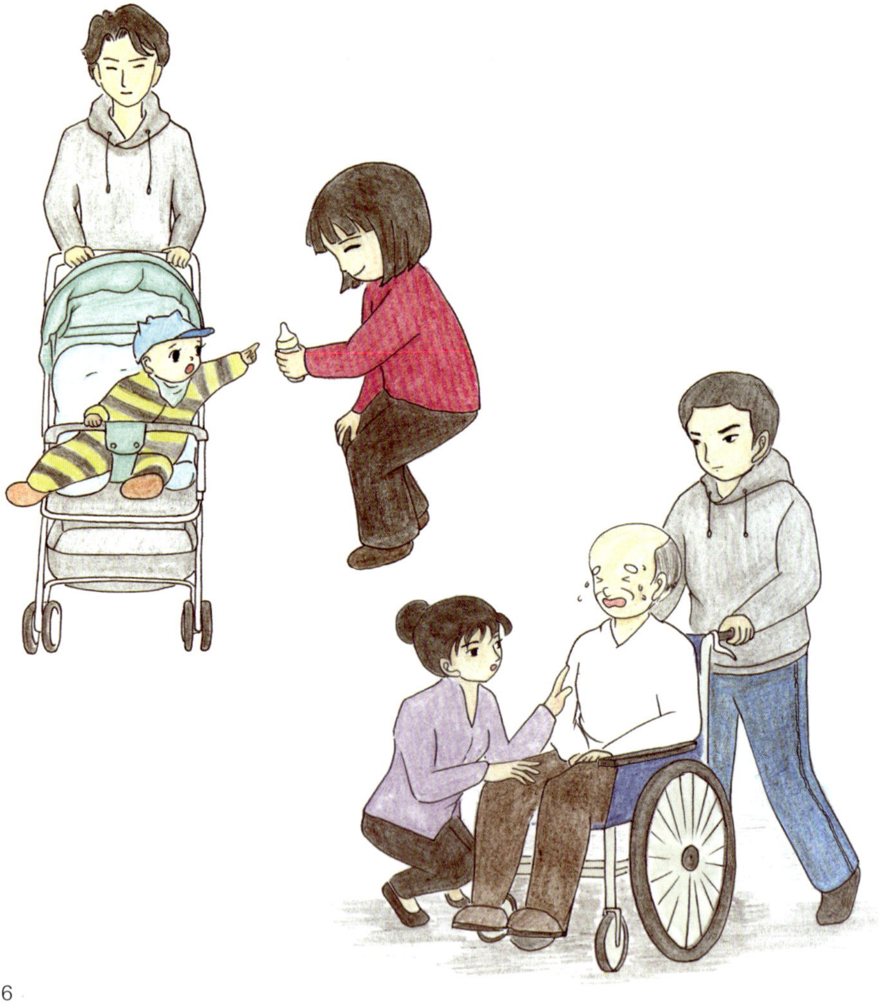

我们常听到一个词——“老小孩”，讲的是随着年龄的增加，老年人越来越像小孩子需要照顾和关爱，脾气跟孩子一样的任性和固执。但并不意味着所有人都会走这样一条必然衰退的道路，有些人虽然年龄比较大，但是依然能保持很好的脑力，他们的人生就像不断在攀登和进阶一样，每一天都在进步。

（四）大脑的功能定位

大脑作为人体最复杂的系统，可以产生各种思想和意识，并且不同的部位有各自主要负责的功能，比如颞叶是人的听觉中枢，主要负责人的言语功能和记忆功能；枕叶是初级视觉中枢，主要负责感知和加工外部传来的视觉刺激；顶叶感觉皮层则主要感知运动、疼痛、冷热、味道等；额叶主要负责计划、组织各个脑区协调工作，完成一项任务，也是负责专注力和情感控制的脑区。

不过，我们并不能简单地认为各个脑区所负责的认知功能是相对独立的，实际上它们是协同工作的。比如，记忆功能就会涉及包括枕叶的视觉加工、颞叶的言语加工，以及额叶的计划和调配功能等，很少有一项认知功能仅依靠一块局部脑区就能正常运转。另外，不是每个人的相同认知功能都定位在相同的脑区，比如言语功能主要靠大脑左半球来实现，但是也有一部分人是靠右半球来实现的。越是一些进化上相对原始的脑区（比如颞叶和枕叶），其功能就越稳定，人与人之间的差异就相对越小；越是一些进化上相对较新的脑区（比如联合皮层的部位），其功能定位就越模糊，人与人之间的个体差异也就越大。

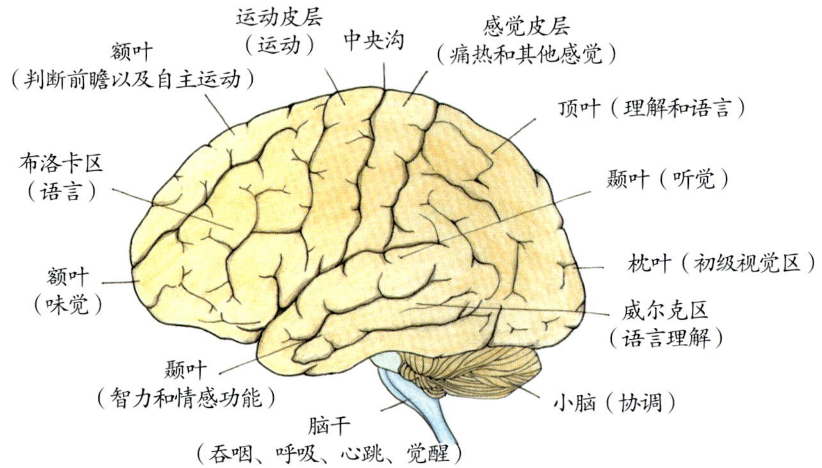

我们再来说说其他部位，先来看看小脑。小脑位于颅后窝，是运动调节中枢，主要负责运动的协调性，但不是直接的运动指挥中枢。大脑皮质发向肌肉的运动信息和执行运动时来自肌肉和关节等的信息，都可传入小脑。小脑经常对传来的这两种神经冲动进行整合，并通过传出纤维调整和纠正各有关肌肉的运动，使随意运动保持协调。此外，小脑在维持身体平衡方面也起着重要作用，接受来自前庭器官的信息，通过传出联系，改变身体不同部分肌肉的张力，使身体在重力作用下，做加速或旋转运动时保持姿势平衡。

脑干也是一个非常重要的脑区，又叫作“生命中枢”，脑干的功能主要是维持个体生命，包括心跳、呼吸、消化等重要生理功能。另外，大脑内部还有很多皮质下核团，均有着十分重要的功能，比如一个叫作“内囊”的组织，我们所感知的各种外界刺激及大脑皮质下达的各种命令，全身上下的信息交流，相当大一部分都是从内囊通过的。

知识窗：内囊出血

内囊由上、下行的传导束密集而成，可分三部分：前脚（豆状核与尾状核之间）、后脚（豆状核与丘脑之间）、前后脚会合处为膝。内囊膝有皮质脑干束，后脚有皮质脊髓束、丘脑皮质束、听辐射和视辐射。内囊前支和膝部有运动神经纤维通过，后支有感觉神经纤维和视、听放射纤维通过，也就是说，我们所感知的各种外界刺激及大脑皮质下达的各种命令，上上下下的信息交流，相当大一部分都是从内囊通过的，所以，内囊是一个关键的交通道口、重要的解剖部位，一旦这个部位出血，就会出现典型的“三偏征”，即偏身感觉障碍（丘脑中央辐射受损）、对侧偏瘫（皮质脊髓束、皮质核束受损）和偏盲（视辐射受损）。

内囊的血液供应来自豆纹动脉，是大脑中动脉的一个分支。大脑中动脉是颈内动脉的直接延续，血流量大。而豆纹动脉从大脑中动脉垂直分出，管腔纤细，管腔压力较高，极易形成微动脉瘤，当血压突然升高时，就会破裂出血。

内囊出血的急性期，患者常常头和眼转向病灶一侧，呈“凝视病灶”状态。若血肿直接压迫丘脑，或破入脑室，病情凶险，患者迅速陷入昏迷，并常伴有高烧、呼吸功能紊乱及消化道出血等危险症状。

二、认知老化知多少

人最宝贵的东西是生命，生命对人来说只有一次。因此，人的一生应当这样度过：当一个人回首往事时，不因虚度年华而悔恨，也不因碌碌无为而羞愧……我们必须抓紧时间生活，因为即使是一场暴病或意外都可能终止生命。

——尼古拉·奥斯特洛夫斯基 苏联作家

（一）什么叫作认知老化

1. 什么叫作认知功能

认知功能是个心理学概念，俗称“脑力”，包括定向力、专注力、记忆力、计算能力、分析能力、推理能力、想象能力、反应速度等等。人的大脑在工作的时候，往往不是单独使用某一种脑力，而是将各种脑力协同起来完成一项复杂的任务，如果其中某一项脑力发生障碍，将严重影响我们整体认知能力，当然这些脑力都是建立在基本的感知觉如听觉、视觉、嗅觉、触觉、痛觉、温度觉等基础之上的。

比如您和您可爱的小孙女玩“拍手”游戏，先用左手与孙女的左手击掌一下，再用右手与孙女的右手击掌一下，紧接着用左手与孙女的左手击掌两下，再用右手与孙女的右手击掌两下，依次累加。这个游戏既涉及手眼协调能力，又考察了工作记忆功能和执行控制能力。再比如常见的九宫格填字游戏，主要锻炼了人的注意力和分析推理能力。

在各项认知功能当中，记忆力是非常重要的一项认知功能，根据时间可划分为瞬间记忆、短时记忆和长时记忆，根据记忆内容可划分为情景记忆和语义记忆。记忆力之所以重要，是因为它对我们的正常交流十分关键。如果我们不记得曾经发生了什么，与人沟通就会出现很大的障碍，日常生活也会受到严重影响，比如炒菜忘记放盐、出门忘记带钥匙等，有时甚至酿成危险，比如烧着水忘记了关煤气，进而造成厨房失火等严重后果。记忆力的严重衰退还与阿尔茨海默病有莫大的关系，阿尔茨海默病俗称老年性痴呆，其典型症状就是记忆力的严重损伤。（关于老年性痴呆的相关知识请参考本系列读物第二册及第四册）

2. 何谓衰老

形成和影响衰老的各种因素变化很复杂。从生物学角度看，衰老与分子及细胞水平多种损伤的积累相关。随着时间的推进，这些损伤逐渐造成机体生理储备的下降、诸多疾病患病风险的升高以及内在能力的降低，并最终导致死亡。但这些变化既非线性，亦非一致，与个体年龄仅表现出一定程度的相关性。

除了生物学方面的损伤外，老龄通常还会伴随其他一些重要变化，包括社会地位和角色的改变，以及亲人去世造成的打击等。相应地，老年人常会选择更少、更有意义的生活目标及活动，通过练习和辅助设备加强现存的能力，或采用替代方式来弥补失去的某些能力。人生观、价值观以及习惯偏好似乎也会有所改变，尽管有时这些改变是对上述损失的一种自我适应，但有些改变反映了随着年龄增加而出现的持续性心理变化，这可能与个体新角色、观念以及诸多相互作用的社会学因素的发展相关。这些心理方面的变化可以解释为在许多情况下，老龄生活可能是个体自身感觉更为惬意的阶段。

3. 认知老化的概念

认知老化是限制老年人工作能力和降低其生活独立性的重要原因，同时也是加速阿尔茨海默病恶化的重要因素。随着年龄的增长，各项认知功能水平均有普遍的下降。

传统观点认为，认知老化是一个单调的发展过程，现代观点则认为认知活动是复杂的、多维的，在认知能力的发展变化中交叠着各种不同的过程，认知老化至少有部分可通过某些干预方法加以补偿。

（二）认知老化的三种类型

为什么像伟大的科学家钱学森、著名的书法家启功这样的人物到了八十余岁高龄依旧是精神矍铄、神采奕奕。而有的人刚过六十岁就显得老态龙钟、颓势尽显？这里面究竟隐藏着怎样的奥秘？根据认知老化过程中所表现出来的状态，我们大致可以将认知老化划分为以下三种类型。

1. 成功的认知老化

科学家认为成功的认知老化主要包括三个方面：没有疾病或残疾，好的认知和身体功能，积极的生活态度。也有观点认为成功的认知老化应该从身体和功能健康、心理健康和认知、社交和家庭支持、经济来源和保障这四方面进行考察。

无论如何，在对这些成功认知老化的群体进行调查研究后发现，大部分人都保持着良好的生活方式，这些生活方式主要包括适量的卡路里的摄入、注重饮食的成分和质量、锻炼身体和智力、不吸烟、积极的社会生活态度、合理的社交软件的使用、维持积极的情感生活等，这些良好的生活方式被认为是他们实现成功老化的必要因素。

小故事："我是大科学家钱学森！"

讲述这一有趣故事的，是钱学森的保健医生赵聚春。

那是在钱学森晚年，久卧病榻，语言不多。有人怀疑钱学森是否患了老年性痴呆。

老年性痴呆又称"阿尔茨海默病"。据不完全统计，在61岁至64岁的老年人中，患老年性痴呆的比率为1%；在65岁至80岁的老年人中达5%，而在80岁以上的老年人中，高达15%至20%。当时，钱学森年已九旬。

于是，趁钱学森住院时，大夫就对他进行了老年性痴呆测试。

老年性痴呆的表现之一，就是计算数字产生障碍。大夫按照老年性痴呆的测试"规矩"，问钱学森："100减7是多少？"

钱学森不假思索回答说："93。"

大夫继续问："93减7是多少？"

钱学森迟疑了一下，答道："86。"

大夫再问："86再减7呢？"

这时，钱学森发觉大夫似乎怀疑他的思维能力，拿这种测试小学生数学水平的题目对他进行测试，顿时脸露愠色，大声呵斥道："你知道你问的是谁？我是大科学家钱学森！"

负责测试的大夫先是一怔，然后忍俊不禁。因为这清楚表明，钱学森没有患老年性痴呆。

赵聚春医生说，钱学森是与众不同的病人，他是"大科学家"，对自己要服什么药清清楚楚。每个月钱学森都要请医院给他补充一次药品。每次，钱学森都会亲笔写一张纸条："司药同志，请给我发下列药品……"接着，他一一开列药品的名称，然后签上名字，交给赵聚春。最为特殊的是，钱学森甚至会附上药品的外包装。赵聚春接触那么多病人，钱学森是唯一如此细致对待药品的人。

2. 正常的认知老化

正常的认知老化也叫作"一般认知老化"，大部分普通人在老年时期都属于这种认知老化类型。该类型的特征是，虽然认知能力有一定程度的下降，但还没有达到疾病的程度，与此同时，无论是身体条件还是社会交往能力也存在一定程度的下降，基本上淡出了一线工作岗位。

研究正常的认知老化类型具有重要科学意义，我们可以从中刻画出一般认知老化的规律和变化曲线，就像一把标尺一样，来衡量任何一位老年人个体的认知能力是不是在“认知正常”的范围之内，从而预测该老年人在不久的将来认知衰退情况或发展为轻度认知障碍（mild cognitive impairment，MCI）的风险。

3. 病理性的认知老化

病理性认知老化是指由于病理原因导致的认知老化的现象，一般情况下会表现出认知能力明显低于同龄人。人们步入老年阶段，多种慢性疾病的发病率也随之上升，其中对认知水平危害最大的是阿尔茨海默病（也称“老年性痴呆”）。其他如高血压、糖尿病、脑血管病等老年期常见慢性病也会对脑认知和脑健康水平产生重要影响。影响脑认知水平高低的因素除了重大脑病和其他系统的慢性病，还包括社会因素和心理因素，而有关脑病的防治与脑老化的研究常常忽略了人的社会属性。研究显示，抑郁、孤独等消极情绪，丧偶等突发家庭变故等是有损认知水平和脑健康的消极因素。上述原因导致的认知能力加速衰退及认知水平低下，就属于病理性认知老化的范畴。

总结来看，认知功能随年龄增长而逐渐下降是有规律可循的，同时认知老化过程容易受到遗传、疾病等因素的影响。因此，揭示认知老化的发展规律、阐释风险因素的脑神经机制，对于认知障碍的早期预警、及时干预具有重要作用，对实现成功老化也有重要参考价值。

（三）你能够成功老化吗

1. 我的命运，我做主

虽然有些老年人之间的差异是各自遗传基因的反映，但是更多源自于其所处环境的差异，包括家庭、社区、工作环境等，这些因素作为直接或间接因素、积极或消极因素影响着人们的思想和行为。由于个体特征（如家庭出身、性别和种族）的不同，以及所处环境也不尽相同，这些不同个体特征往往从根本上造成环境影响的偏差，导致了健康水平的差异。实际上，相当一部分老年人身体状况的巨大差异很可能是由于伴随其整个生命过程中的不健康行为所导致的。因此，我们要避免听天由命的被动接受观念，积极主动地行动起来，争取让自己的晚年实现成功的认知老化。

2. 现在行动，一切都不晚

大脑在人生命活动中的发展的确是暴露在许多危险因素当中的，诸如血管、新陈代谢、压力问题等；同时也存在一些保护和促进因素，诸如适当的身体锻炼、良好的生活习惯、较高的社会参与度和主观幸福感、经常地参与认知挑战性任务等。这些危险因素和积极因素综合作用于大脑，使得个体认知发展的形状和轨迹可以描绘出一个潜在发展轨迹的频带，这个发展频带反映了个体先天禀赋以及环境机会和限制的综合作用，也刻画出了调控脑健康影响因素所产生的干预效果的可能空间。个体认知衰退轨迹理论上可以通过干预措施改变既有的发展趋势，向“脑健康”的方向扭转或接近。虽然实现更好的老化类型不完全取决于我们自己，但是通过我们的努力，还是会有让自己变得更好的可能。

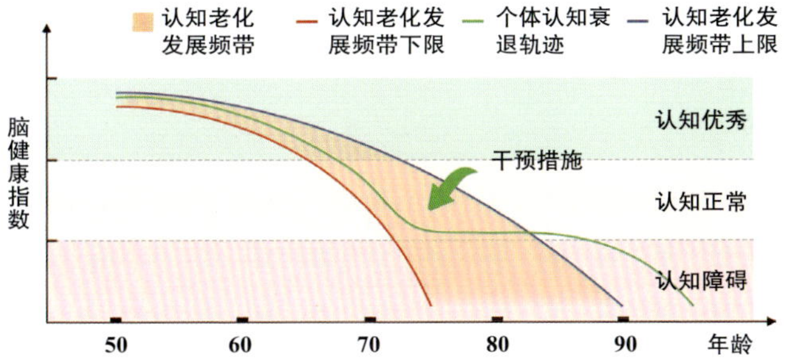

三、悄悄变老的大脑

“时间都去哪儿了？还没好好感受年轻就老了……”

——流行歌曲《时间都去哪儿了》

（一）大脑是个容易衰老的器官

人到老年，皮肤会起皱，骨骼会疏松，肌肉会松弛。跟其他器官一样，人的大脑也在衰老，甚至衰老发生的更早。人的脑力在25岁到达巅峰，之后基本上都是在走下坡路。人到20岁之后，脑细胞数量就开始以每天10万个的速度递减。大部分人都有这样一个感觉，在初中、高中时的记忆力特别棒，但是大学毕业之后感觉脑子越来越记不住东西了。不过随着我们思想逐渐地成熟，人生阅历逐渐地积累，处理问题的能力并没有随着大脑先天优势的逐渐淡化而减弱，只有在大脑衰老到一定的程度之后，才会对我们总体的认知水平产生负面影响。

（二）认知老化与脑老化的关系

大脑是认知器官，认知是大脑功能的体现。认知老化也不是独立于脑老化而发生发展的，随着年龄的增长，大脑也在发生着衰老和退化。脑科学研究的首要工作就是了解大脑的基本工作原理和基本神经机制，并揭示大脑高级认知功能的潜在神经学基础，以了解人在毕生发展过程中认知与大脑之间的互动规律，尤其是老化衰退规律。了解这些基本规律，可以帮助人们找到认知老化的原因，并为不同类型的认知老化提供客观参照标准。此外，还可以通过了解影响脑和认知状态的诸多风险因素和保护因素来寻找改善认知水平、提升大脑健康状况的好方法。

（三）海马

上文中提到，认知老化中最需要关注的是记忆力的老化问题，而记忆力的老化建立在脑老化的物质基础之上，一般认为，记忆加工与大脑中的海马结构具有较为密切的关系。海马主要负责学习和记忆，日常生活中的短期记忆都储存在海马中，一个记忆片段，比如一个电话号码或者一个人的名字在短时间内被重复提及的话，海马就会将其转存入大脑皮层，成为永久记忆。

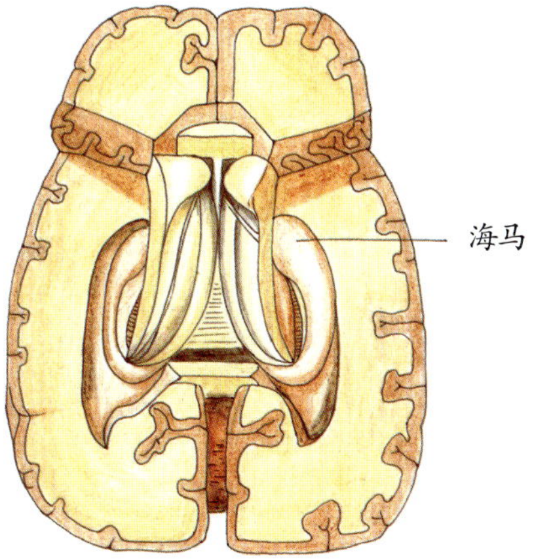

而且，海马在不同年龄阶段会出现不同程度的萎缩，海马萎缩率与记忆力下降呈高度的正相关关系。如下图所示，

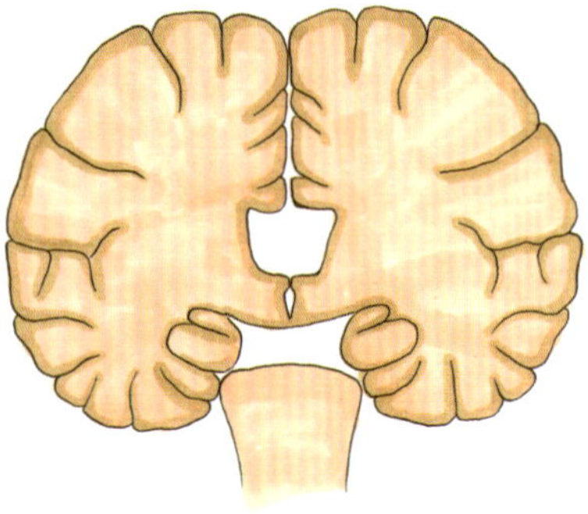

0 级

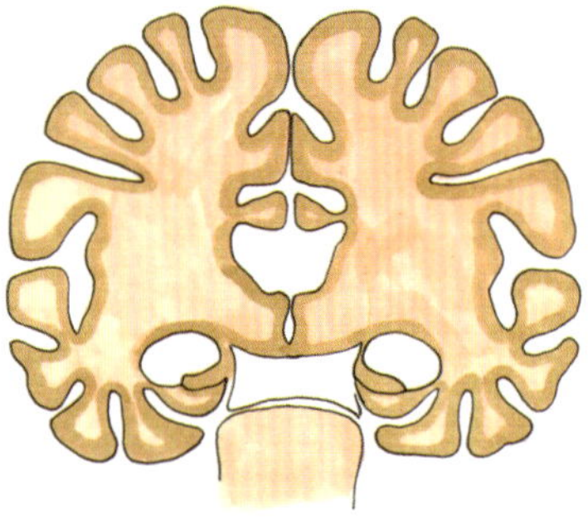

4 级

科学家将海马结构的萎缩进行了分级，0 级属于没有萎缩的级别，4 级属于海马体积重度萎缩的阶段。

（四）年龄增长与大脑退化没有必然联系

很多人都关心这样一个问题，大脑可以永葆活力吗？科学家告诉我们，大脑终生保持敏锐是可行的，我们也能找到很多现实生活中的例子。但是，大脑保持敏锐和健康不是随机发生的，不是说谁运气好就能赶上，谁运气差大脑就变得迟钝。一个人可以采取很多措施，终身保持大脑健康。

人的大脑发育会在中年达到顶峰，这个阶段对大脑的长期健康至关重要。在此阶段需要定期进行体力和智力锻炼、保持健康饮食、建立稳固的人际关系等以保持良好的生活习惯和积极的心态，才能延长寿命并优化大脑。相反地，在此阶段，如果没有健康的生活习惯，甚至做一些损害大脑健康的事，如饮食无度、缺乏锻炼、没有良好的睡眠习惯、行事独来独往不爱参与社会活动等，任由大脑衰老，那么就会增加未来罹患老年性痴呆的可能性。

不过，错过了这个阶段的老年朋友也不要丧失希望，因为人的大脑具有可塑性，只要我们从现在开始注重大脑的保养和锻炼，总归是会起到一些保护和促进作用的。大脑的衰老永远都是先天遗传和外部环境以及个体调节等综合因素作用的结果，相信一句话：世间所有的一切，都不是机缘巧合的。找到背后的原因，改变它们，我们就会得到大不一样的结果。

知识窗：脑龄

人的年龄可有实际年龄（以生命长短来计算）、生理年龄（除大脑之外其他重要器官功能的年龄）和脑龄之区分。在某种意义上，脑龄、生理年龄、实际年龄三者有截然不同的含义。举一个简单的例子，假如你今年60岁，但由于保养得好，可能具有相当于50岁人群同样好的大脑，那么你的脑龄就只有50岁，你的脑龄与你的实际年龄有一个差值，当这个值是负数时说明你的脑龄比实际年龄小，你的大脑更年轻；当这个值是正数时，说明你的脑龄比实际年龄大，大脑更老。

那么，脑龄是怎么测算出来的呢？简单来说，就是科学家通过磁共振成像（MRI）技术检测到伴随健康老化而出现的广泛而有序的脑组织损失，再把它们量化成一个指标，就是脑龄。具体来说，脑龄的计算前提是需要积累一个大样本MRI数据的数据库，得到一般人大脑老化的大致规律，再通过计算机强大的计算能力分类和预测，将整个大脑复杂的、多维的老化模式与这个大样本数据库进行比对，从而聚集到一个单一的值，即估计的大脑年龄。因此，通过分析每个受试者一次标准的MRI扫描，“正常”脑萎缩的细微差异可以直接以年为单位量化。各种神经退行性疾病，特别是阿尔茨海默病（AD），都与大脑的高级衰老密切相关。脑年龄方法被用于识别患有轻度认知障碍和AD的受试者的高级脑年龄，预测其向AD的转化，将个体脑龄分数与疾病的严重程度和认知功能的预期恶化联系起来。此外，脑龄还能识别各种可能先于临床症状（如2型糖尿病、代谢综合征）出现的病理性脑老化的危险因素。

（五）增强大脑耐力是老年奋斗目标

脑健康实际上有两大领域，一个是大脑的潜能，再一个是大脑活动的耐力。在年轻时，我们比拼的是脑潜力开发，现在市面上关于该领域的各种书籍、培训班层出不穷，他们的卖点和培训目标都是要尽可能地开发大脑的潜力。而人到了老年，大脑的潜力已经没有什么可以挖掘的空间，这个阶段更加重要的是比拼大脑的耐力。谁的大脑更持久耐用，谁就会在晚年体验到更多的幸福和快乐。不仅如此，似乎大脑的潜力和耐力并不能够同时获得，就如同鱼和熊掌不可兼得，年轻时过度消耗大脑会影响到大脑的耐力。

关于大脑耐力的研究目前还远远不够，不过对于脑耐力超群的人，给人的第一感受就是即使他们岁数很大了，记忆力却还像年轻时候一样好，语言表达流畅，思路清晰，交流起来完全没有任何障碍。

小故事：天生我才？——德裔犹太人高智商的代价

德裔犹太人不仅在IQ测试上表现不俗，正常人一般在100分左右，而他们大多都能得112～115分，而且虽然人数不多，但他们在欧洲知识、文化生活中的地位却举足轻重。弗洛伊德、爱因斯坦都是德裔犹太人。但同时，德裔犹太人中患有如泰-萨克斯病、乳腺癌这类严重的遗传疾病的比率明显高于其他种族。这些事实，最初被人们认为是毫无联系的。

但科克伦（Cochran）博士对以上观点表示质疑，并认为德裔犹太人的天赋异禀与痛病缠身密切相关。他认为正是异常的历史环境强加给了德裔犹太人独有的进化压力，才导致了这些看似奇怪的现象。科克伦医生指出，他们当中最常见的十几种疾病基因基本上可以归纳于两类：一类参与神经细胞中鞘脂类特殊脂肪的储存，鞘脂组成一部分绝缘外层鞘，允许神经细胞发射电子信号；另一类参与 DNA 的修复。前者基因会引发神经性疾病，如泰-萨克斯病、脑苷脂贮积病和神经鞘磷脂沉积病；而后者会导致癌症。

科克伦博士还认为，德裔犹太人的某些基因如果以单组出现就可以提高智力，一旦以双组出现就会引起疾病。鞘脂储存类疾病，如泰-萨克斯病、脑苷脂贮积病和神经鞘磷脂沉积病，都涉及连接神经细胞的突触的多余生长和分叉。显然，这种生长和分叉太多的话就会引起疾病。但是，也有可能，仅有单份致病基因的人会出现比较有限的、但仍然加强了的突触生长，这将有助于加强脑细胞之间的连接，或许因此导致智力提高。

四、积极老龄化，重在脑健康

一个民族的文明质量可以从这个民族照顾其老人的态度和方法中得到反映。

——莫尼汉 美国社会学家

（一）这个世界正在慢慢“变老”

伴随着人口基数的不断增长和全球生育率的逐年下降，全球人口结构正在呈加速老化趋势发展，让我们看看以下一些数字。

1. 人口规模

根据美国人口调查局的估计，截止到2013年1月4日，全世界有70.57亿人。联合国人口基金（United Nations Population Fund，UNPFA）的数据则显示，全球人口在2011年10月31日达到70亿，2014年达到77亿，两个机构所估计的数字均超过了70亿大关。预计在2040年前，世界人口将达到80亿，且整个21世纪呈持续增长趋势，预计在21世纪末之前，全球人口将超过100亿。地球还能承载多少人，成了许多科学家和人口学家的担忧，不过也有科学家指出，全球人口数量或许会在未来出现拐点，但即使存在拐点，也

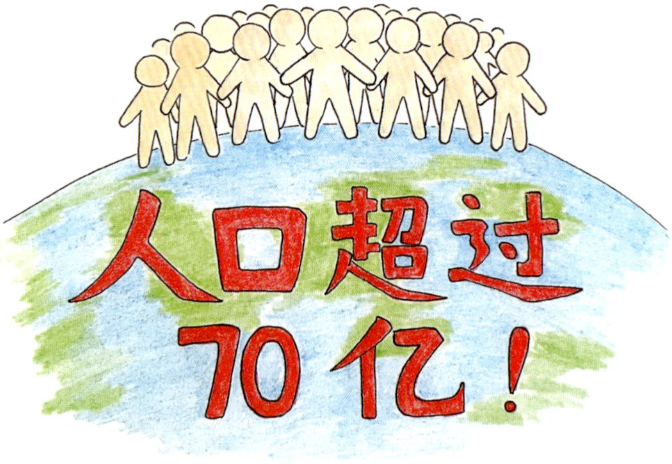

不会迅速减少，可以预见的是，未来很长一段时间之内，全球人口规模都会维持在 70 亿以上的水平。

2. 人口年龄结构

伴随人口老龄化趋势逐渐加重，我国人口结构形态将从 1980 年的金字塔形转化到 2050 年的倒三角形。一对年轻夫妇，上面赡养四位老人，下面抚养一个小孩，还有繁重的工作和沉重的经济负担的典型中国模式家庭将越来越多。

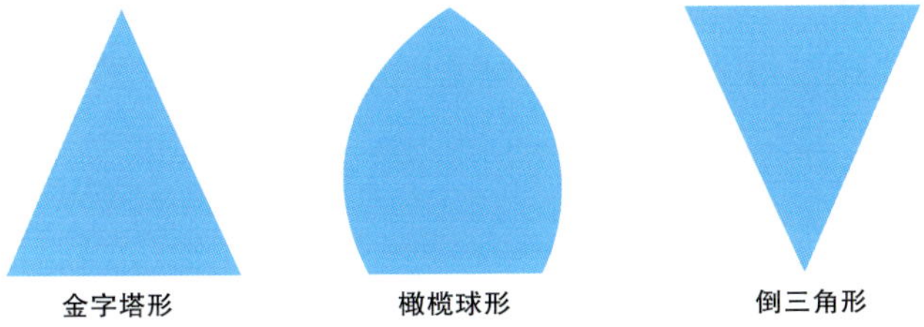

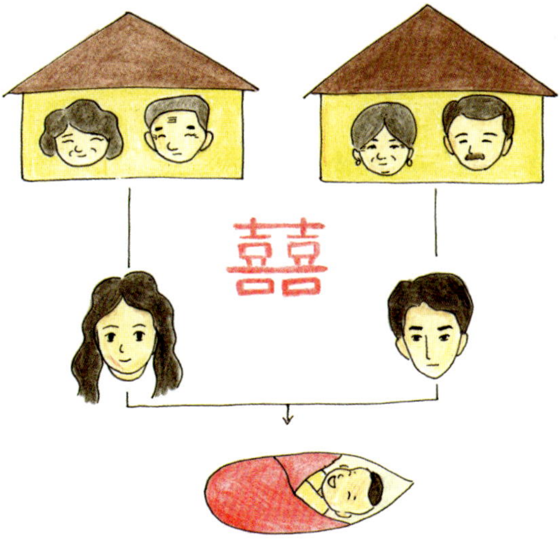

3. 世界及中国人均寿命

20 世纪 80 年代，人类的平均寿命已经超过 60 岁，这在人类历史上是史无前例的。全球长寿国家排名比较靠前的有：日本、澳大利亚、加拿大、法国、西班牙、新加坡、希腊、以色列、意大利和瑞典，这些国家的人口平均寿命都超过了 78 岁。2017 年我国的全国人均预期寿命已经达到 76.7 岁，在我国北京、上海等核心城市人均寿命已经超过 80 岁。根据《世界人口展望（2017）》报道，世界各国人均寿命呈逐年增长趋势。科学家预言，21 世纪中叶人类的平均寿命将再次飞跃，世界人口平均寿命将超过 80 岁。

4. “老龄化社会”

数据显示，截至 2018 年底，全球 65 岁以上人口约为 7.05 亿，而 0 ～ 4 岁人口约为 6.8 亿，65 岁以上人口数量有史以来第一次超过 5 岁以下人口数量。国际上通常将一个地区 60 岁以上老年人达到总人口数的 10%，或 65 岁以上老年人达到总人口数的 7% 视为进入老龄化社会。据联合国人口基金会数据显示，2019 年全球约有一半的国家 / 地区 65 岁以上人口占比在 7% 及以上。中国在 20 世纪末，已经达到“老龄化社会”的标准。中国老龄协会近期发布的一项报告数据显示，从 1999 年中国进入人口老龄化社会到 2018 年，中国老年人口净增 1.18 亿，2017 年新增老年人口首次突破 1000 万，目前是世界上唯一老年人口（60 岁及以上）超过 2 亿的国家。专家预测到 2033 年我国 60 岁以上人口将占总人口数的 25.4%，到了 2050 年，60 岁以上人口预计将上升到总人口数的 1/3，接近发达国家的老龄人口比例水平。当一个国家或地区 65 岁及以上老年人口数占总人口数的比例超过 7% 时，则意味着这个国家或地区进入老龄化社会。我国 65 岁以上人口数占总人口数的比例从 5% 增长到 7%，只用了 18 年，而西方发达国家却用了 40 ～ 110 多年的时间。发达国家在进入老龄化社会时，人均 GDP 基本已达到 5000 ～ 10 000 美元，而我国 2006 年进入加速老龄化社会时，人均 GDP 只有 2000 美元。

（二）当“长寿”与“健康”没有同时出现

想必每个人都想让自己既健康又长寿，但如果仅仅获得的是长寿，却丧失了健康，那么长寿也许就不一定是福气，反而成了痛苦的煎熬。其实长寿仅仅是增加了人生最后阶段的时间而已，如果退休年龄保持不变的话，那么长寿就大幅地延长了退休后的生活时段。这个时间里，人们可以充分地享受生活，要么在家带带孩子，要么趁着有大把的时间补补课接受继续教育，或者培养一些兴趣爱好，或者背上行囊环球旅游，又或者参加更多的社交活动等。但是如果在这段延长的生命中始终伴随我们的是脑力和体力上的严重衰退，那么这一切活动都将受到严重限制，美好的生活憧憬变成了整天困在家里的唉声叹气。由此可见，长寿不是最重要的，有质量的健康长寿才是我们首先要追求的目标。

根据全球的相关数据，人口老龄化与慢性疾病发病率上升有着密切联系。但随着现代科技的发展，很多疾病都能够得到很好的治疗，近二十年来医疗卫生的发展实现了对恶性肿瘤、心脑血管病等相关疾病的逐步防控，比如“三高”问题，患者可以通过按期服用降糖、降脂、降压药控制病情；有些致命性疾病即使发生了，也能得到较好的治疗，比如脑卒中、心脏病、各类癌症等的死亡率在进入 21 世纪后均大幅下降。相反，唯有阿尔茨海默病的死亡率不降反升，是老年人群中致死致残率较高的疾病之一。

一些老年人随着年龄增长逐渐出现耳聋眼花的问题，还有一些老年人，因为骨质疏松、虚弱等问题，导致行动不便甚至骨折频发，这方面的肢体障碍也在一定程度上妨碍了老年人的正常生活，但是，只要认知水平没有严重衰退，依旧可以保持与这个世界的沟通和联系。许多的健康问题都能够由现代医疗和先进的科技手段加以解决和恢复，唯有严重影响脑健康水平的老年性痴呆这类疾病目前仍然没有较好的解决办法。一旦老年期的大脑健康出了状况，认知水平随着年龄增长出现了大幅衰退，甚至恶化为老年性痴呆的地步，那么将从很大程度上影响我们老年人的生存质量。

（三）重视脑健康对积极老龄化的重要意义

老龄化伴随而来的经济、健康、社会保障等诸多问题，引起了世界各国政府的高度关注。健康是人的基本权利，是生活质量的基础和保障。老年人的健康问题是老龄化带来的诸多问题中最为突出的一项，为了应对老龄化带来的世界性挑战，各国积极开展对策研究，其中对老年人健康状况和变化趋势的认识，即“老龄健康研究”，已经成为许多国家的战略的重要组成部分。

世界卫生组织（WHO）提出“健康不仅是躯体没有疾病，还要具备心理健康、社会适应良好以及有道德”。对老年人健康的研究，是应对老龄化挑战、制定相关政策的前提。美国国立卫生研究院（NIH）每年对“老龄健康”的科研经费将近100亿美元，占其总经费的35%。欧盟2004年启动了包括12个国家的“欧洲研究领域老龄化主题”（ERA-AGE），用于欧洲政策制定、研究实现和产品开发。英国政府在2007年投入13亿英镑对包括“老龄健康”在内的四大关键领域（其他分别为气候变化、能源安全和全球安全）进行研究，并将其作为四大关键研究之首。重视老年人的健康问题，也是解决我国老龄化问题的突破点和关键。2016年我国发布《“健康中国2030”规划纲要》更是提出了健康人口老龄化的总体目标。

既然人类的大脑如此重要，“老年脑健康”问题必然成为老龄健康议题中的核心问题。当下，常见重大脑疾病研究也是世界脑科学研究领域中的焦点问题之一，老年认知神经科学作为一门新兴学科，科研成果已经很丰富，主要从认知能力、脑功能和结构等角度出发，阐释相应的病态老化特征，发现疾病的影响和决定因素，寻找促进老年人大脑健康的干预方法。

心脑血管疾病是最常见的威胁老年人健康和生命的疾病，2011 年发布的《中国心血管病报告 2010》称我国约有 2.3 亿人患冠心病、脑卒中、心力衰竭等心脑血管疾病，即每 5 个成年人中就有 1 人患心脑血管疾病。此外，全国每年死于心脑血管病有 300 万人，占总死亡原因的 41%，居各种死因的首位。随着现代医学的发展，心脑血管疾病的致死率虽仍居首位，但其存活率较之前已有所提高。不过不幸的是，心脑血管疾病患者发病后产生的认知功能障碍却常影响患者对外界环境的感知和适应，使患者出现生活和社会适应性障碍，严重影响了患者的生活和工作。这一现象成为造成老年人认知障碍的又一重大因素，且认知障碍亦影响躯体、行为和情绪等诸多方面的康复，对患者的远期影响远超过躯体障碍本身。因此，心血管疾病所导致的脑认知功能障碍的有效康复越来越受到重视，已成为医学研究的重点之一。

阿尔茨海默病是最常见的一种老年痴呆症，是老年人中继心脏病、癌症和脑卒中之后的第四大致死原因。AD 患者主要体现在脑神经元异常死亡、β 淀粉样蛋白在大脑里的沉积并形成老年斑和神经纤维缠结等。目前，我国阿尔茨海默病患者已高达 600 万以上，患病人数居世界第一。60 岁以上老年人的 AD 患病率为 4% ～ 8%，65 岁后增加到 10%，80 岁后超过 30%，平均每三位 80 岁老年人中就有一位患有 AD。专家预测，未来几十年中，这一数据将持续攀升，预计到 2050 年，我国阿尔茨海默病患者人数将超过 2000 万。并且目前尚未发现对该疾病有较好治疗效果的药物。

现已有大量研究证实，糖尿病、高血压、心脏病等慢性疾病本身也会影响认知功能。另有研究表明，功能障碍患者组中，糖尿病患者患病率为 17.4%，而正常组中只有 4.4%。高血压对认知功能的损伤也具有广泛性，平均舒张压每增加 10 mmHg，总体认知功能分数（MMSE）就下降 0.070 ～ 0.133 分。近年来，国内外一些研究利用认知能力测验，发现心脏病患者的言语能力、注意力、判断力、推理、视觉空间等多种认知能力都比没有心脏病的人差，而且患病时间越长，对大脑认知能力的影响越大。

虽然目前还没有彻底有效的治疗手段来应对诸如阿尔茨海默病、帕金森综合征等脑部疾病对老年群体的困扰，但这些疾病的早期阶段——轻度认知障碍的早期发现、早期干预以及早期治疗，可有效降低上述疾病的发病率或延缓病情恶化，在社会效益上等同于直接治愈。因此，在轻度认知障碍阶段进行早期诊断、早期预警、早期干预，具有重大的科学价值和现实意义。如果能及时、准确地发现患有轻度认知障碍的老人，有助于预测其发展为痴呆的可能性，及早地做出诊断与干预，防止其向严重脑疾病转化。我们将在后面几册图书的内容中一一为读者展开介绍。

总之，重视“脑健康”，不仅可以预防和干预大脑疾病的发生，同时还极大地节约了社会的医疗成本。“脑健康”将成为积极应对老龄化问题的一个重要战场。

积极老龄化，重在脑健康！

老年脑健康系列科普读物

痴呆的解惑与应对之策

第2册

总主编　张占军
主　编　王　君

中医古籍出版社
Publishing House of Ancient Chinese Medical Books

图书在版编目（CIP）数据

痴呆的解惑与应对之策 / 王君主编 . — 北京：中医古籍出版社，2022.3

（老年脑健康系列科普读物 / 张占军总主编；二）

ISBN 978-7-5152-2206-6

Ⅰ . ①痴…　Ⅱ . ①王…　Ⅲ . ①阿尔茨海默病—防治—普及读物　Ⅳ . ① R749.1-49

中国版本图书馆 CIP 数据核字（2021）第 014542 号

痴呆的解惑与应对之策

王　君　主编

策划编辑　郑　蓉
责任编辑　张凤霞
文字编辑　李美玲
封面设计　王　磊
插　　图　宋晓溪
出版发行　中医古籍出版社
社　　址　北京市东城区东直门内南小街 16 号（100700）
电　　话　010-64089446（总编室）010-64002949（发行部）
网　　址　www.zhongyiguji.com.cn
印　　刷　宝蕾元仁浩（天津）印刷有限公司
开　　本　710mm×1000mm　1/16
印　　张　3.5
字　　数　36 千字
版　　次　2022 年 3 月第 1 版　2022 年 3 月第 1 次印刷
书　　号　ISBN 978-7-5152-2206-6
定　　价　198.00 元（全 7 册）

序一

立美求真，优雅老化

耄耋之年，于时间中，期许后学协同共筑有思想的研究工作；于时间性，冀望人自然化、生命求真；本立道生，任我淡泊度余生。以家国情怀，愿殉国家之急，穷尽自身所学，多做有益人群、社会，维护生命健康的事业。

作为老年学的医生要关注积极老龄化，老龄问题之关键在养老，养老之关键在养脑。脑为中枢神经系统的重要组成部分，主宰着心灵与身体的自然联结，与是否成功老化密切相关。对于病因复杂、病程漫长、损伤后难以逆转的脑部疾患，弘扬中医学“上工治未病”的原创思维，防患于未然，为医治之首选良策。预防为主，防治结合，不仅是国家治理环境的方针政策，也应是老年人维护自己身心健康、敬诚生命之美的智慧之举。

张占军教授组建的北京师范大学的协同创新团队，在“十四五”开局之年编写了这套“老年脑健康系列科普读物”。

这套丛书的构思源于北京BABRI老年脑健康促进计划十余年耕耘积淀，以及未来脑健康事业的迫切需求，收集整理脑健康知识，将痴呆防治多层次、多维度的百科知识面向社会普及推介。希望本套丛书能够助力我国老年脑健康事业发展，助力老年朋友优雅地老去，生命之树常青。

现如今，中国老年人的健康问题并不乐观，患有一种以上慢性病的老年人口比例高达75%，失能和部分失能人数超过4000万，痴呆患者超过1000万，预计到2030年将达到2220万。与此同时，我国心理、精神疾病的患病率亦呈上升趋势，老年人孤独感、抑郁症、焦虑症等精神疾病患病人数均明显增加。因此，从老年人自身出发加强脑健康与心理健康，做好健康教育宣传工作尤为关键。当今已是东学西学文明互鉴、科学人文融合互动的新时代，中医药学具有科学人文双重属性，是善于吸纳古今中外一切科技成果与人文进化成就的学科，结合高概念数字化信息守恒定律及脑科学等前沿科学哲学与技术方法学，推进积极脑健康，不断服务于老年朋友。人老了多思念，生活积淀的经验是可贵的，必然涉及思想、反思、纯思、向思、深思等。首先是思想，你想什么，怎么想，用什么方法想，系统反思，向思能旨，决定着生命的朝向和心灵境界。我敬仁德中和无朴纯素，守静笃，护正气。通过积极的、铸就“诚”的理念追求自信自觉、自我慰藉，活得明白些。期许老年朋友们实现健康老龄化，多做有益工作。

古贤哲言："大德曰生。"孝敬老人，就是尊重自己的未来，就是尊重民族的未来。我国已进入老龄化社会，让老年人老有所养、老有所依、老有所乐、老有所安，提升老年群众的获得感、幸福感和安全感，关系着社会的和谐与稳定。我国老年人群拥有社会历史的经验和中国大成智慧的体悟，对中华文明延续意义深远。若通过积极预防，增强大脑耐力，则可使老年群体扬长避短，助力和发展银发经济，成为当今国家社会发展之栋梁。

书稿已成，邀我写序，感谢张教授对我的信任与鼓励。崇仁德，重教化，师承之情，爰不揣浅陋而为之序，谨志数语，乐观厥成，立美求真、优雅老化。

中央文史研究館館員 王永炎
中国工程院 院士
壬寅仲春 时年八十三岁

序二

人脑是已知宇宙中最复杂的结构之一。脑科学的深奥，使广大群众尤其老年群体，对脑科学知识的了解太少，缺乏保护大脑健康、预防脑病的知识。我时常想，如果能有一套既能保证科学性与权威性，又能做到通俗易懂的脑健康科普读物提供给他们，那该多好啊！

当收到北京师范大学张占军教授的邀约，嘱我为其主编的脑科学科普丛书写序，我难掩兴奋之情并欣然答应。带领北京老年脑健康促进计划（Beijing Aging Brain Rejuvenation Initiative，BABRI）的张占军教授和我感同身受，意识到我国老年人群脑科学科普教育一直存在这样一个巨大缺口。他果断付诸了行动，将这样一套我向往已久的新书奉献给读者。

这套老年脑健康系列科普读物，是依托北京师范大学认知神经科学与学习国家重点实验室的科学家团队，结合北京老年脑健康促进计划的实践基础编写而成。全套书籍共 7 册，从对大脑的基本知识介绍（第 1 册）切入，内容涵盖痴呆的发展全过程，症状从无到有、从轻到重，各个阶段的应对与

防治策略介绍（第 2 ～ 5 册），以及大脑的康复训练和中医药调理（第 6 ～ 7 册）。全书系统全面，为脑健康全周期管理提供了丰富而简明的知识框架体系。

更为难得的是，这是一套非常适合我国普通老百姓阅读的科普读物，整套书籍采用了通俗化的表述方式，尽量避免了专业性术语的大量堆砌和晦涩难懂的文字的使用，用浅白的语言传递精深的科学知识。本套读物将会为广大老年群众提供重要的脑健康知识补充，帮助大家有效地提升自身及家人的脑健康水平。“千淘万漉虽辛苦，吹尽狂沙始到金。”虽然这套读物编撰过程比不上大部头的鸿篇巨制，但集系统、权威、通俗等诸多优点于一身，一定能经得起时间的磨砺与群众的检验，成为老年朋友们非常乐意捧在手中的科普读物。

随着中国人口老龄化程度的加深，高龄老人的比重不断增加，中国老年人健康问题成了党和国家高度关注的问题之一，国家相继出台和实施了一系列重点关注老年群众的重要举措，以促进老年人有尊严有质量地生活。习近平总书记曾经反复强调：“积极应对人口老龄化，构建养老、孝老、敬老政策体系和社会环境，推进医养结合，加快老龄事业和产业发展。”

2017 年 3 月，原国家卫计委联合 13 部门印发《“十三五”健康老龄化规划》，系统提出了积极老龄化和健康老龄化的概念，动员一切社会力量，在社会支持和保障下，助力每一位老人都能成为无疾病和残疾、身体和心理功能正常、积极参

与社会活动的“新老人”。而“新老人”的最显著标志就是坚持终身学习、精神世界丰富、认知功能良好、生活优雅幸福。我们年轻力壮时都是中国特色社会主义建设的参与者和见证者，老了还要继续努力，主动接受健康教育，掌握健康主动权，特别是增强脑健康管理的意识与知识储备。

最后，希望本套读物能够被众多的老年朋友传阅学习，为更多家庭带来健康与希望！

中国科学院院士
国家神经系统疾病临床医学研究中心主任

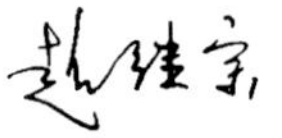

2022年2月

目 录

一、解惑痴呆症

（一）是痴呆，还是认知老化

“我这脑子总爱忘事儿，不会是痴呆了吧？”

“记性一天不如一天，经常丢三落四，是不是老糊涂了？”

“年纪大了，爱忘事儿是正常的，老人早晚都会这样，没什么大惊小怪的。”

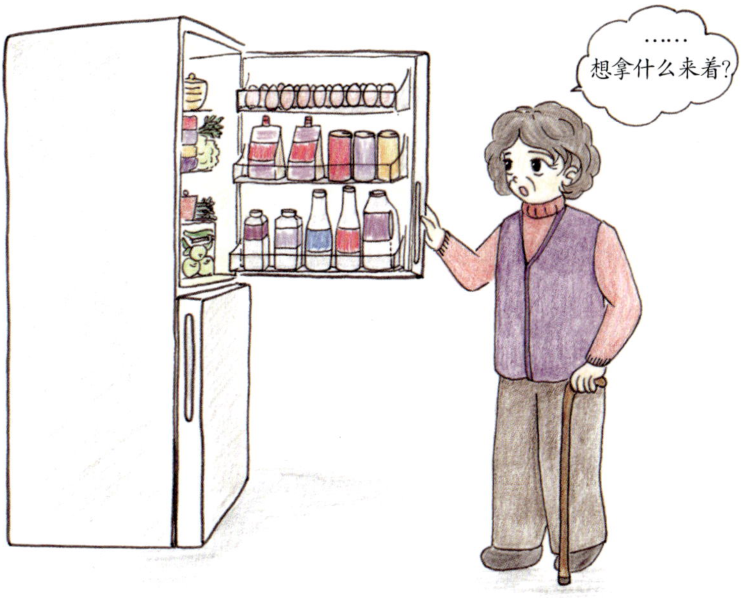

很多老年人会抱怨自己的记忆力越来越差，常以“痴呆”自嘲；一些老年人担心患上痴呆，害怕别人异样的眼光，认为痴呆是无药可救的疾病；还有些老年人觉得经常忘事是正常的，认为人活到一定岁数都会这样，因此对痴呆不以为然，忽视了早期预防，最终导致病情加重。

事实上，记忆力下降确实与痴呆有关，甚至可以作为痴呆的早期征兆，但是记忆力下降并不意味着必然会发展成痴呆，“忘事儿”有时候只是正常老化的一个表现。老年人担心得病是可以理解的，但是不必过于担忧。

那么，究竟该如何辨别痴呆与正常的记忆力下降呢？在了解了大脑基本常识的基础上，下面我们对大脑的认知功能、认知障碍与痴呆进一步进行介绍。

1. 认知与痴呆

（1）大脑的认知功能

认知是指通过感觉、体验和思考等方式对各种环境信息进行加工，从而获得知识和理解的精神活动与过程，包括注意、知觉、记忆、判断、评价、推理、计算、决定、理解、问题解决、语言运用等。

不难看出，认知涉及日常生活的方方面面，所看、所听、所想和由此触发的一切心理、行为活动都离不开认知。比如，你现在看这段文字，就经历着视觉感知、阅读、理解、记忆、思考等一系列认知过程。换句话说，我们的一举一动，都伴

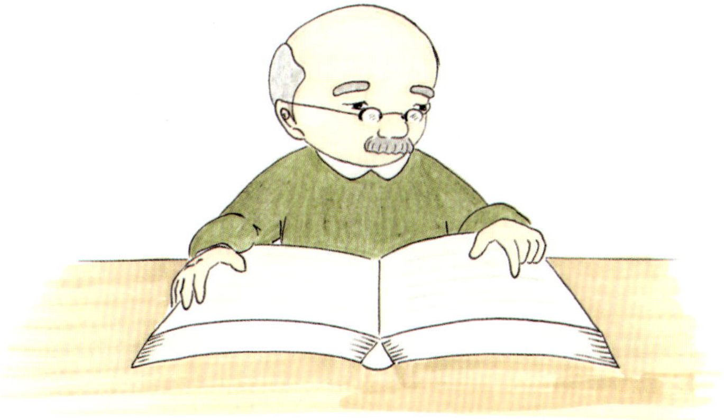

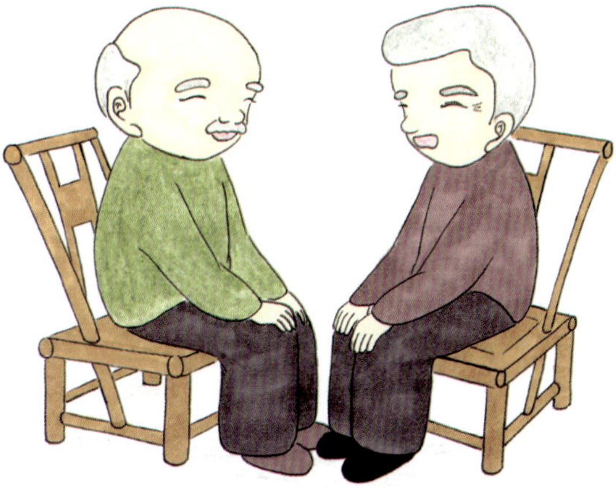

随着多种认知活动同时进行。再举个例子，早晨起床后穿衣、洗漱、晨练、用餐、出门坐车都包含哪些认知活动呢？对时间的辨认让我们判断是否该起床，对天气的感受让我们判断该穿什么衣服，对接下来活动的计划让我们决定先洗漱还是先用餐，对空间方向的辨识让我们找到正确的方向，对健康知识的了解让我们在晨练过程中决定做哪些运动等等。可以说，没有哪项活动离得开认知。

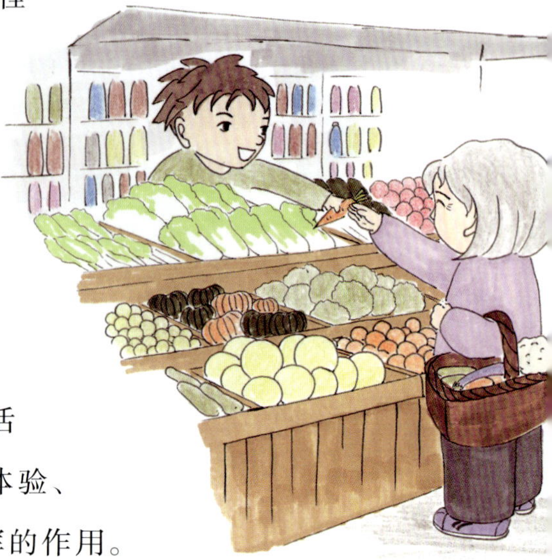

理解了认知，那么认知功能也就不言自明了，即在认知活动过程中，人脑所运用的功能。换句话说，就是当我们在感知、体验、思考时，我们的大脑所发挥的作用。还是以读这段话为例，你的视觉功能、语言理解功能、短时记忆功能都在发挥不可或缺的作用。但是，如果你的大脑某项或多项认知功能出现问题，比如记忆

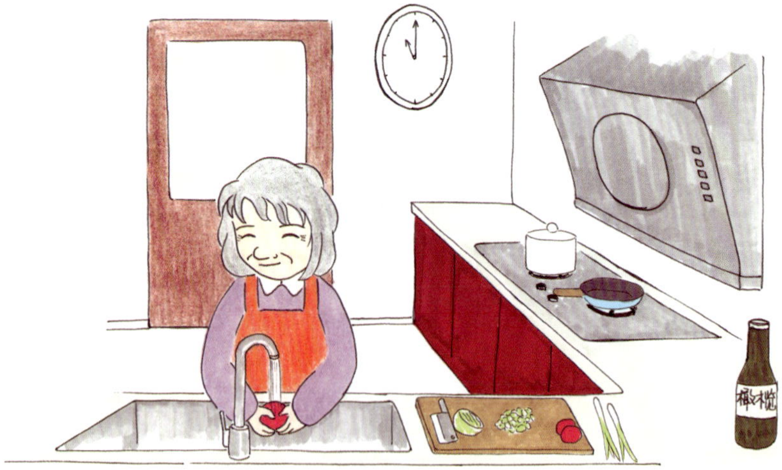

力受损，那么也就无法完成认知活动，甚至你的日常生活也会受到严重影响。我们将这种现象所对应的病症称为认知障碍。

（2）认知老化与认知障碍、痴呆症的区别

就像我们的身体不再如年轻时那么灵活、皮肤不再如年轻时那么光泽有弹性一样，随着年龄的增长，人的认知功能也会逐渐因身体“变老”而衰退，出现科学家和医生所说的认知老化和脑老化。其中，最常见的表现就是较年轻时期记忆力下降。我们时常会听到上了年纪的人说“记性越来越不好使了”“总是忘事儿”“记不住东西”，可这些老年人真的就是认知障碍或者痴呆症吗？在此，我们要明确一点：认知老化（正常衰老）与认知障碍、痴呆症有本质区别！（见表 1）

首先，正常衰老是随年龄增长而出现的正常的生理状态。正常衰老的过程中，也有可能出现大脑皮质萎缩，但是这种萎缩是轻微的，神经细胞及突触只是逐渐减少，脑室和海马区没有发生病变。从病因病机来看，头部严重受伤、脑血管疾病、神经细胞大量死亡、大脑皮质严重萎缩是认知障碍和痴呆症的病理基础。

其次，从症状来看，正常衰老的过程伴随着的记忆力减退、学习能力下降均在正常范围，老年人仍然能正常生活。但是，认知障碍或痴呆症患者常出现一种或多种认知能力的明显下降，还可能伴有情绪异常或行为异常，严重时会影响正常生活。正常脑老化者的“爱忘事儿”只是忘记事物的一

部分，通常表现为突然想不起某个人的名字，或者忘记早餐除了牛奶、鸡蛋自己还吃了什么（之后很可能会想起来）。而认知障碍和痴呆症患者是彻底忘却某事物，比如不记得今天出门见过某人，或者想不起来已经吃过早餐，就好像这些事情根本没有发生过。

最后，从诊断来看，正常衰老的老年人脑结构和脑功能各项指标正常，在神经心理测验上的得分也处于正常范围内。认知障碍和痴呆症需要通过神经心理测验、脑影像检查来诊断，患者在神经心理测验上表现很差，脑影像检查会发现大脑萎缩、脑代谢降低。

表 1　认知老化与认知障碍、痴呆症的区别

内容	认知老化（正常衰老）	认知障碍、痴呆症
概念	随着年龄的增长，身体状态和大脑功能逐渐衰退	神经细胞损失引起的不可逆的退行性脑疾病，严重影响日常生活
病因病理	无特殊原因	头部严重受伤、脑血管疾病、神经细胞大量死亡、大脑皮质严重萎缩等
症状	记忆力减退、学习能力下降均在正常范围内	表现出一种或多种认知能力的明显下降，还可能伴有情绪异常或行为异常，严重时会影响正常生活
诊断	认知能力相关各项指标、脑影像相关各项指标均为正常	神经心理测验成绩差，脑影像检查结果异常

简单来说，正常衰老的老年人仍具有基本判断力和思考能力，不会出现时间混乱（如颠倒季节或日期）、空间感异常（如迷路）的现象，偶然出现的忘事并不会影响日常生活。而认知障碍和痴呆症则是指上述认知功能中的一项或多项功能受损，从而不同程度地影响患者的社会功能和生活质量。

相信看到这里，不少老人家会长舒一口气，“哦，原来我只是老了，没得病啊！”

（3）认知障碍与痴呆症的区别

在对正常衰老与认知障碍、痴呆症的区别有了初步认识的基础上，该如何进一步区别认知障碍和痴呆症呢？为什么大家常说“痴呆症”，却很少听到“认知障碍”？

其实，认知障碍在某种意义上就是指痴呆症，二者可以被视为一个概念，都是以认知功能受损为主要临床特征的症候群。但若要更准确地区分，认知障碍又分为轻度、中度及重度认知障碍。这三种不同程度的认知障碍分别与痴呆症有什么区别和联系呢？

首先，中度、重度认知障碍是临床上确诊的痴呆症，只不过我们更常用的术语是痴呆症，而不是中度、重度认知障碍。

其次，轻度认知障碍不是痴呆症，它并不一定会发展成为中度、重度认知障碍。轻度认知障碍是一种介于正常衰老和痴呆症之间的中间状态，患者有可能会从患病到离世都保持这个状态，至于是否会从轻度进一步发展成为中度、重度认知障碍（也就是痴呆症），取决于患者自身的病情以及是否有效控制住了影响病情的风险因素。

需要注意的是，为方便大家阅读和理解，本书中如果没有特殊说明，则认知障碍和痴呆症的概念是等同的。

2. 痴呆症的表现

（1）常见症状

痴呆症的类型繁多，所伴随的症状也各不相同，但是都可以归结为认知功能受损，以及与之相伴随的情绪症状和行为症状。如果说“健忘”是痴呆症最常见的症状，那么还有哪些认知和行为表现也是它的典型症状？下面让我们来看看痴呆症还有哪些常见表现。

- 语言困难

主要表现为阅读、书写、朗读的困难。比如有些人可以理解所看到的或所听到的词语的意思，却无法发音念出来；

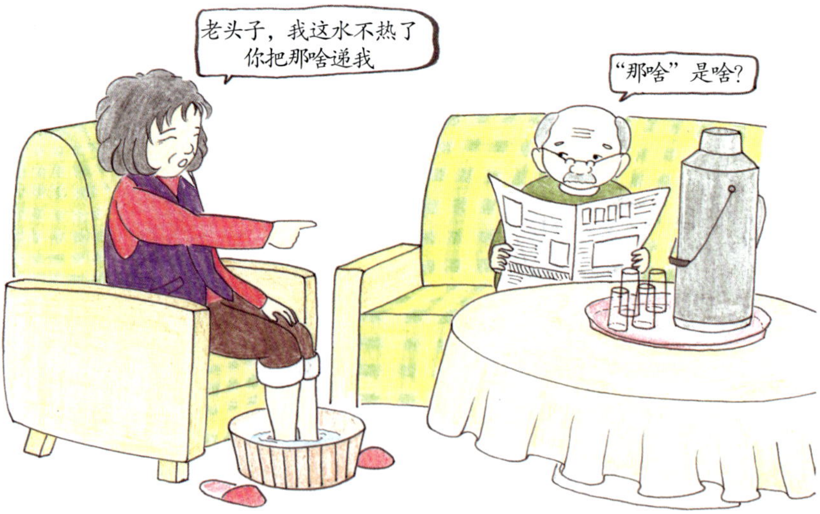

有些人在复述他人的词语时，总是出现错误且无法自行纠正；还有一些人词汇量明显不足，看着某样东西却怎么也叫不出它的名称。

- 行动困难

主要表现为难以完成某些动作，患者虽然能理解他人的指令，如“向左跨一步”“举起手来”，却无法完成。临床医生在对痴呆症进行诊断时，会让患者去完成一些基本的行动任务，如“吐一下舌头”“闭上眼睛”“拿起桌上的笔”等等；还有一些痴呆症患者的症状表现为难以完成做清洁、采购、基本计算等日常活动。

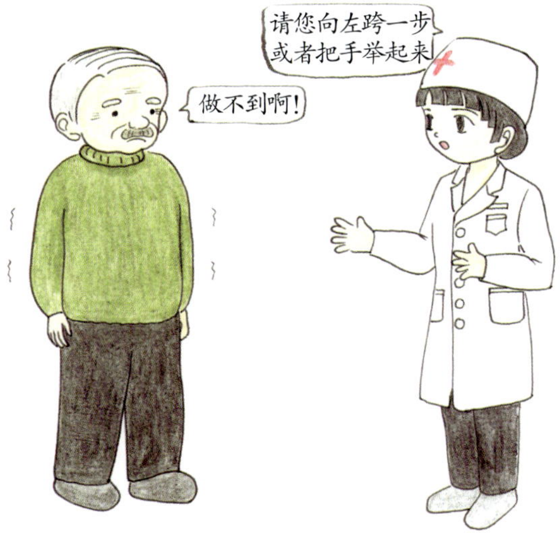

- 辨认困难

主要表现为对物体概念、空间方向、色彩图像等的辨认困难。有些人无法辨认生活用品，如水杯、手表；有些人无

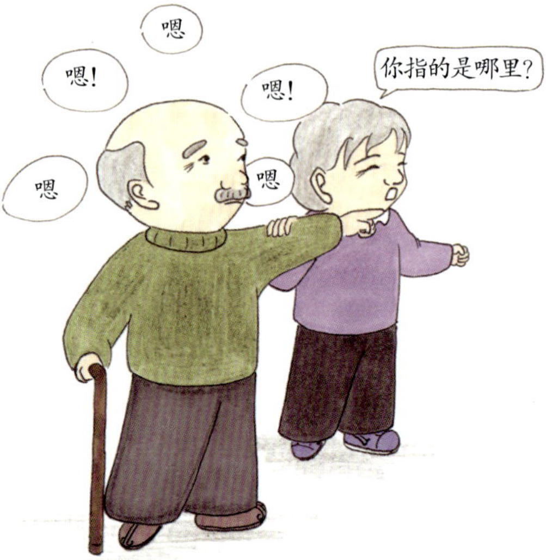
嗯!
嗯
嗯!
嗯
嗯
你指的是哪里?

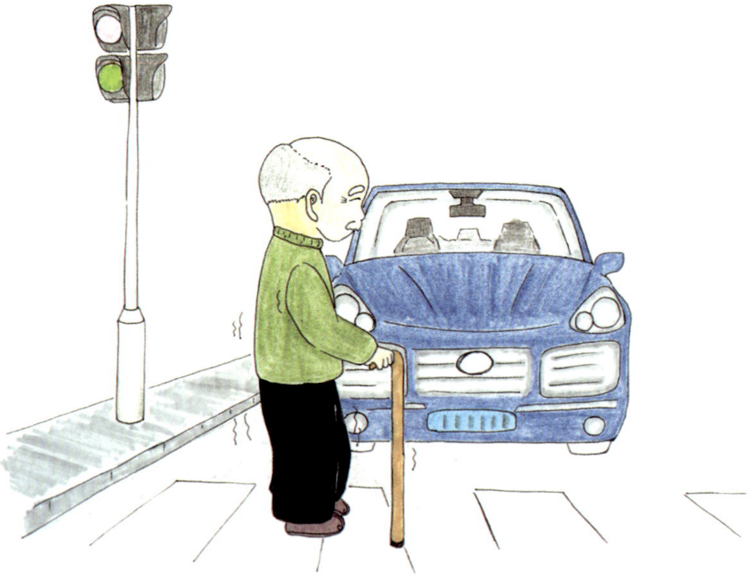

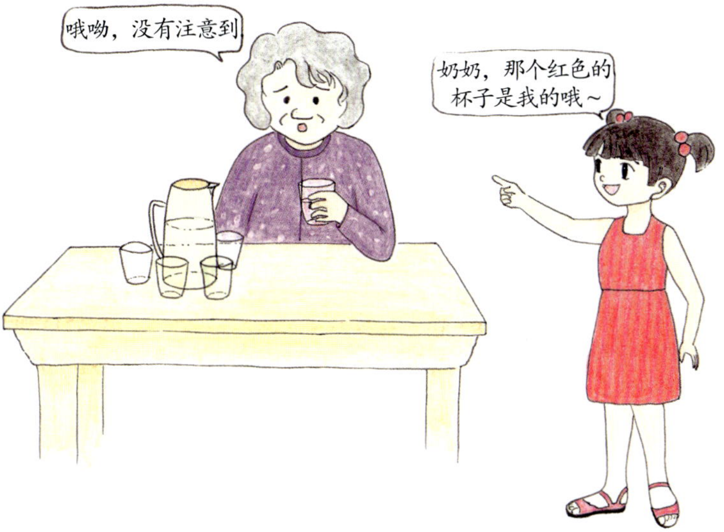
哦哟，没有注意到
奶奶，那个红色的杯子是我的哦~

法判断方位和方向，从而导致迷路或走失；还有些人无法分清色彩和图像，看着画面却看不出画了什么。上述症状会随着痴呆症病情的加重愈发明显、严重，从而影响患者的自主生活。

（2）其他相关症状

除上述症状外，患者经常还会出现如下情况。

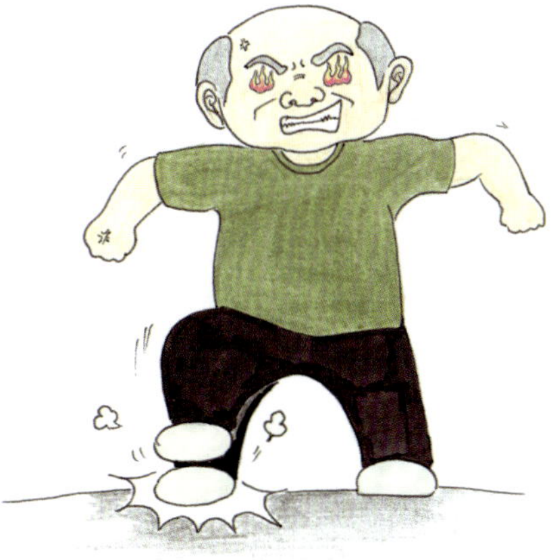

- 抑郁、焦虑与愤怒

认知功能的丧失和生活质量的降低对患者的打击是巨大的。曾经可以轻而易举完成的事情，如今却变成了“不可能完成的任务”。于

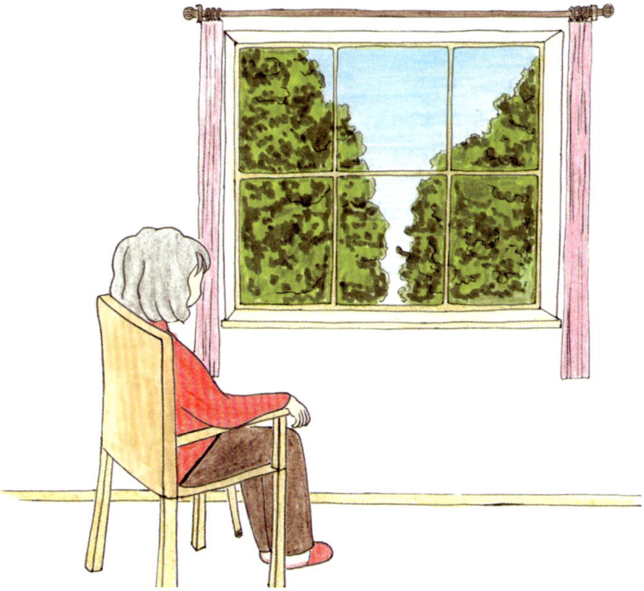

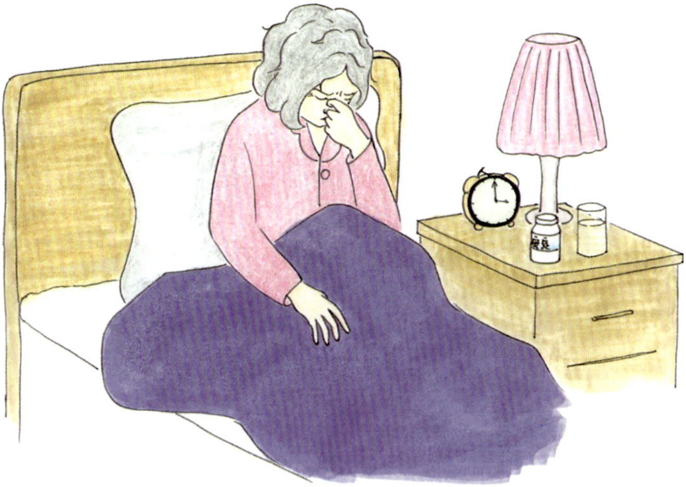

是，很多患者会出现精神不稳定、抑郁、抵触情绪、焦虑不安或易怒等情绪问题。情绪上的剧烈变化还有可能让患者在罹患痴呆症的同时，出现心理疾病，甚者会试图自杀。

● 幻觉与妄想

此外，有些患者还会声称自己“看到”“听到”根本没有发生或者不存在的事物，这就是我们常说的幻觉或者妄想。有的患者就表示感觉一直有人在跟自己说话，但其实并没有。而且，这种症状可能不仅是由痴呆症引起的，在很大程度上也可能是由其他各类精神异常或心理疾病而造成的。

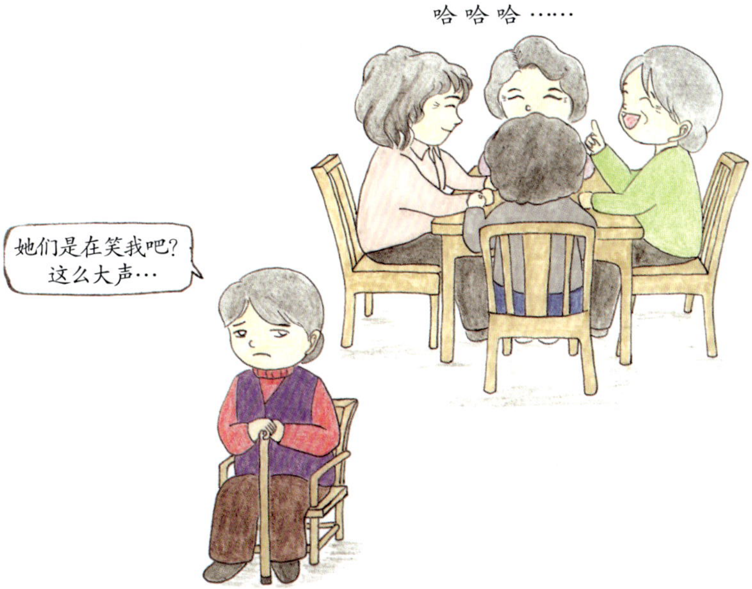

● 行为异常

行为异常包括拒绝交流、大小便失禁、睡眠障碍、暴力言行或迷路等等。与幻觉、妄想一样，这些异常的行为同样

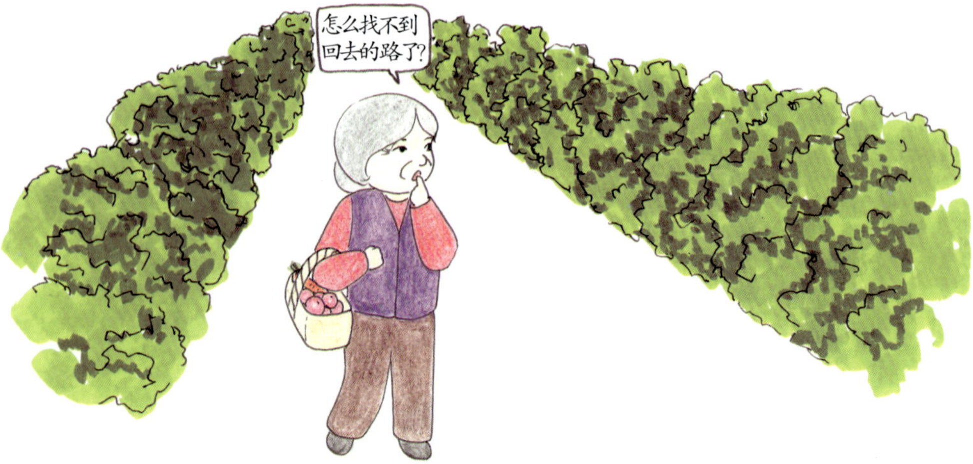

是由不稳定的精神状态所造成。

在日常生活中，要关注并警惕这些现象的出现。如及时发现并能引起重视，同时进行科学评估并加以干预，便可以使大脑认知功能长期保持良好状态，维持健康的头脑和生活状态。

3. 不可小瞧的痴呆症

世界卫生组织 2019 年的数据显示，全世界大约有 5000 万痴呆症患者，每年新增病例 1000 万。据估计，60 岁及以上人口中痴呆症患者的比例为 5% ～ 8%。据预测，痴呆症患者总数到 2030 年将达 8200 万，到 2050 年将达 1.52 亿，其中大部分由于低收入和中等收入国家的痴呆症患者人数增加。

中国是世界上人口最多的国家，也是人口老龄化越来越严重的国家之一，目前已经成为痴呆症发病大国。中国人口老龄化的一个重要特征是高龄老人（年龄 ≥ 85 岁）人数的迅速增长。联合国预测数据提示，到 2050 年，中国老年（年龄≥65 岁）人口将达 3 亿 5890 万，其中高龄老人 4770 万。到 2050 年，预计中国将有超过 2000 万的阿尔茨海默病（Alzheimer's disease, AD）患者。

阿尔茨海默病，俗称老年性痴呆，是最常见的痴呆类型，可能占痴呆症病例的 60% ～ 70%。患者表现为严重的认知功能障碍和脑功能损伤，目前已成为老年健康的最大威胁之一。据阿尔茨海默病联合会（Alzheimer's Association）2019 年度报告显示，2000—2017 年，老年人常见病中，心脏疾病和卒中的致死率已分别下降了 9% 和 13%，而阿尔茨海默病致死率上升了 145%。

痴呆症也成为中国老年人走失的主要原因之一。2016 年民政部下属研究机构中民社会救助研究院发布的《中国老年人走失状况调查报告》显示，全国每年走失老人约有 50 万人，即平均每天走失约 1370 人，其中有 35% 的老人是因为迷路，18% 是因为精神疾病，17% 是因为痴呆。

同时，世界卫生组织的报告也显示，2015 年全球范围内痴呆症造成的各类花费高达 8180 亿美元，到 2030 年将会增长近 3 倍达到 2.54 万亿美元，而到 2050 年将达到 9.12 万亿美元。其中，有很大一部分用于对患者的照料和护理。2015 年，我国阿尔茨海默病患者的人均年花费为 19 144.36 美元，阿尔茨海默病所致社会经济负担总额达到 1677.40 亿美元。预计到 2030 年，我国阿尔茨海默病经济负担将达到 5074.90 亿美元，而到 2030 年将达到 1.89 万亿美元。

除了经济负担，最让人难过的莫过于患者及其家庭所承受的精神折磨。痴呆症晚期患者一方面行动困难，需要护理；另一方面又性格多变，有时甚至会带有攻击性。痴呆症会给患者的家庭及护理者带来巨大的经济和精神压力。

4. 在家就能做的简易筛查

痴呆症的早期筛查其实是可以在家和家人一起完成的，下面我们为大家介绍几种简单的测试方法。有兴趣和有能力的读者，或者希望全方位帮助家中老人做测试的读者，还可以挑战本系列第四册《轻度认知障碍的特征与防治》中的测试题。

下面提到的几个测试方式，出自非常知名的认知能力测试量表——简明精神状态量表（MMSE），因其操作简单、分数计算容易，非常适合居家检测。

（1）定向力测试

询问家中老人一些问题，让老人自己说出当下的时间、日期，自己所在的位置，具体的街道和楼层。

（2）记忆力测试

以每秒钟一个词的速度说出 3 ～ 4 个词语，比如苹果、小狗、长城，然后让老人复述。

（3）计算力测试

让老人从 100 中减去 7，所得数字再减 7，一直连续减 5 次。这个过程中老人可能会算错，比如得到的数字跟上一个差 9，不需要立即纠正，而是让老人用此数字继续减 7。如果家中老人受教育程度低，不会做计算题，则可以跳过此测试。

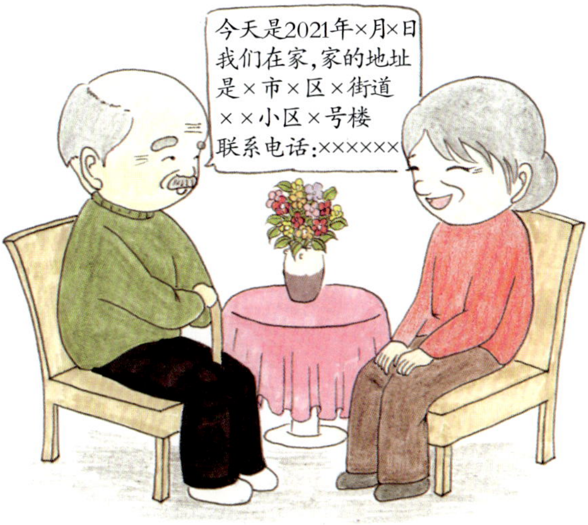
今天是2021年×月×日
我们在家，家的地址
是×市×区×街道
××小区×号楼
联系电话:××××××

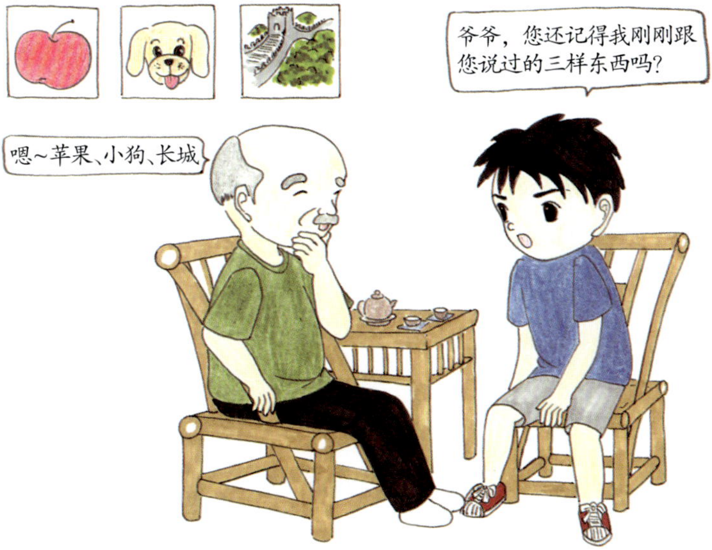
爷爷，您还记得我刚刚跟您说过的三样东西吗?
嗯~苹果、小狗、长城

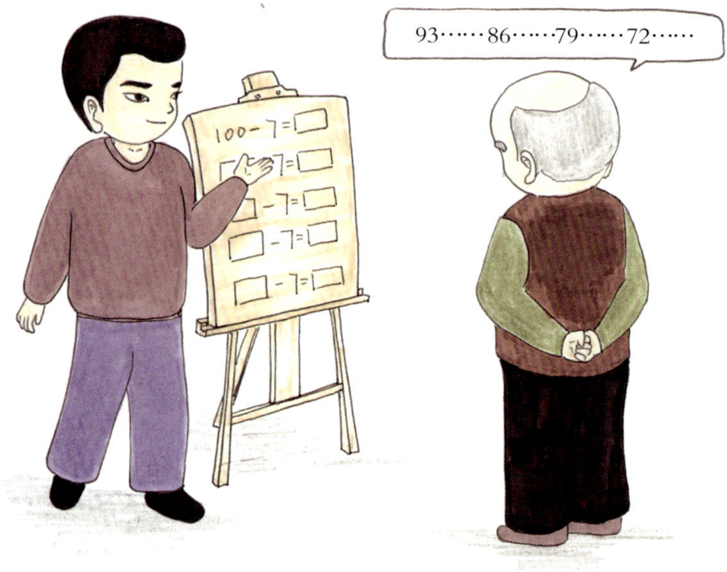

如果老人在回答上述问题时出现明显困难，那么就要考虑去正规医疗机构进一步检测了。

（二）关于痴呆症，你必须知道的概念

1. 痴呆症的种类

根据《2018 中国痴呆与认知障碍诊治指南》，临床上引起痴呆的疾病种类繁多，常见的有阿尔茨海默病、血管性痴呆、路易体痴呆、额颞叶痴呆等。

（1）阿尔茨海默病

在众多痴呆类型中，阿尔茨海默病的患者最多且最常见，

占各类型痴呆症患病总数的60%～70%。这类患者的器质性病变主要表现为大脑皮质出现明显萎缩、脑内β淀粉样蛋白沉积形成斑块、脑内tau蛋白微管呈纠缠状、神经细胞出现大范围死亡。

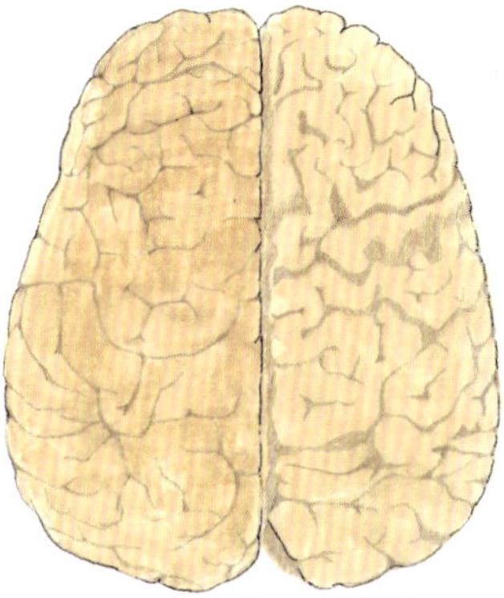

正常大脑　　脑萎缩

通常来讲，阿尔茨海默病患者会经历轻度认知障碍、中度认知障碍（此阶段可被确诊为痴呆症）、重度认知障碍三个阶段。阿尔茨海默病初期，症状可能非常不明显。关于阿尔茨海默病的发病潜伏期有多久，至今还不清楚，有学者预测，病症的发展可能从青壮年时期就已经开始。

轻度认知障碍阶段的老年人通常表现为丢三落四，混淆概念。随着时间的推移，记忆力衰退会愈发明显，随之还有语言表达障碍和行动的困难，情绪上抑郁不安或暴戾焦躁。随着病情的进展，患者可能分不清方位，丧失基本行动能力，直至忘记最亲近的人，进食困难，卧床不起。

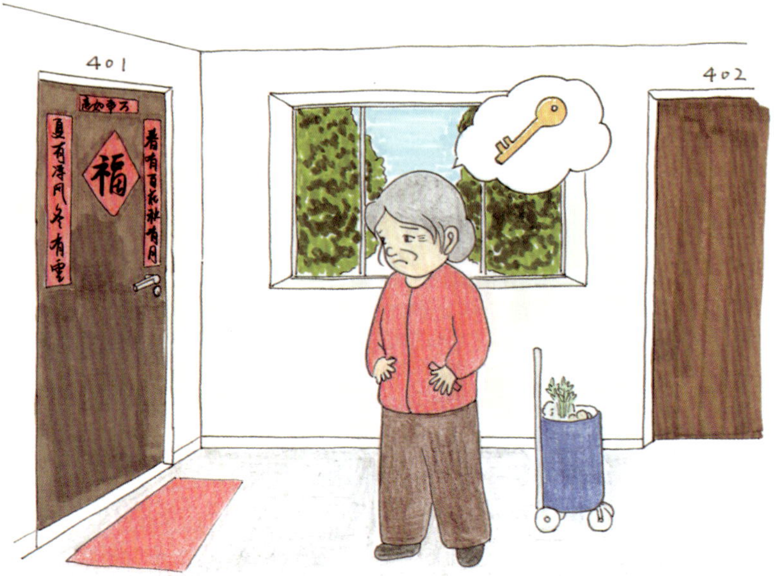
401
万事如意
夏有凉风冬有雪
福
春有百花秋有月
402

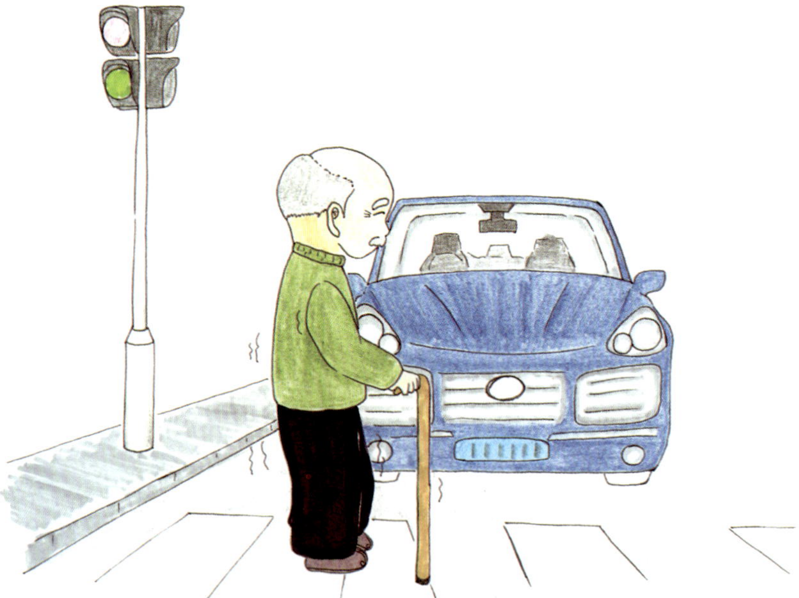

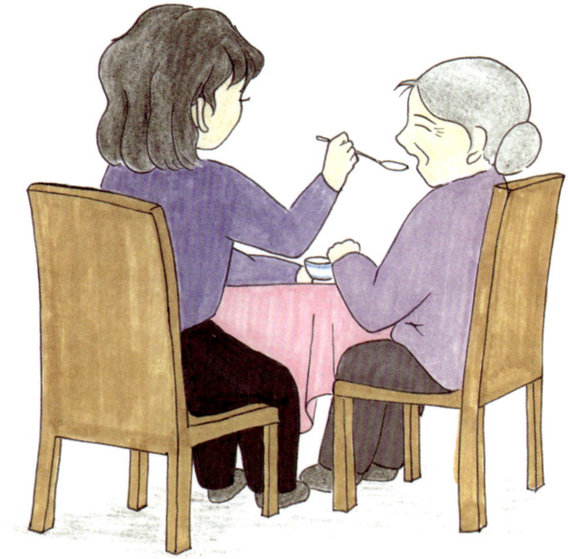

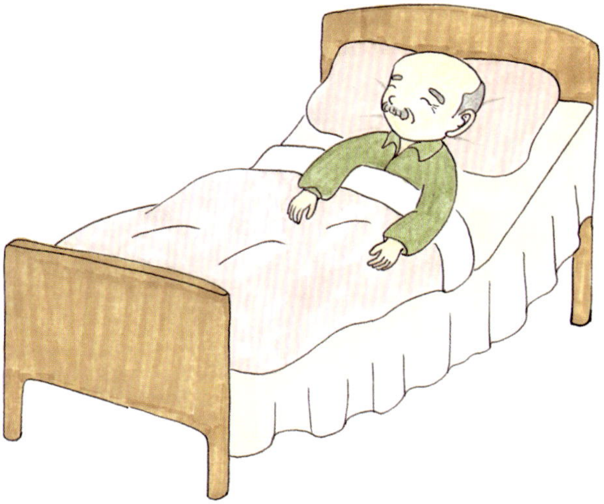

（2）血管性痴呆

与脑血管因素相关的痴呆统称为血管性痴呆，包括脑梗死、脑出血发生后所造成的痴呆。说到这里，相信各位老年朋友对脑血管疾病并不陌生，但您可能并不了解它们所带来的痴呆隐患。

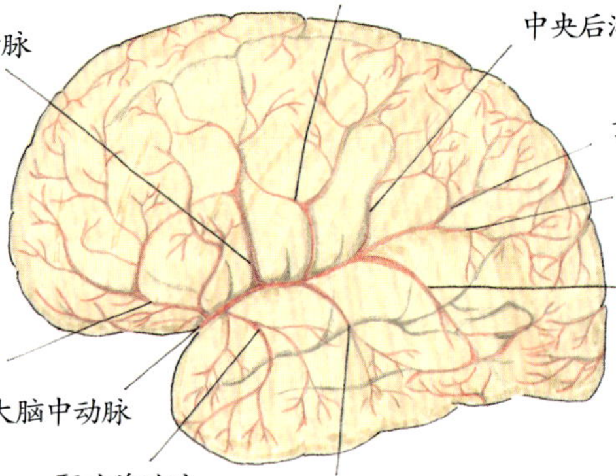

在所有痴呆类型中，血管性痴呆患者占总发病人数（包括其他类型痴呆和混合性痴呆）的 20% ～ 30%。此类患者主要是脑内血管病变，即颈动脉与椎基底动脉两大系统。它既可能是血管本身的病变，也可以是颅外大血管及心脏的病变进而影响到脑血管供血，导致脑组织缺血、缺氧，功能衰退。

脑血管障碍引发的血管性痴呆，时常是由于很小的梗死，它的症状并不明显，不容易被察觉，也因此容易被忽视。但当梗死反复发作，就容易形成“多发性脑梗死”。这类痴呆通常发生在一次严重脑卒中之后，或者是由多次脑梗死的累加所导致的。

我们经常能看到，一些老人经历过一次较为严重的脑梗死后，出现记忆受损、行动不便甚至偏瘫等不同的症状，那是因为在大脑中梗死的部位不同，造成不同功能受到损伤。如果左脑受到梗死影响，就会引起右侧身体的麻痹，反之亦然。

血管性痴呆和阿尔茨海默病出现的症状相似，早期表现是头晕目眩、肢体麻木、睡眠障碍、耳鸣，同时还有记忆力下降、注意力不集中、情绪变化等不太明显的痴呆症状，但随着病情的发展就会出现精神异常、言语困难、面肌麻痹、幻听幻视等。与阿尔茨海默病不同的是，血管性痴呆的症状往往是部分性痴呆，也就是说老人可能有很严重的记忆障碍，而言语表达不受影响。同时，血管性痴呆病情发展走势不像阿尔茨海默病那样“直线下降”，而是“阶梯状”恶化，即每发生一次脑卒中，病情就进一步恶化。

（3）路易体痴呆

“路易体”最早是在帕金森病患者的大脑中发现的，这种物质是脑内神经细胞中的 α－突触核蛋白质非正常集聚而形成的。研究者发现一些痴呆症患者的大脑新皮质内也存在路易体，故将该病命名为“路易体痴呆”。这也就不难理解，路易体痴呆患者会出现和帕金森病患者相似的临床症状。不同的是，帕金森病患者体内的路易体主要局限于脑干，而对于路易体痴呆患者，路易体可以产生于整个大脑皮质之间。

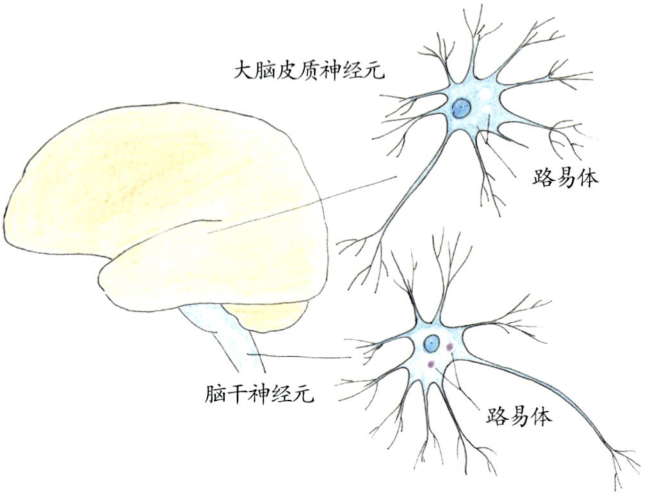

路易体痴呆通常在几年内逐渐进展，但其进展的方式因人而异。例如，路易体痴呆可能从有痴呆的迹象开始，而类似于帕金森病的运动障碍则出现得较晚；也可能从运动困难开始，而痴呆的迹象在一段时间内不出现。大多数路易体痴呆患者在一年内经历帕金森病和痴呆的发作，随着路易体痴呆的发展，所有症状通常都会变得更严重。

约一半的路易体痴呆患者兼有阿尔茨海默病，因此被诊断为路易体痴呆的患者可能具有与阿尔茨海默病相关的症状，例如记忆丧失和命名困难。准确区分两种疾病非常重要，因为路易体痴呆患者对抗痴呆药物的反应与阿尔茨海默病患者的反应不同。

路易体痴呆患者既表现出阿尔茨海默病的记忆力减退、幻视、抑郁，也会有帕金森病的典型症状，如小碎步、身体震颤、行动困难、跌倒等。此外，路易体痴呆患者症状的出现或消失可以随着时间变化而发生改变，昨天和今天就可能会有明显不同的表现。

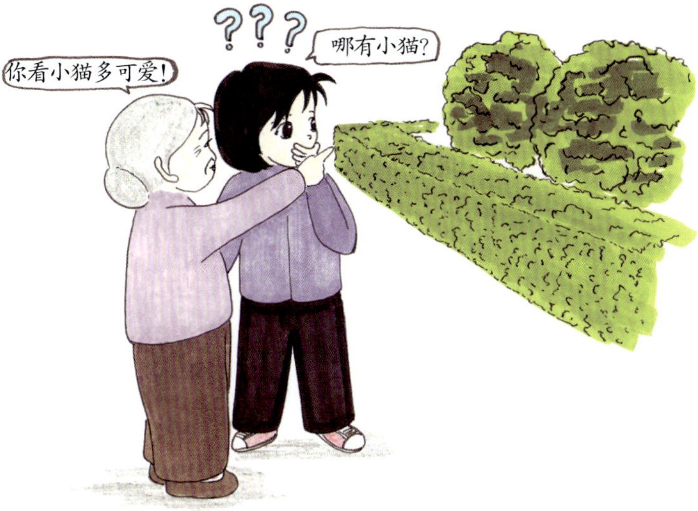
你看小猫多可爱！
???
哪有小猫？

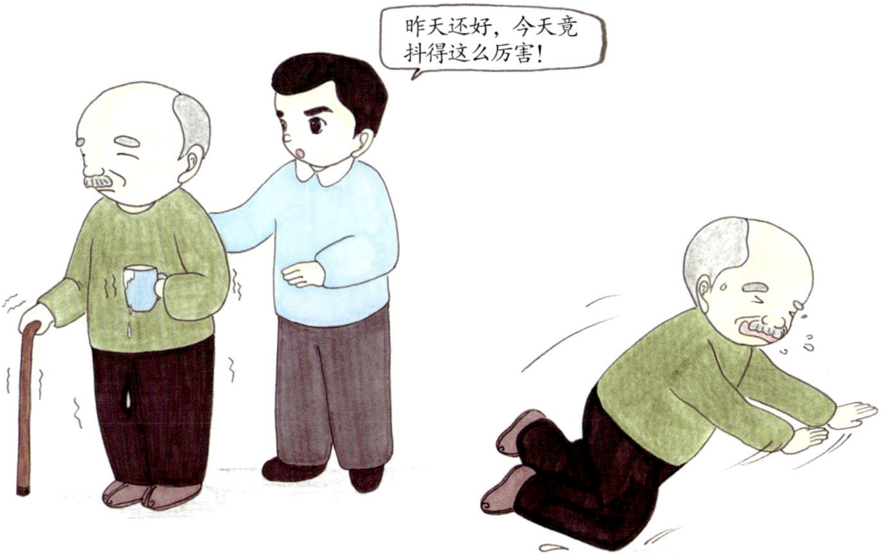
昨天还好，今天竟抖得这么厉害！

（4）额颞叶痴呆

额颞叶痴呆，顾名思义就是病变主要发生在大脑额叶和颞叶。大脑额叶和颞叶控制着人的思维，包括思考、判断、记忆、听觉和情绪处理等功能。一般而言，与阿尔茨海默病相比，额颞叶痴呆更多地影响人格、行为和言语功能（语法和流利性），而较少影响记忆。

额颞叶痴呆最明显的表现是“人格变化”，即患病老人经常会出现和以往完全不同的性格特征，比如变得暴躁、固执，也有可能冷漠、抑郁，同时会出现言语困难、判断力受损等，从而导致异常言行，后期无法自理，有些患者甚至还会做出失常的行为。

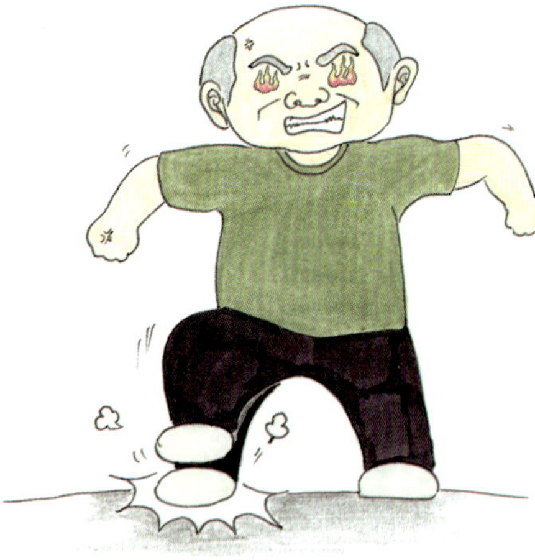

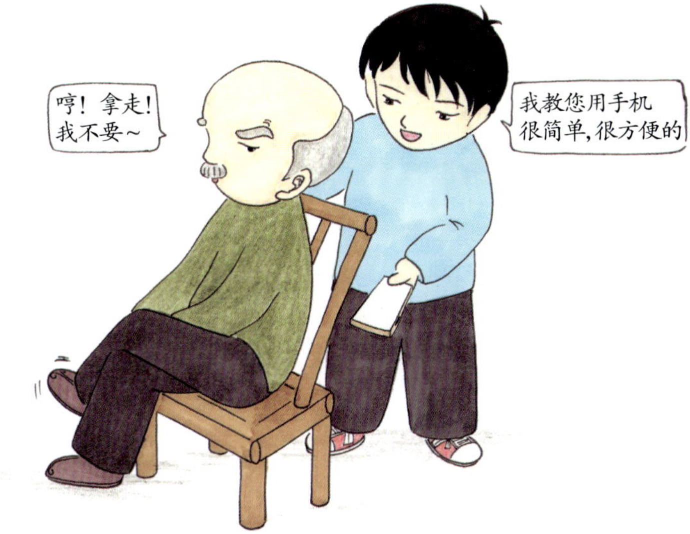
哼！拿走！
我不要~
我教您用手机
很简单，很方便的

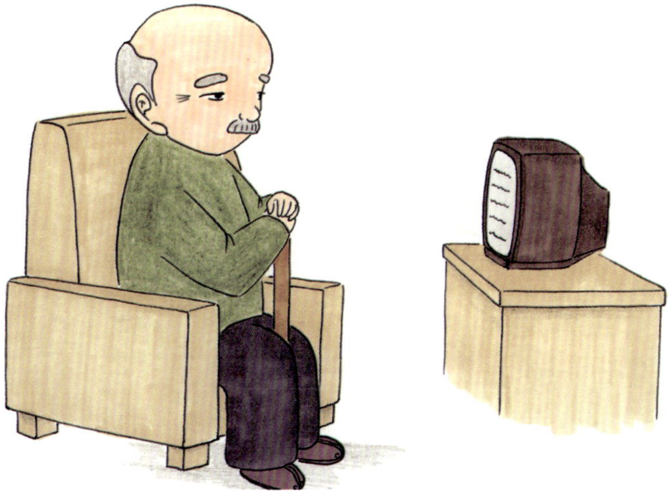

2. 阿尔茨海默病的发现历史

不少老年朋友在了解痴呆症的分类后表示，“哦，原来大家平常所说的老年性痴呆大多都是这个阿什么的病。这个病名字太长了，记不住啊”。其实，这个拗口的病名不需要大家专门去记忆，它是医学和科研上的专业术语，以发现此病的医生的名字所命名。

1901 年，一位 51 岁已婚妇女奥葛斯特·蒂（Auguste D）在家人陪同下就诊，在德国精神病学家阿勒斯·阿尔茨海默（Alois Alzheimer）评估后发现，患者呈现出健忘、方向感及时间感丧失等认知缺陷。她才 50 岁出头，却表现出在七八十

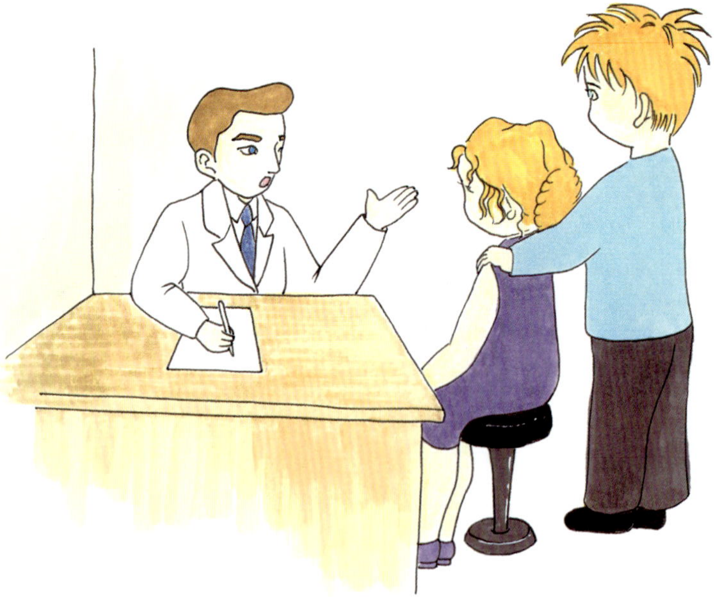

岁老年人群中比较常见的症状。1906 年 11 月，阿尔茨海默医生在一次科学会议上公布了奥葛斯特·蒂的病历，她有严重的记忆障碍和语言障碍，讲话困难并且很难理解别人对她说的话，同时她有幻觉和妄想，会毫无根据地怀疑丈夫的忠诚，并且时常陷入兴奋状态，大喊大叫。更可怕的是，这些症状迅速恶化，奥葛斯特·蒂短短几年间就已卧床不起并陷入昏迷，最后因为褥疮和肺炎导致的重度感染去世。

阿尔茨海默医生对奥葛斯特·蒂的病症进行了全面的记录，他从来没有见过像奥葛斯特·蒂一样的病例，在征得患者家属的同意后对奥葛斯特·蒂进行了尸体解剖。在显微镜下，阿尔茨海默医生惊奇地发现，奥葛斯特·蒂的大脑里已死亡的神经细胞内部呈现出纤维扭曲状态，并伴有淀粉样蛋白斑块的异常沉积，而这些症状如今被认为是阿尔茨海默病的典型症状。此外，奥葛斯特·蒂的大脑严重萎缩，尤其是大脑皮质部分（掌管着人的记忆、思考、判断和语言）。

1907 年，阿尔茨海默医生发表了他对奥葛斯特·蒂的研究结果，但是他并没有正式命名这种疾病。1910 年，阿尔茨海默医生的同事、以命名和划分大脑疾病著称的德国精神病学家埃米尔·克

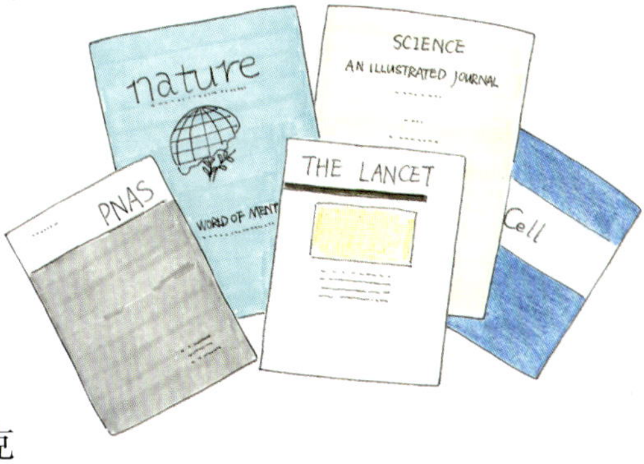

雷佩林（Emil Kraepelin）明确这是一种与正常衰老截然不同的独立疾病，提议将此病命名为“阿尔茨海默病”。随后的半个多世纪中，医学专家普遍认为阿尔茨海默病是一种罕见疾病。随着人均寿命明显延长，全世界步入老龄化社会，阿尔茨海默病的发病率呈指数式增长，也使此病得到越来越多的关注和研究。

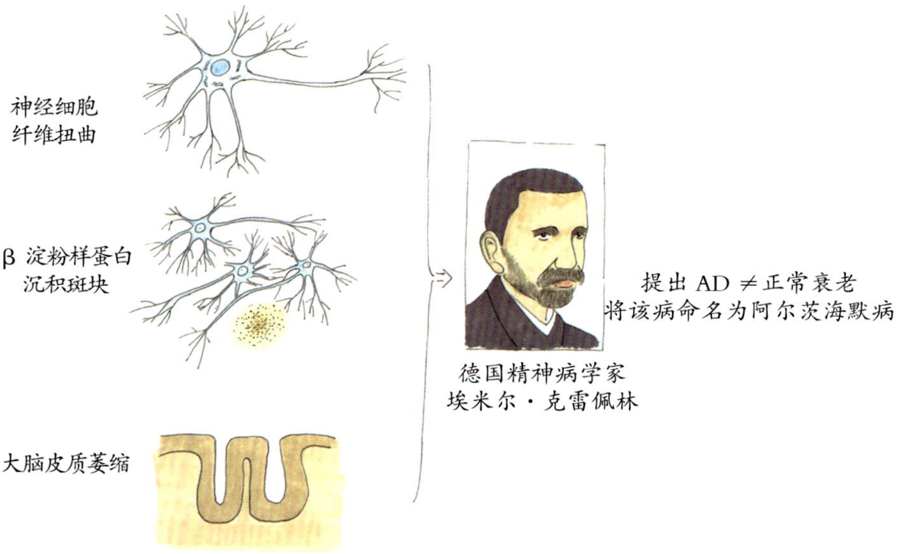

3. 痴呆症致病因素

虽然距离阿尔茨海默病的发现已经过去一百多年，但该病的病因至今没有定论。不过，目前科学家们已经确定了会导致阿尔茨海默病的风险因素。这里简单介绍几个已被确认并且和痴呆症相关度极高的风险因素。有关风险因素更为全面、详细地讲解，可以参看本系列第三册《痴呆的征兆与风险管理》。

（1）年龄

年龄增长是已知患痴呆症的最大风险因素。65 岁以后，年龄越大，患病风险越高。国内神经疾病专家贾建平及其团队在 2020 年发表的论文中表示，痴呆症发病率随着年龄增长而增长，60 ～ 69 岁群体中发病率是 2.9%，70 ～ 79 岁群体中发病率是 8.4%，80 ～ 89 岁群体中发病率是 14.5%，90 岁及以上群体中发病率是 31.9%。遗憾的是，年龄是我们无法控制的风险因素。

（2）家族病史和基因

另一个风险因素是家族病史。临床上认为，如一个人的父母、兄弟或姐妹患有阿尔茨海默病，这个人患该疾病的可能性就会较高，且患病概率在 49% 到 79% 之间。如果有多个家庭成员患该疾病，则该风险会相应地增加。

根据发病年龄的不同，阿尔茨海默病可以分为早发性和晚发性阿尔茨海默病。其中早发性阿尔茨海默病是指 65 岁之前发生的阿尔茨海默病，它比晚发性阿尔茨海默病具有更高的遗传性。科学家们现已知存在三个基因与早发性阿尔茨海默病有关，其中“最知名”的是 ApoE-ε4 基因。据统计，40% ～ 80% 的阿尔茨海默病患者携带至少一个 ApoE-ε4 基因。但要说明的是，并不是说携带此基因的人就一定会罹患该疾病，只能说明他们的患病概率更高。

（3）其他风险因素

大多数专家认为，阿尔茨海默病大部分是由基因与其他风险因素之间的相互作用导致的，就好像我们的身高既遗传于父母，也受后天营养摄入、身体状况和环境因素的影响。如果说年龄、家族病史和遗传均是我们无法改变的风险因素，那么对脑健康的忽视、对心血管疾病的防护不当以及不健康的生活方式，都是我们可以改变的风险因素。

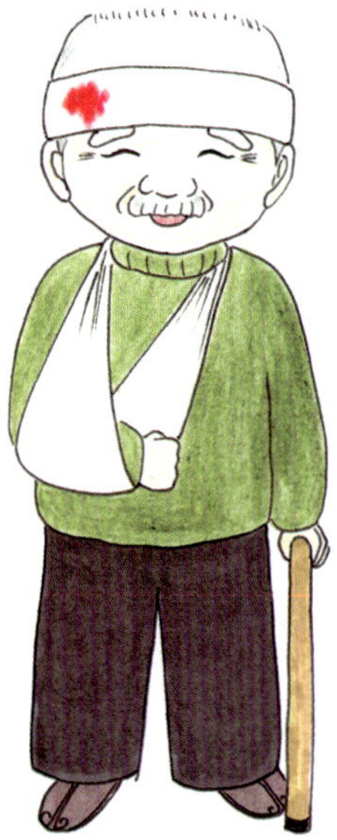

• 头部创伤

头部受伤与阿尔茨海默病发生之间存在很强的关联，因此，在特殊环境下，使用相应的护具就很关键。比如，规范使用车辆中的安全带、体育运动头盔以及家中防跌倒装置等。

• 心血管疾病

越来越多的证据证明，大脑健康与心脏健康之间存在关联。大脑由身体最丰富的血管网络提供补给，每次心跳会将约 20% ～ 25% 的血液泵入头部，这些血液所携带的营养和氧至少有 20% 被脑细胞使用。心脏或血管受损很可能会增加罹患阿尔茨海默病或血管性痴呆的风险，这些受损包括高血压、高脂血症、心脏疾病、中风、糖尿病等。因此，为了预防老年性痴呆，及时控制这些疾病，保护心血管就显得尤为关键。

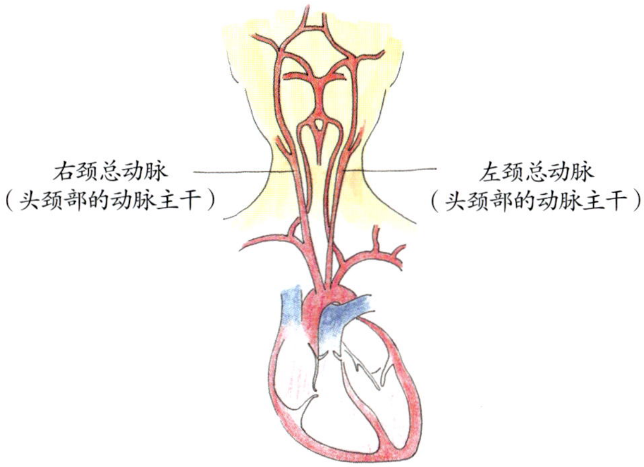

• 不健康的生活方式

正常的行为习惯可以协助我们的大脑和身体保持良好状态，甚至可在某种程度上预防阿尔茨海默病或相关疾病。比

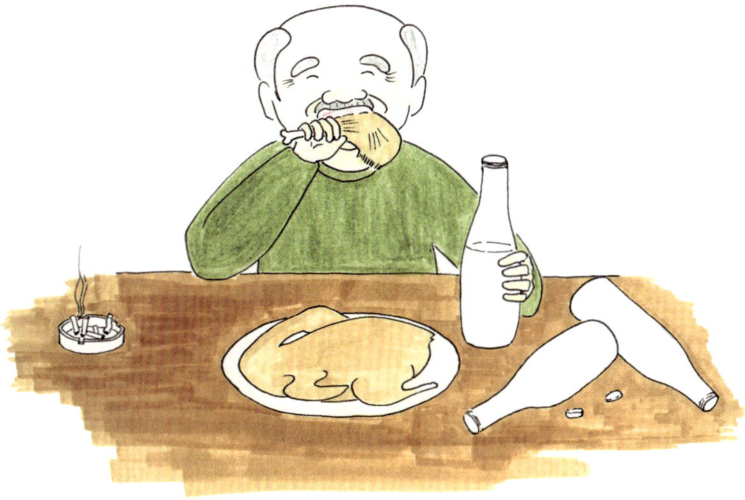

如按照健康指导保持体重、戒烟、避免过度饮酒、经常参加社交活动，以及锻炼身体和智力。而不健康的生活方式，如吸烟、酗酒、睡眠不规律、营养摄取不平衡、久坐不动，均会增加罹患痴呆症的概率。

4. 有病变≠痴呆症

上文提到了阿尔茨海默病的病理表现，即大脑皮质出现明显萎缩、脑内 β 淀粉样蛋白沉积形成斑块等。如今，临床医生借助现代医学设备，可以检查患者的大脑是否出现上述病变。一旦发现如上病变，就要警惕是否已经或即将罹患痴呆症。但需要说明的是，这种因果关系并不是必然的。也就是说，即使被医生告知脑内出现上述变化，也不意味着就已经患痴呆症。

阿尔茨海默病患者的脑萎缩程度比正常同龄人严重，尤其与记忆功能相关的脑部结构更加明显。但临床上，不少脑萎缩严重的老年人并没有痴呆现象，而一些脑萎缩程度较轻或没有脑萎缩的老年人，反而有明显的痴呆症状。痴呆症的诊断需要结合脑影像检查与临床神经心理检查，不能依据某一方面的证据断然下结论。

从 1986 年开始，美国明尼苏达大学流行病学博士大卫·斯诺登（David Snowdon）和多位学者在长达 15 年间共同研究了美国 678 位罗马天主教修女的健康、认知状况及去世后的脑部情况。他们惊讶地发现，有些老年修女即使脑部发生了类似阿尔茨海默病的病变——脑萎缩、脑内出现神经纤维缠结和蛋白斑块，但她们并没有患病，而且思维敏捷，与正常老年人无异。斯诺登博士经过研究后推断，脑内存在阿尔茨海默病相关病变，不一定会引起健忘、言语困难等临床症状，并且通过许多方式可以保护老年人免于阿尔茨海默病的侵袭。

虽然没有定论，但已有证据表明，勤于用脑动脑，健康均衡的饮食习惯，坚持不懈的运动，避免高血压、糖尿病等慢性疾病和其他脑部疾病，都可能大幅降低患阿尔茨海默病的概率，推迟和延缓发病进程，甚至“终身免疫”。

（三）不同时期的阿尔茨海默病是什么样子

阿尔茨海默病发病前期很难察觉到患者有哪些特别明显的异常表现，发病初期症状也比较模糊，整个进程发展缓慢。科学家和医生通常将其临床演变过程分为以下三个阶段。

1. 早期

记忆障碍通常为首发症状，尤其是近期记忆障碍明显，远期记忆保留。也就是说，患者可以记住过去的事情，即使是几十年前“陈芝麻烂谷子”的事情也会记忆犹新，而对刚刚发生的事情却没有印象。此外，患者的日常生活在患病早期基本不受影响，但随着病情的进展患者会渐渐显现出迷路、摔倒、判断不清时间的状况，逐渐暴露出命名困难、找词困难等语言障碍以及多疑、抑郁等性格情绪异常。

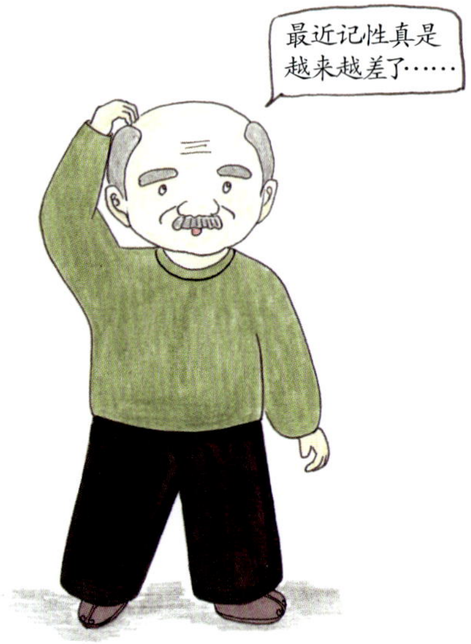

2. 中期

患者中期阶段记忆力衰退愈发明显，保持记忆的时间越来越短。近期、远期记忆均出现障碍，内隐记忆丧失使得平时可以完成的骑车、游泳、吃饭等原本熟练的操作对患者来说都变成了难题，而且患者开始忘却自己身边的亲人、朋友、同事等等。言语交流出现明显障碍，甚至不能交谈。此时，患者的日常活动会给身边人带来困扰，且出现不能自理的状况。

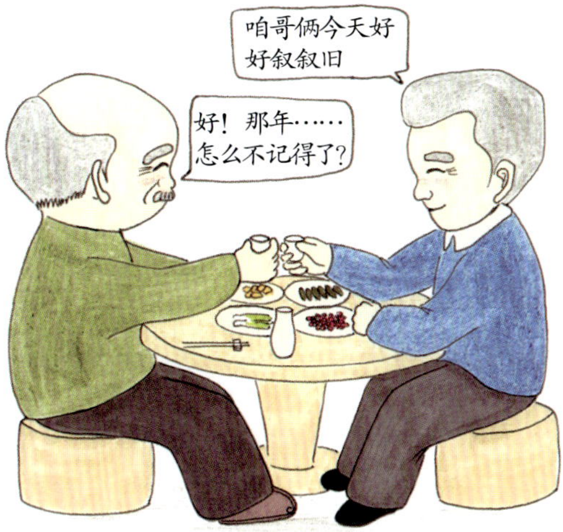
咱哥俩今天好
好叙叙旧
好！那年……
怎么不记得了？

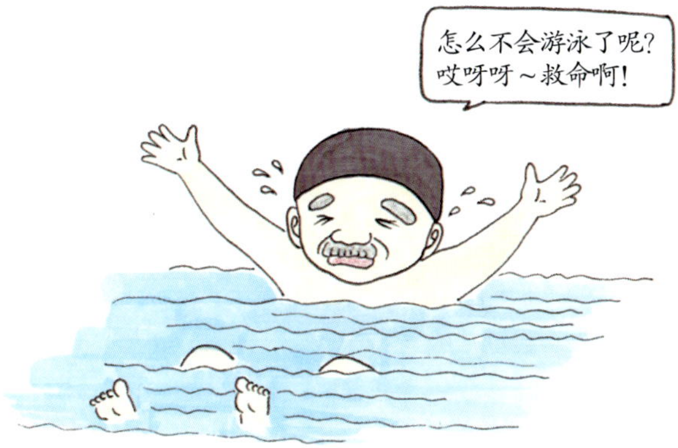
怎么不会游泳了呢？
哎呀呀～救命啊！

3. 晚期

患者晚期症状表现为认知功能高度损坏，各种智能严重衰退。患者无法用言语进行表达，交流时也完全不能理解对方的意思。行动功能基本丧失，表现为卧床不起或瘫痪，大小便失禁等。

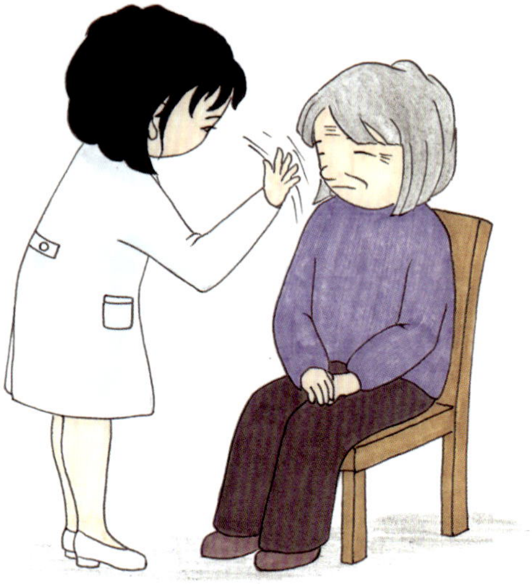

4. 不得不说的老年前期痴呆症

医学上一般将 65 岁以前发病的痴呆症称为“老年前期痴呆症”，这种病症多见于阿尔茨海默病和 Pick 病两种类型。其中，65 岁以前出现的阿尔茨海默病被称为早发性阿尔茨海默病。Pick 病即皮克氏病（Pick’s disease，PiD），是额颞叶痴呆的一种亚型。Pick 病通常开始于中年 40 ～ 50 岁，患者会出现缓慢渐进的性格改变以及社交能力的衰退，并伴有智力、记忆和语言组织能力的损伤，此外还会有情感淡漠、亢奋和偶然的锥体外系症状（主要表现为身体震颤、肌僵直、运动迟缓等）。

二、如何面对痴呆症

2020年9月21日，第27个“世界老年性痴呆宣传日”延续前一年的主题“从容面对，不再回避”，号召全社会改变、摒弃那些对待痴呆症的消极、悲观的观念，正确认识与对待阿尔茨海默病。患者应正视问题，及时到医院就诊，配合医生进行治疗。家属应关注患者能做什么而不是不能做什么，让患者有尊严地生活，享有参与社会及家庭活动的权利。社会应营造理解、包容的氛围，友好对待患者。

（一）引起重视

痴呆症不但给患者本人带来痛苦，而且给其护理者和家庭都带来巨大压力。但是，很多人对痴呆症的认识有所不足且存在大量误区，导致我国痴呆症的就诊率和治疗率非常低。

面对这种危害巨大的疾病，我们要高度地重视。我国每年痴呆症新发病例数是发达国家的3倍。然而，这样庞大的患病人数并没有引起公众足够的重视，调查发现有47%的看护者认为痴呆是老年人自然衰老的过程。我国目前包括阿尔茨海默病在内的痴呆症就诊率仅为26.9%，接受规范化治疗率仅为21.3%。这说明，公众对痴呆症的认识和防治仍处在一个很低的水平，而其他相关慢性疾病对脑健康的危害也没有引起全社会的重视。在此希望更多人可以意识到，痴呆症不仅仅是对患者身心的摧残，也给其家庭带来沉重的身心和经济负担，进而对社会和国家都有不利的影响。因此，面对痴呆症，需要做到善于观察、及时重视、尽早就医。

（二）预防为先

鉴于此，如何通过不得病、晚得病，进而减缓病情发展，就成了很关键的问题。这就需要在重视的基础上，增加前期

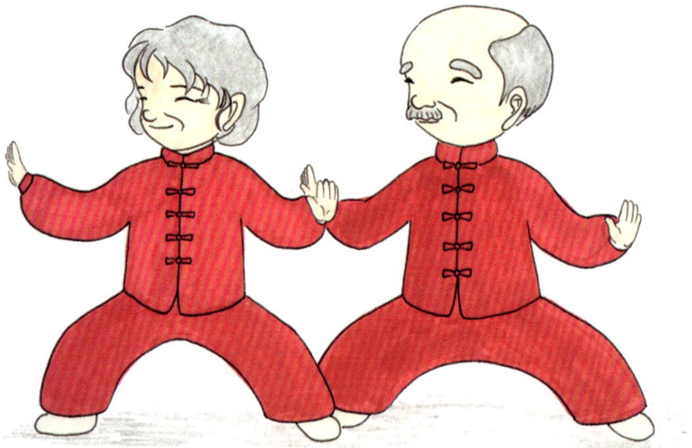

预防的投入。这些投入并不会花费很多时间和金钱，简单的行为习惯就可以起到很好的预防效果。通过对痴呆症风险因素的把控，调整自己和家人的生活习惯，控制慢性疾病的发展，就能在一定程度上预防痴呆症。令人高兴的是，此刻正在阅读这本书的您已经开始重视自己和家人的脑健康了，也就更有可能成功预防痴呆症。

（三）积极面对

有些读者看过前面的内容后，可能已经产生了恐惧心理，担心患上不治之症。希望读者不要过分焦虑。首先，在所有类型的痴呆症中，血管性痴呆是可防可治的，患者可以通过采取适当的治疗措施和康复训练，大幅降低疾病的痛苦和护理负担。其次，有研究表明，正常颅压脑积水、甲状腺功能减退、慢性硬膜下血肿和脑肿瘤这几类疾病患者所表现出的痴呆症症状，是可以随着疾病的康复而消失的。最后，虽然阿尔茨海默病目前很难治疗，但是通过科学的预防与干预措施，可以减轻阿尔茨海默病造成的危害。随着全球科研人员与医学专家的不断努力，对疾病的了解会越来越深，新药也被不断地研发出来，政府对该疾病也越来越重视，不断地提高康复设施建设和医疗保险的力度。终有一日，人类将战胜痴呆症。

倘若不幸罹患痴呆症，不必诚惶诚恐，要积极面对，及时去医院就诊，按照医嘱进行治疗即可。要知道，好的心情对抵御病魔有莫大的帮助。

（四）无歧视的人性化关照

痴呆症患者因为羞愧或害怕自己潜在的精神行为异常和认知障碍被他人发现，常常与外界保持距离，而且很难向外人诉说自己的病情，缺乏情感交流与情感支持。有 60% 的痴呆症患者表示，他们被诊断为痴呆症后，最有可能疏远或者失去联系的是朋友，其次是家人。

在现实生活中，许多人对痴呆症有误解和偏见，甚至连患者家属也未必知晓痴呆症的发病过程、风险因素和保健措施。“痴呆”一词会给人们造成“这些患者很呆很傻”的错误印象，其实不同类型、不同阶段的痴呆症患者有不同的表现，而且许多患者在发病早期若能得到及时诊疗，是可以在数年内维持较好状态的。

消除歧视，需要正确认识、打破偏见、纠正误解。无论是健康人还是患者，都要正确认识该疾病，不要存在不必要的焦虑、羞耻、恐惧。同时，要注意行为和交流的方式，不在行为和言语上给患者和家属带来负面影响和心理伤害，应该给予患者更加人性化的关照。

老年脑健康系列科普读物

痴呆的征兆与风险管理

第3册

总主编　张占军
主　编　卢　朋

中医古籍出版社
Publishing House of Ancient Chinese Medical Books

图书在版编目（CIP）数据

痴呆的征兆与风险管理 / 卢朋主编 .— 北京：中医古籍出版社，2022.3

（老年脑健康系列科普读物 / 张占军总主编；三）

ISBN 978-7-5152-2206-6

Ⅰ . ①痴… Ⅱ . ①卢… Ⅲ . ①阿尔茨海默病—防治—普及读物 Ⅳ . ① R749.1-49

中国版本图书馆 CIP 数据核字（2021）第 014541 号

痴呆的征兆与风险管理

卢 朋 主编

策划编辑 郑 蓉
责任编辑 张凤霞
文字编辑 李美玲
封面设计 王 磊
插 图 宋晓溪
出版发行 中医古籍出版社
社 址 北京市东城区东直门内南小街 16 号（100700）
电 话 010-64089446（总编室）010-64002949（发行部）
网 址 www.zhongyiguji.com.cn
印 刷 宝蕾元仁浩（天津）印刷有限公司
开 本 710mm×1000mm 1/16
印 张 3.5
字 数 36 千字
版 次 2022 年 3 月第 1 版 2022 年 3 月第 1 次印刷
书 号 ISBN 978-7-5152-2206-6
定 价 198.00 元（全 7 册）

序一

立美求真，优雅老化

耄耋之年，于时间中，期许后学协同共筑有思想的研究工作；于时间性，冀望人自然化、生命求真；本立道生，任我淡泊度余生。以家国情怀，愿殉国家之急，穷尽自身所学，多做有益人群、社会，维护生命健康的事业。

作为老年学的医生要关注积极老龄化，老龄问题之关键在养老，养老之关键在养脑。脑为中枢神经系统的重要组成部分，主宰着心灵与身体的自然联结，与是否成功老化密切相关。对于病因复杂、病程漫长、损伤后难以逆转的脑部疾患，弘扬中医学“上工治未病”的原创思维，防患于未然，为医治之首选良策。预防为主，防治结合，不仅是国家治理环境的方针政策，也应是老年人维护自己身心健康、敬诚生命之美的智慧之举。

张占军教授组建的北京师范大学的协同创新团队，在“十四五”开局之年编写了这套“老年脑健康系列科普读物”。

这套丛书的构思源于北京BABRI老年脑健康促进计划十余年耕耘积淀，以及未来脑健康事业的迫切需求，收集整理脑健康知识，将痴呆防治多层次、多维度的百科知识面向社会普及推介。希望本套丛书能够助力我国老年脑健康事业发展，助力老年朋友优雅地老去，生命之树常青。

现如今，中国老年人的健康问题并不乐观，患有一种以上慢性病的老年人口比例高达75%，失能和部分失能人数超过4000万，痴呆患者超过1000万，预计到2030年将达到2220万。与此同时，我国心理、精神疾病的患病率亦呈上升趋势，老年人孤独感、抑郁症、焦虑症等精神疾病患病人数均明显增加。因此，从老年人自身出发加强脑健康与心理健康，做好健康教育宣传工作尤为关键。当今已是东学西学文明互鉴、科学人文融合互动的新时代，中医药学具有科学人文双重属性，是善于吸纳古今中外一切科技成果与人文进化成就的学科，结合高概念数字化信息守恒定律及脑科学等前沿科学哲学与技术方法学，推进积极脑健康，不断服务于老年朋友。人老了多思念，生活积淀的经验是可贵的，必然涉及思想、反思、纯思、向思、深思等。首先是思想，你想什么，怎么想，用什么方法想，系统反思，向思能旨，决定着生命的朝向和心灵境界。我敬仁德中和无朴纯素，守静笃，护正气。通过积极的、铸就“诚”的理念追求自信自觉、自我慰藉，活得明白些。期许老年朋友们实现健康老龄化，多做有益工作。

古贤哲言："大德曰生。"孝敬老人，就是尊重自己的未来，就是尊重民族的未来。我国已进入老龄化社会，让老年人老有所养、老有所依、老有所乐、老有所安，提升老年群众的获得感、幸福感和安全感，关系着社会的和谐与稳定。我国老年人群拥有社会历史的经验和中国大成智慧的体悟，对中华文明延续意义深远。若通过积极预防，增强大脑耐力，则可使老年群体扬长避短，助力和发展银发经济，成为当今国家社会发展之栋梁。

书稿已成，邀我写序，感谢张教授对我的信任与鼓励。崇仁德，重教化，师承之情，爰不揣浅陋而为之序，谨志数语，乐观厥成，立美求真、优雅老化。

中央文史研究館館員　王永炎
中国工程院　院士
壬寅仲春　时年八十三岁

序二

人脑是已知宇宙中最复杂的结构之一。脑科学的深奥，使广大群众尤其老年群体，对脑科学知识的了解太少，缺乏保护大脑健康、预防脑病的知识。我时常想，如果能有一套既能保证科学性与权威性，又能做到通俗易懂的脑健康科普读物提供给他们，那该多好啊！

当收到北京师范大学张占军教授的邀约，嘱我为其主编的脑科学科普丛书写序，我难掩兴奋之情并欣然答应。带领北京老年脑健康促进计划（Beijing Aging Brain Rejuvenation Initiative，BABRI）的张占军教授和我感同身受，意识到我国老年人群脑科学科普教育一直存在这样一个巨大缺口。他果断付诸了行动，将这样一套我向往已久的新书奉献给读者。

这套老年脑健康系列科普读物，是依托北京师范大学认知神经科学与学习国家重点实验室的科学家团队，结合北京老年脑健康促进计划的实践基础编写而成。全套书籍共 7 册，从对大脑的基本知识介绍（第 1 册）切入，内容涵盖痴呆的发展全过程，症状从无到有、从轻到重，各个阶段的应对与

防治策略介绍（第 2 ～ 5 册），以及大脑的康复训练和中医药调理（第 6 ～ 7 册）。全书系统全面，为脑健康全周期管理提供了丰富而简明的知识框架体系。

更为难得的是，这是一套非常适合我国普通老百姓阅读的科普读物，整套书籍采用了通俗化的表述方式，尽量避免了专业性术语的大量堆砌和晦涩难懂的文字的使用，用浅白的语言传递精深的科学知识。本套读物将会为广大老年群众提供重要的脑健康知识补充，帮助大家有效地提升自身及家人的脑健康水平。“千淘万漉虽辛苦，吹尽狂沙始到金。”虽然这套读物编撰过程比不上大部头的鸿篇巨制，但集系统、权威、通俗等诸多优点于一身，一定能经得起时间的磨砺与群众的检验，成为老年朋友们非常乐意捧在手中的科普读物。

随着中国人口老龄化程度的加深，高龄老人的比重不断增加，中国老年人健康问题成了党和国家高度关注的问题之一，国家相继出台和实施了一系列重点关注老年群众的重要举措，以促进老年人有尊严有质量地生活。习近平总书记曾经反复强调：“积极应对人口老龄化，构建养老、孝老、敬老政策体系和社会环境，推进医养结合，加快老龄事业和产业发展。”

2017 年 3 月，原国家卫计委联合 13 部门印发《“十三五”健康老龄化规划》，系统提出了积极老龄化和健康老龄化的概念，动员一切社会力量，在社会支持和保障下，助力每一位老人都能成为无疾病和残疾、身体和心理功能正常、积极参

与社会活动的“新老人”。而“新老人”的最显著标志就是坚持终身学习、精神世界丰富、认知功能良好、生活优雅幸福。我们年轻力壮时都是中国特色社会主义建设的参与者和见证者，老了还要继续努力，主动接受健康教育，掌握健康主动权，特别是增强脑健康管理的意识与知识储备。

最后，希望本套读物能够被众多的老年朋友传阅学习，为更多家庭带来健康与希望！

中国科学院院士

国家神经系统疾病临床医学研究中心主任　赵继宗

2022 年 2 月

目 录

一、痴呆的早期诊断和干预

随着科学技术的发展和医疗水平的提高，专业医疗机构可以明确地诊断出早期阶段的痴呆。患者可以通过早期诊断尽早获得对该疾病的认识、专业的医疗建议及支持，从而有针对性地进行及时有效的干预治疗和护理，对提高患者及其家属的生活质量具有重要意义。

（一）痴呆的“诊疗缺口”

在发达国家，仅有 20% ～ 50% 的早期痴呆患者接受了应有的诊断和护理，而发展中国家的早期痴呆患者接受诊断和治疗的比例更低。由于此疾病早期发现难，存在“治疗缺口”，很多痴呆患者往往在病情发展到一定程度、其生活受到严重影响时才选择就诊，也因此错过了治疗的关键期。

大量研究表明，对于痴呆早期的识别、干预和治疗能够有效改善痴呆症状，同时也为家人提供宝贵时间，这些时间可以用于调整心态、选择治疗方案和看护机构。毕竟，痴呆并不是一个人单独能够面对的病，它将患者、家人、医生和看护机构紧紧地联系在一起，任何一方的缺失或不作为，都无法保证患者的正常生活。只有四方合力，才有可能达到理想的治疗效果。

（二）污名化的痴呆

由于我们对痴呆缺乏了解，总把它和“变笨”“变傻”“变没用”等一些词联系起来，不知不觉间污名化了痴呆。由于社会对痴呆的偏见，每 4 名痴呆患者中就会有 1 人隐瞒其病症，不愿向家人和朋友寻求帮助，同时疏离社会，不再进行社交活动。对痴呆的无知、恐惧和偏见，正是众多痴呆患者未在早期得到明确诊断、干预和有效治疗的一大原因。

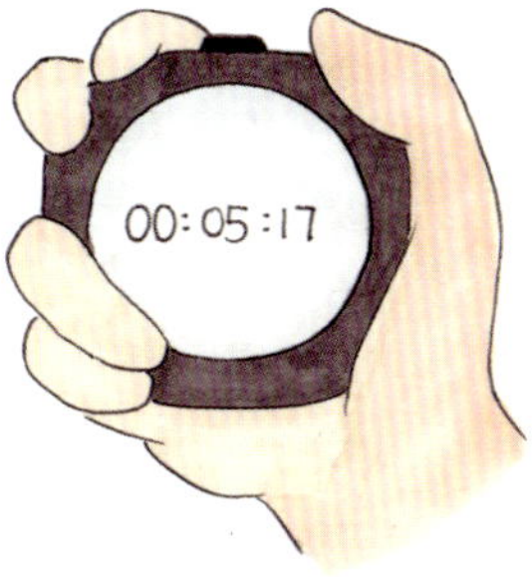

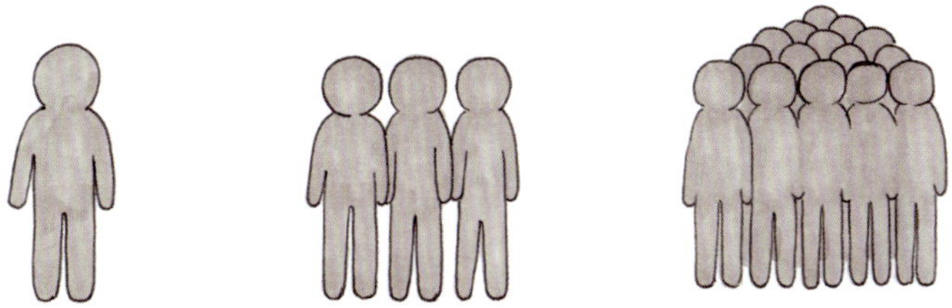

如果能克服对痴呆的偏见和恐惧，及早就诊，患者在能够根据其自身情况自主选择未来的干预治疗方案的同时，也可以为其亲友提供足够的心理建设时间。

知识窗

污名化，指的是对于某些群体持有的偏见和负面印象。很多人由于对痴呆的不了解，因而认为患有这类疾病的人都是“傻了”“糊涂了”“没用了”，并对所有老年痴呆症患者甚至对老年人群都产生偏见。这种偏见会慢慢发展为歧视，最终影响到所有老年人和他们的家人。

对痴呆的污名化，不仅会影响社会大群体对痴呆患者甚至老年人的偏见和歧视，更会影响老年人本身对自己的看法。很多老年人“闻痴呆色变”，有一点点忘事就会担心自己是不是得了痴呆，是不是无法照顾自己，是不是会成为他人的负担……从而产生焦虑甚至抑郁的情绪。同时，由于对痴呆的污名化的印象，很多有轻度认知障碍的老年人不愿与儿女亲人诉说自己的感受，总想隐瞒病情，不想给他人“添麻烦”。这样做很有可能导致错过痴呆的最佳干预期。

电影《依然爱丽丝》讲述了爱丽丝的家人、同事以及爱丽丝自己如何从污名化走出，正视疾病并且积极治疗的过程。爱丽丝是一位大学教授，事业有成，家庭美满。50岁那年，爱丽丝被诊断为早发性阿尔茨海默病（痴呆的一种）。丰沛的感情、珍贵的记忆、睿智的思想——爱丽丝逐渐失去了生命中重要的一切。然而，在家人的陪伴和鼓励下，爱丽丝并没有失去希望，她勇敢地告诉家人及朋友自己的病情，坚强地寻求专业帮助、接受干预治疗。在一次痴呆大会上，爱丽丝说：“直面痴呆是我做过最正确的决定……我正在学习遗忘的艺术。”

二、痴呆的早期征兆

痴呆对每个人的影响是不同的，每个痴呆患者的早期征兆也不尽相同。但总体上，痴呆患者的早期征兆具有一定共性。接下来，让我们一起来看看痴呆的早期征兆都有哪些。

如果您或您的家人出现了下列症状，并已影响到正常生活，请务必及时寻求专业医生的帮助。

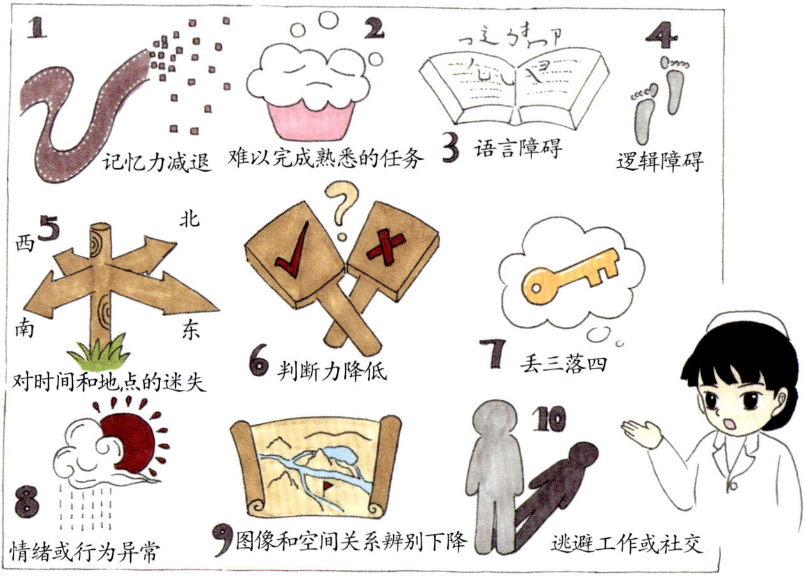
1
记忆力减退
2
难以完成熟悉的任务
3 语言障碍
4
逻辑障碍
5
西
北
南
东
对时间和地点的迷失
6 判断力降低
7 丢三落四
8
情绪或行为异常
9 图像和空间关系辨别下降
10
逃避工作或社交

（一）记忆力变差

痴呆的典型症状就是记忆力下降，尤其是短时记忆力下降，即患者容易忘记刚刚发生的事情。

值得注意的是，我们要区分痴呆造成的记忆力下降和正常老化的记忆力下降。正常衰老是指在衰老过程中，人的思维活跃性、反应速度和注意力出现缓慢的下降，但这种轻度下降并不会影响长期记忆力、逻辑思维等功能；正常衰老造成的遗忘只是暂时的、局部的、不影响生活的。比如，正常

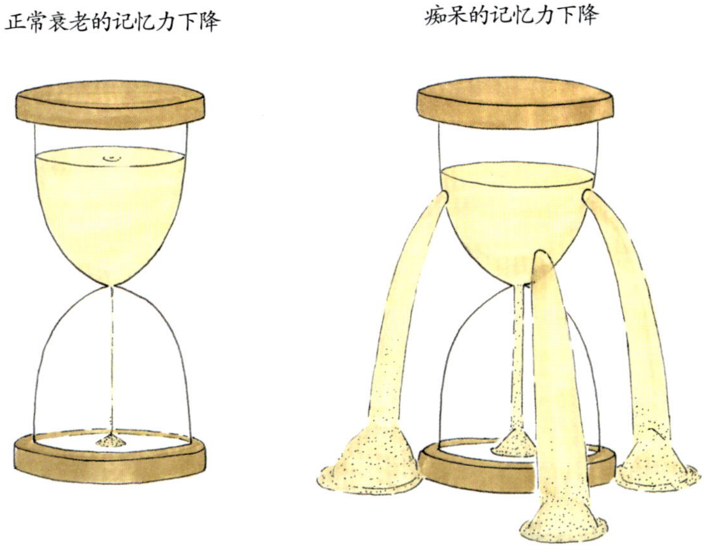

衰老的老年人在和邻居聊天时可能会一时忘记邻居的名字，而患有痴呆的老年人不仅会忘记邻居的名字，还会忘记他们现在在干什么。

（二）做熟悉的事情也很难

痴呆患者做日常事情有困难，比如忘记如何叠衣服，或者如何做饭，这些患者之前非常熟悉的事情。

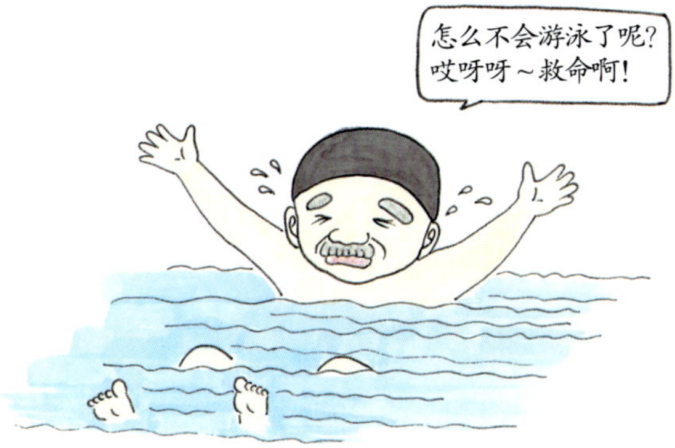

（三）“有口说不出”

通常每个人都会有话到嘴边说不出、不知道用哪个词表达的时候，但也许过一会儿便会想起来。但痴呆患者通常忘记的都是简单的词，有时他们说的话或写的东西也不易被他人理解。

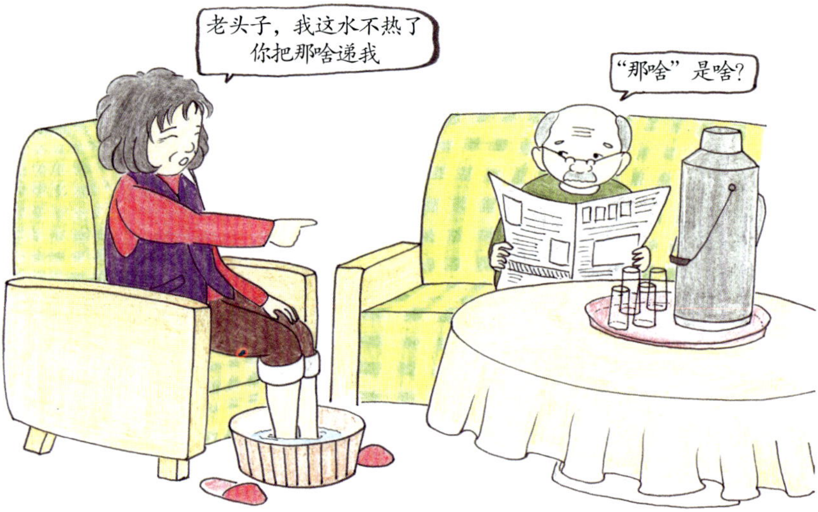

（四）我是谁，我在哪儿

我们有时会忘记今天是几号、星期几，有时也会在陌生的地方迷路，这些在日常生活中偶尔会发生。但痴呆患者则会在他们熟悉的地方迷路，比如在常年生活居住的环境中迷

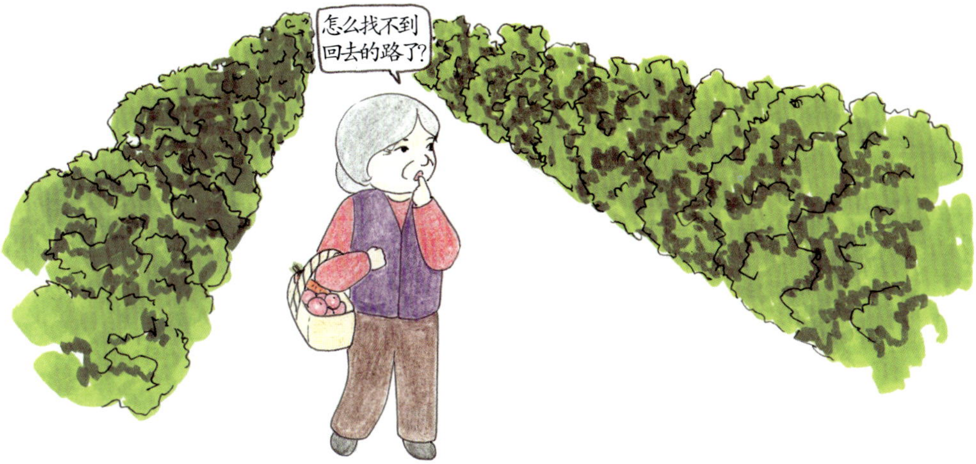

路，忘记当下自己在哪儿、怎么来到这里的，更不知道如何回家。甚至，有些痴呆患者还分不清白天和黑夜。

（五）判断力下降

最简单的判断老年人是否患有痴呆的办法之一就是观察其穿着，由于痴呆患者判断力和生活能力下降，他们可能在天热时穿得很厚，或者在天冷时穿得很薄。不过这一点通常在痴呆发病到一定程度才会表现出来。在痴呆早期，患者可能也会出现对其自身及周围环境的错误判断，且性格固执，表现得“不讲理”。

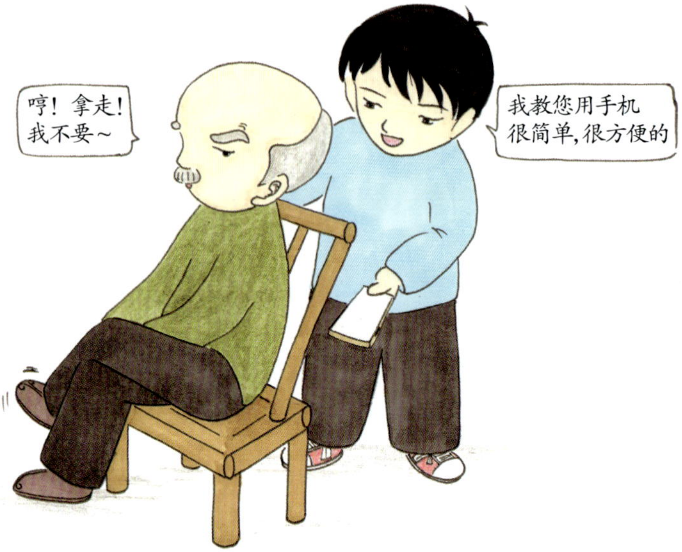

（六）注意力下降

痴呆患者可能难以与他人进行一段时间的交谈——因为他们难以集中注意力。

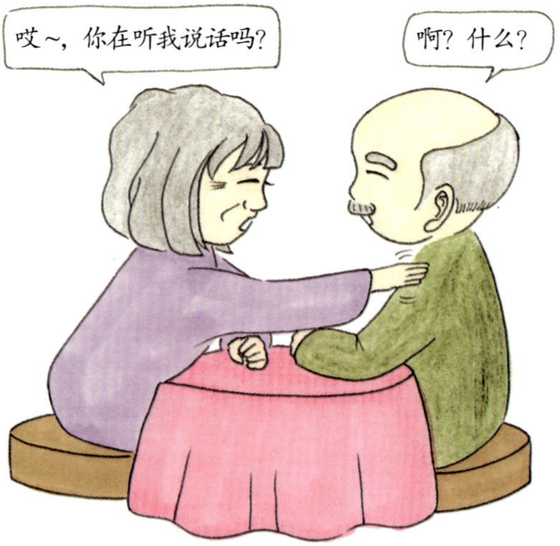

（七）我的东西去哪儿了

每个人都可能不小心把钱包或钥匙随手一丢，但痴呆患者可能将物品放在不寻常的地方，比如他们可能把一串钥匙放在冰箱里，或者把手表放在点心盒中。

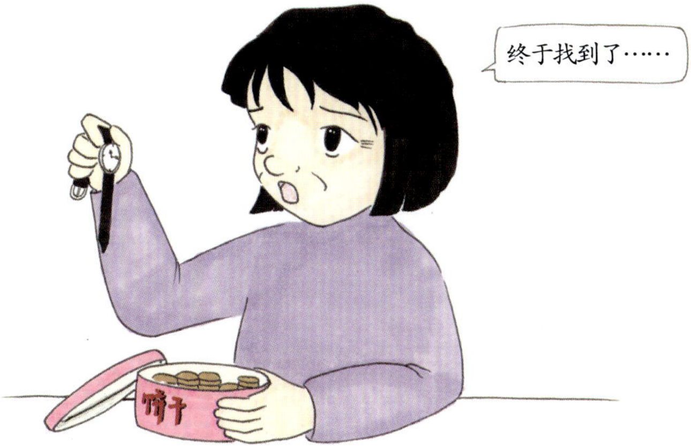

（八）情绪极端、性格大变

痴呆患者可能无缘由地表现出前所未有的情绪化和强烈的情绪波动，或者变得麻木不仁。

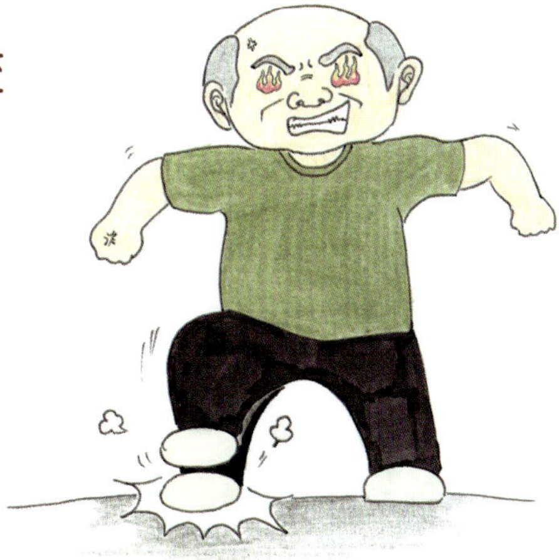

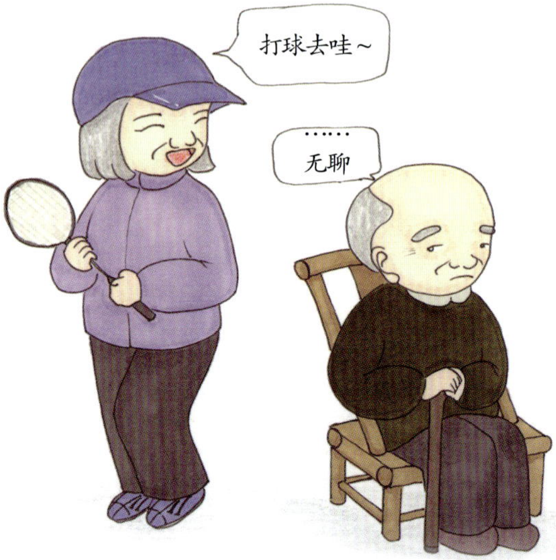

（九）消极厌世

每个人都会时不时地对家务、工作或社交感到厌倦，但痴呆患者可能会表现得格外消极——长时间地坐在电视机前发呆、嗜睡，或对从前的爱好失去兴趣。

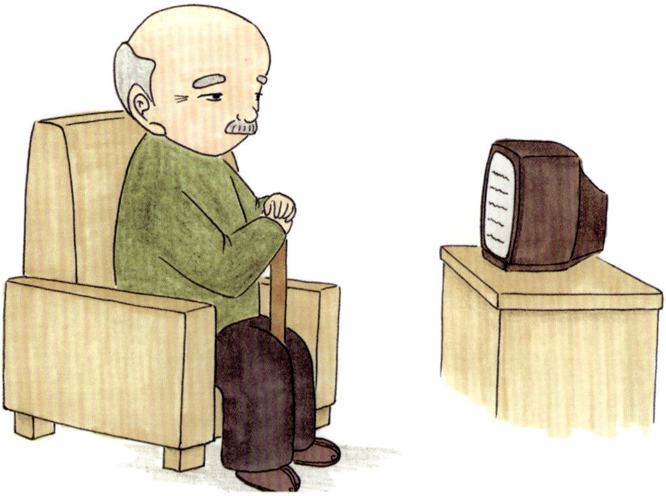

三、哪些人容易得痴呆

风险因素是指能增加个体患病风险的行为或状况。痴呆的风险因素有很多，一些风险因素是可以避免的，另外一些则无法进行控制。要注意的是，风险因素并不意味着一定会患病，避免风险因素也不能保证不患病。但各项研究表明，规避风险因素确实能降低患病的可能性。

下面提到的风险因素如果是您或家人可以控制的，比如吸烟、酗酒等，希望您能为了您和家人的健康，从现在起做出改变；如果是您或家人难以控制的，比如基因、早期经历等，也不要过度担忧，请根据本书的建议保持健康的生活方式。控制风险因素早一分，患病可能性就降一分！

（一）发育和早期风险因素

1. 基因

痴呆的风险因素之一就是基因，与痴呆相关的基因很多，其中最“臭名昭著”的就是 ApoE 基因。每个人都有 ApoE 基因，但携带的类型不同，有人携带 ApoE-ε4，有人携带 ApoE-ε3，有的则携带 ApoE-ε2。其中，携带 ApoE-ε4 的人患痴呆的风险最高，ApoE-ε3 次之，而携带 ApoE-ε2 的人患痴呆的风险较小。

值得一提的是，基因与痴呆的关系并不是固定不变的。ApoE-ε4 携带者只不过是患病风险高一些，但如果坚持良好的生活习惯，远离其他风险因素（如酗酒、吸烟等），那么罹患痴呆的风险总体还是较低。而 ApoE-ε2 携带者如果长期保持不良的生活习惯，触犯其他风险因素，那么还是很有可能罹患痴呆。

若您的父母、兄弟姐妹或其他有血缘关系的亲人患有痴呆，建议您在有条件的情况下前往医院进行风险基因排查，在医生的指导下保持良好、健康的生活方式。

2. 早期经历

经历重大事件可能会导致压力反应，影响大脑结构发育。这种效应可能会在当下立刻体现，比如有的人在受重大事件打击后“一病不起”“整个人垮了”。而有的时候，重大事件的影响会在晚年才慢慢体现出来。

知识窗

压力反应是指个体面对重大事件、工作压力等时所产生的一系列身心反应。一般分生理反应和心理反应两类。当人处于压力之下，神经系统会发生变化，影响身体内的环境平衡，出现器官功能障碍。面对压力时的失眠、腹泻、心跳加速、血压升高等，都属于压力反应。一般压力反应会随着事件的消失而消失，但如果长期处于压力下，或者遭受重大事件，那么压力反应可能会持续很长时间，对神经系统造成一些不可逆的改变。

有研究表明，重大事件引起的压力反应会影响大脑结构发育，不可逆地改变大脑内的一些通路。如儿童被长期虐待后，大脑中负责调节情绪的前扣带细胞会发生形态改变，出现功能下降，导致儿童长期处于高压紧张的情绪之下，最终增加其罹患精神障碍的风险。

重大事件改变大脑结构通路的典型案例就是创伤后应激障碍（post traumatic stress disorder, PTSD）。PTSD 指人在遭遇或对抗重大压力后，其心理状态失调而导致的后遗症。这些压力事件包括但不限于生命遭到威胁、严重物理性伤害、身体或心灵上的胁迫、经历自然灾害等。

电影《比利·林恩的中场战事》讲述的就是一群 PTSD 患者的故事。在伊拉克战争结束后很长一段时间，他们都会不受控制地回忆起战争中残酷的一幕幕。他们遭受着失眠、酗酒、情绪障碍等诸多心理问题。而这一切都是重大事件引起的长期身心反应。大量研究表明，经历过重大事件的 PTSD 患者的大脑结构和正常人存在显著差异——他们的脑体积相比正常人出现了明显的萎缩。

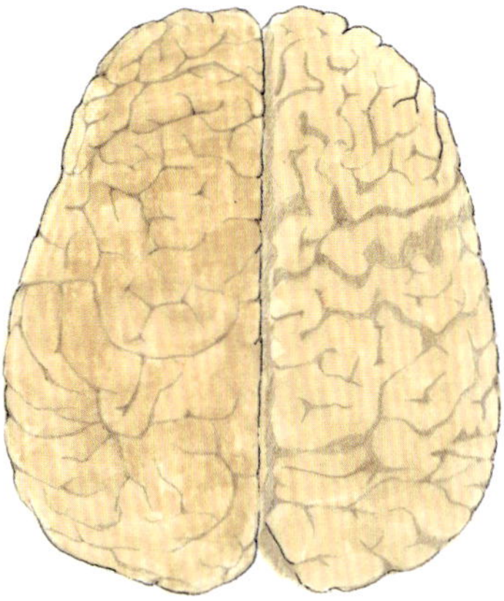

正常大脑　　脑萎缩

3. 教育及职业

人们受正规教育时间越长，“认知储备”越充分，职业成就越高，在老年期患痴呆的风险就越小。

我们常说大脑“用进废退”“越用越活”，这是正确的。因为受正规教育、做脑力工作的同时，也在不断地进行大脑的思维训练，这些思维训练不仅可以保持大脑的活力，而且可以阻止认知衰退。

知识窗

认知储备可以理解为大脑所拥有的资源多少，及解决问题的能力大小。如果大脑是一座“图书馆”，那么认知储备就反映了大脑的“藏书量”。只要为这座“图书馆”提供知识资源，那么它就能自行“升级”，从而应对更多挑战。

很多人将认知储备理解为知识量或者读书量，这其实是片面的。多读书、多接受知识当然能丰富我们的认知储备，但认知储备的获得方式绝不止于此。志愿活动、组织协调、团体运动等等，只要是能帮助我们习得新的知识和能力、更好地解决问题的活动，都会增添大脑的认知储备。

研究表明，认知储备不仅在平时帮助我们解决问题，还能在晚年抵御老化病变。人到晚年，神经系统的功能会发生退化。信息传递速度降低、神经元丢失、大脑萎缩等等都是退化的表现。这时，更丰富的认知储备往往能延缓甚至抵御这些老化，从而降低患痴呆的风险。

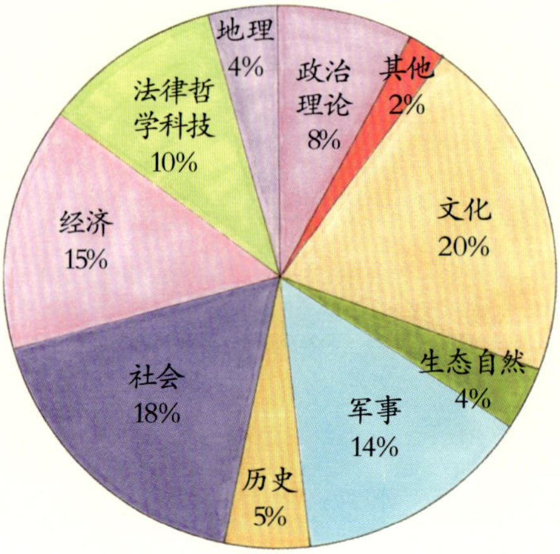

我们的一生都在不断地进行认知储备。所以就算受正规教育时间不长、学历不高，仍可以通过毕生坚持学习来提升认知储备。因此，建议老年人多听讲座，多参与社交和用脑活动，有条件的就去老年大学继续学习。

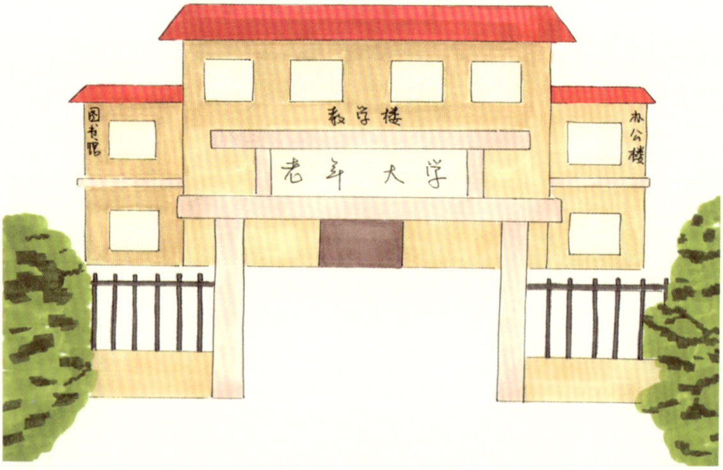

（二）心理风险因素

1. 抑郁

大约 14% 的成年人在其一生中都至少出现过一次抑郁症状。长期抑郁可能导致工作学习能力、生活质量、身体机能的下降。认知障碍通常伴随着抑郁的发生。大量研究表明，持续的抑郁状态会增加老年人罹患痴呆的风险。

那么，怎样辨别您或您的家人是否抑郁呢？抑郁通常会伴随着以下表现：

（1）持续的悲伤或绝望感。

（2）没来由的疼痛。

（3）对社交和以往爱好失去兴趣。

（4）体重下降，食欲不振。

（5）感到绝望、无助。

（6）缺乏活力，打不起精神。

（7）睡眠出现问题（如难以入睡、失眠、嗜睡等）。

（8）担心自己成为家人的负担，感到无用。

（9）动作或语言变慢。

（10）大量饮酒。

（11）有自杀念头。

（12）记忆力出现障碍。

（13）疏于自理（如不按时吃饭、忘记吃药、不注重个人卫生等）。

请注意，抑郁的老人不一定会感到悲伤，有的老人可能会表现为抱怨、麻木、精力缺乏或身体问题，比如关节疼痛或头痛。假如一位老人不断抱怨自己的身体状况出了问题，可能就是抑郁的表现。

每个人都会有心情不好、郁闷烦躁的时候，老年人的生活看似清闲，但也有许多难言之隐。因此，建议各位老年人保持乐观积极的心态，有问题不要藏在心里，多与家人和朋友沟通解决。家里有老人的读者，也希望您能多与老人聊天谈心，注意他们的心理状态。一旦发现老人可能出现上文提到的抑郁表现并持续了一段时间，希望您能及时地寻求专业帮助。

2. 睡眠障碍

痴呆和睡眠障碍的关系就像是鸡生蛋、蛋生鸡。痴呆患者一般睡眠都存在问题，而被诊断为睡眠障碍的患者，则有很大可能罹患痴呆。尽管有40%的老年人都有睡眠相关的问题，但上升到睡眠障碍（如失眠、呼吸暂停）的情况则很少出现在健康老年人群中。

睡眠障碍可能与痴呆有关。有的老人白天困倦嗜睡，但一到晚上就难睡易醒，睡眠质量差，这叫作“日落综合征”（sundown syndrome）。近来的一项研究发现，白天嗜睡、夜里失眠、增量服用安眠药的老年人更有可能在两年内发展为阿尔茨海默病。日落综合征的原因目前尚不清楚，但痴呆早期的患者往往会伴有与其相关的症状。

一般来说，患有痴呆的老年人，其睡眠都会出现以下问题：

（1）难以入睡，睡着易醒（失眠）。

（2）白天睡眠过多（嗜睡）。

（3）睡眠时呼吸困难（窒息）或睡眠时过多的身体活动。

（4）夜间幻觉或梦游。

痴呆患者可能同时出现以上多个症状。如果您或您的家人出现以上症状并持续了一段时间，建议前往专业医疗机构进行检查。

睡眠障碍在中老年人群中发生率非常高，也是痴呆的风险因素之一。对于长期受睡眠障碍困扰的老年人，建议您到专业医疗机构的内科或精神科寻求帮助。同时，养成按时吃饭、按点睡觉的习惯，规律的作息有助于调节睡眠节律，缓解睡眠障碍。

（三）生活方式风险因素

1. 吸烟

据统计，随着全世界人口的增加，因吸烟造成死亡的人数在 2015 年已突破 640 万人，预计在 2030 年到来前，这个数字将达 800 万左右。烟草中含有大量有毒物质，长期吸烟会诱发身体的氧化应激反应和炎症反应，很有可能加剧阿尔茨海默病的病情。在对吸烟者、从未吸烟者和戒烟者的痴呆风险进行了比较后，发现吸烟者患痴呆症和脑血管疾病的风险要高于从未吸烟者。戒烟者和未吸烟者患老年性痴呆和其他痴呆的风险则差不多。由此可见，及时戒烟对于痴呆的预防非常重要。

2. 过量饮酒

酗酒不仅“伤身”，还“伤脑”。大量研究表明，饮酒与痴呆的发生密不可分，极少量的饮酒可能会在一定程度上降低痴呆症的患病风险，但长期饮酒会造成记忆力及思维能力的持续下降，过量饮酒则会加速大脑损伤，导致痴呆的发生，而大量饮酒则会使痴呆风险急剧上升。

在医学中，有一种神经疾病就叫作酒精相关脑损伤（alcohol-related brain damage, ARBD），指的是由于长期饮酒导致的大脑疾病。所以，及时戒酒能够对该疾病起到预防和延迟发生的作用。

3. 缺乏体育运动

生命在于运动，脑健康也在于运动。进行体育运动的同时，也在进行头脑运动。散步、瑜伽、打高尔夫、广场舞……这些都是适合中老年人的体育运动。养成健康、规律的锻炼习惯将使您受益终生。任何年龄段开始锻炼都不算迟，在开始新的运动项目前，最好咨询医生或专业人士，选择适合个人的运动方式，以免造成不必要的风险。

研究表明，长期坚持体育运动能降低约50%的痴呆患病风险。运动不仅能够控制高血压、高血脂、高血糖及肥胖，还能保护血管、改善血管功能，从而促进心血管健康，直接或间接地降低患痴呆的风险。

4. 缺乏脑力活动

与痴呆有关的大脑病变通常在可观察到的痴呆症状出现前十几年就会缓慢发生，尽早养成做脑力活动的习惯并坚持下来，可以有效重塑脑内神经连接，对抗痴呆。大量研究表明，长期保持脑力活动有益于脑血管健康，能够防止罹患痴呆。进行策略类游戏（如华容道、围棋、象棋）、阅读陌生领域的文章，或用不同的方法做熟悉的事都是有效的脑力活动。重要的是需尽早开始，并坚持下来。

脑力活动的另一种方式就是在任何年龄段尽可能多地接受正式教育。这里的正式教育是指基于课堂教学、由专业教师指导的教育，比如老年大学。接受正式教育毫无疑问会保持大脑健康，预防痴呆发生。

社交也是一种需要脑力活动参与的活动。社交能够减少残疾率、死亡率和抑郁症患病率。积极的社交能够保持大脑健康，延缓痴呆发病。保持社交很简单，定期的家庭聚会、朋友聚餐都是最简单的社交方式。此外，参加社区活动能让您和经历相似、兴趣相投的人进行社交，在此过程中，大脑会进行多重思维“锻炼”，避免“生锈”。

总之，不论是健康老年人还是痴呆风险携带者，甚至对于早期痴呆患者来说，长期的脑力活动能够有效促进大脑健康。

5. 不健康的饮食结构

民以食为天，对老年人尤其如此。但实际上，老年人的饮食结构常常被忽略。对于低收入及中等收入国家的老年人来说，营养不良甚至超过了肥胖，成为主要的公共健康问题。营养不良轻则引发虚弱、跌倒，重则需要住院治疗，甚至造成死亡。值得老年人警惕的是，出现体重下降的情况，有可能就是营养不良的开始。

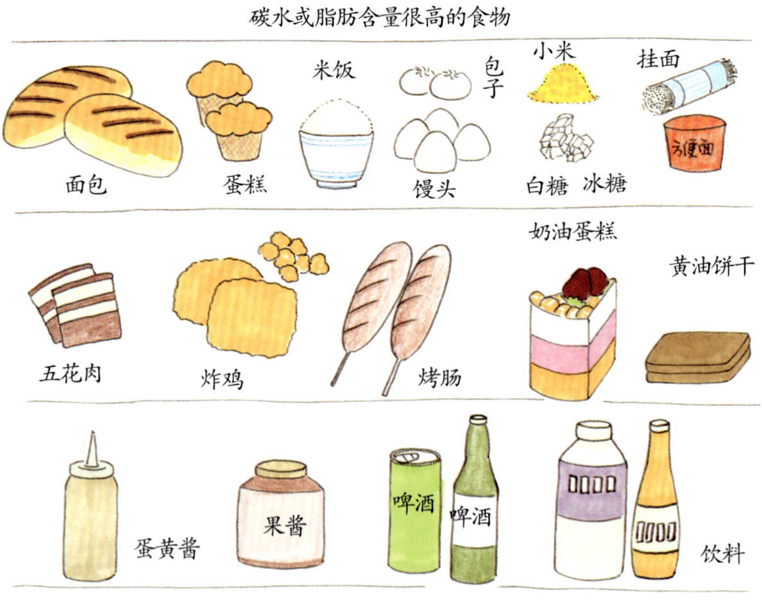

增强记忆的食物

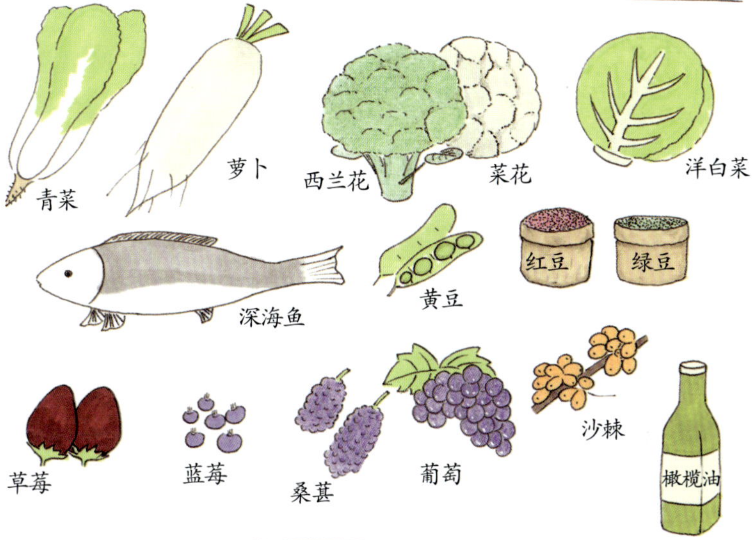

除了营养不良，中年期就开始的肥胖也是痴呆的风险因素之一。研究发现，中老年人健康的饮食结构中，蔬菜水果所占比重更多，而肉类更少。肥胖者的饮食结构的特征往往就是过多的碳水和脂肪摄入。

地中海饮食是对痴呆具有预防作用的饮食结构。它是较为健康的饮食方式，能有效抵抗痴呆、高血压等多种慢性病。地中海饮食的主要特点有：

（1）多吃蔬菜、水果、坚果和谷类。

（2）用橄榄油之类的健康脂肪食物代替花生油、黄油等高脂肪食物。

（3）用植物调味料（如葱、姜、蒜、香芹等）代替盐来调味。

（4）每周至少吃两次鱼类和禽类。

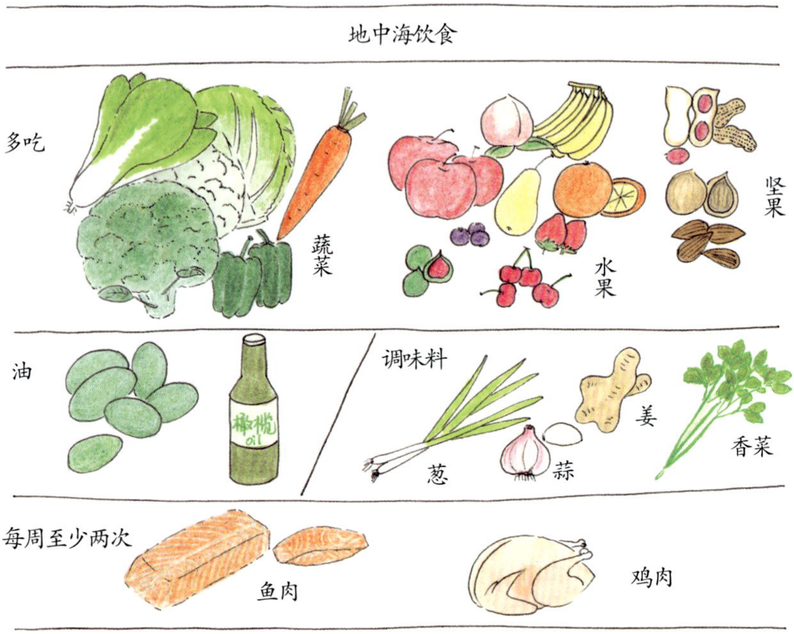

西尔维亚的故事

西尔维亚是一名英国老人，两年前，80岁高龄的她被诊断为阿尔茨海默病。西尔维亚的儿子马克说："她当时的情况很差，根本认不出我。去医院就诊时，她总以为自己是被绑架了，甚至还要报警抓我。"痛心疾首的马克不忍心母亲受此折磨，在查阅大量资料后，他开始有意地改变西尔维亚的生活方式。

西尔维亚最大的改变就是饮食结构。结合医生的建议和西尔维亚的情况及口味，马克为她制定了专门的食谱——这个食谱和地中海饮食极其相似。马克在博客中写道，他坚持让母亲多吃浆果、蔬菜（如甘蓝、菠菜、西兰花）、红薯和燕麦，少吃或者不吃脂肪含量过高或过度加工的食物，有时会让母亲吃黑巧克力。除了饮食，马克还和母亲一起猜字谜、锻炼，一起进行社交活动。

坚持了两年后，母亲奇迹般地“恢复”了。现在，西尔维亚已经能认得马克，认得自己的家，虽然记性还是有点差，但已经恢复到了相对正常的状态。今年3月，马克和西尔维亚还一起去英国南部自驾游呢！

6. 忽略维生素 B 的重要性

维生素 B 是一种身体无法自主合成、需要从食物中摄取的营养物质，在身体新陈代谢中起重要作用。其中，维生素 B_6、维生素 B_9、维生素 B_{12} 与痴呆密切相关。鱼类、杂粮、蔬菜中通常富含维生素 B。

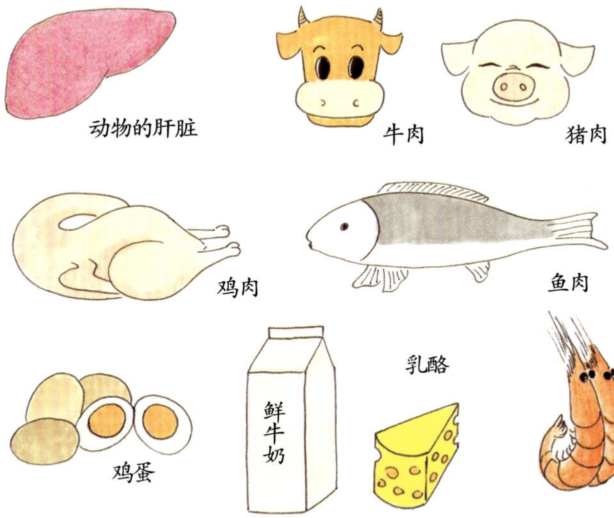

在老年人群体中，维生素 B_{12} 缺乏相当常见，每 5 个 65 岁以上的老年人就有 1 个缺乏维生素 B_{12}。维生素 B_{12} 缺乏的表现之一是胃炎和消化问题，严重缺乏可能会导致认知障碍和精神障碍。及时补充大量维生素 B_{12} 的治疗方法可能会减缓这些患者的症状。

（四）心脑血管风险因素

高血压、肥胖、高脂血症（高胆固醇 / 脂肪水平）、糖尿病在中年人身上很常见，而随着年龄增长，这些疾病的发生更加普遍。大量研究表明“三高”是阿尔茨海默病及血管性痴呆症的风险因素，因为这些风险因素会导致缺血性心脏病和脑血管疾病（包括脑梗死、脑白质病变等），而脑血管疾病和其他神经退行性病变会相互作用，导致痴呆的发生。

1. 高血压

血压有两种：收缩压和舒张压，分别为心脏跳动时肌肉收缩或舒张时的测量值。正常静息血压范围为收缩压 90 ～ 139 mmHg、舒张压 60 ～ 89 mmHg。血压持续等于或高于 140/90 mmHg 时则为高血压。

高血压的出现率随年龄增长不断提高，60 岁以上老年人中超过一半都受高血压困扰。那么，高血压是如何成为痴呆风险因素的呢？高血压会损害大脑正常工作，导致脑细胞受损、神经元功能降低，甚至细胞死亡。同时，高血压与大脑萎缩也有直接关系。

尽管高血压是痴呆的一大风险因素，但只要养成良好的生活习惯，在饮食、体重和锻炼方面多加注意，再加上降压药的控制，痴呆风险也是可以降低的。在英国的一项研究中，研究者对老年人进行了高于一般临床要求、更严格的血压控制，包括饮食、锻炼、用药等多方面干预。结果发现，更严格的血压控制虽然不能直接降低患痴呆的风险，但能够显著降低罹患轻度认知障碍的风险。这无疑是一个好消息：如果能通过严格的血压控制预防轻度认知障碍，那么患痴呆的概率就会小一些，毕竟很多痴呆的发病都是从轻度认知障碍开始的。

2. 肥胖

世界卫生组织将 BMI 指数大于或等于 25 界定为“超重”，将 BMI 指数大于或等于 30 界定为“肥胖”。众所周知，由于热量摄入过高导致的超重和肥胖对健康有害。不仅如此，肥胖与神经退行性病变和脑血管病变有关，后者极易诱发老年性痴呆。

知识窗

BMI 指数，即身高肥胖指数，计算公式为：

$$BMI=\frac{w}{h^2}$$

其中，w= 体重（kg），h= 身高（m）。中国官方发布的《中国成人超重和肥胖症预防控制指南》中规定，BMI 指数在 18.5 以下的算是体重过轻，在 18.5 ～ 23.9 为正常，24 ～ 27.9 为超重，BMI 在 28 以上者为肥胖。

近期的一项研究对居住于美国和欧洲的 130 万人进行了调查，发现痴呆患者大多在中年期至老年期 BMI 指数过高，而在痴呆发病前体重骤降。因此，BMI 指数与痴呆的关系分为两个阶段：在中年期，高 BMI 指数是痴呆的风险因素，即中年期肥胖者患痴呆风险因素高；在痴呆前临床阶段，患者又会由于代谢紊乱而出现体重骤减的情况。准确地说，中年期肥胖者患痴呆的可能性更高。

对于中年期肥胖的人群，我们建议您调整饮食结构，多吃鱼类、蔬菜类食物，适当减少淀粉和糖分摄入，多参与体育锻炼，控制体重。肥胖一般伴随着老年期的高血压、高血糖和高血脂症状，因此，我们建议老年肥胖者在遵循医嘱服药的同时，能够合理改变膳食结构，使其向地中海饮食结构靠拢，同时坚持锻炼，养成良好的生活习惯。

3. 高血脂

当人体内甘油三酯或胆固醇含量较高时则可诊断为高脂血症。高脂血症是缺血性心脏病和中风的重要风险因素。目前国际和国内尚无对于高脂血症的诊断标准。一般成年人空腹血清中总胆固醇超过 5.72 mmol/L，甘油三酯超过 1.70 mmol/L 可诊断为高脂血症，而总胆固醇在 5.20 ～ 5.70 mmol/L 者则是边缘性升高。

血脂水平影响痴呆风险的机制很复杂，其中还包括基因、代谢等多种因素共同作用。有研究表明，血脂对痴呆风险的影响可能和肥胖对痴呆风险的影响一样——中年时期过高的血脂可能引发晚年时期的痴呆症，而晚年的高血脂可能并不会增加痴呆风险。

但是，晚年的高血脂仍可能诱发其他心血管疾病。所以说，在任何年龄段都要养成健康的生活习惯、注意饮食和锻炼、控制血脂水平，才是最稳妥的做法。对于高脂血症患者来说，遵医嘱服用降低胆固醇水平的他汀类药物也能起到一定的预防痴呆的作用。

4. 糖尿病

糖尿病是世界范围内最常见的慢性病之一。糖尿病的主要病因是不健康的生活方式，因而糖尿病是可以被预防的——锻炼、减肥、减脂、戒糖、戒酒和戒烟都能降低糖尿病的发生风险。

中华医学会糖尿病学分会建议的糖尿病诊断标准是，出现典型的糖尿病症状加以下中一项，即可诊断为糖尿病：

（1）任意时间血浆葡萄糖水平≥11.1 mmol/L（200 mg/dL）。

（2）空腹血浆葡萄糖（FPG）水平≥7.0 mmol/L（126 mg/dL）。

（3）口服葡萄糖耐量试验（OGTT）中，2小时血浆葡萄糖水平≥11.1 mmol/L（200 mg/dL）。

以上若满足一条，则可以诊断为糖尿病。

糖尿病是如何增加患痴呆的风险的呢？糖尿病实际上是一种糖分代谢综合征。糖尿病患者体内的糖分水平升高，导致靶器官损伤，同时影响大脑功能，引发痴呆。

中年和晚年时期的糖尿病或高血糖都会增加痴呆的患病风险。除了糖尿病，胰岛素分泌受损、胰岛素耐药性或葡萄糖不耐受的群体也可能存在较高的痴呆风险。

为了预防糖尿病，我们在平常就要保持合理的膳食结构，避免肥胖。蔬菜和粗粮的摄入可以减缓糖分吸收，预防糖尿病。而油炸、油煎的食物则应尽量少吃。平时做饭多用煮、蒸、凉拌、涮、烧的方式。每餐定时定量，切忌暴饮暴食。

四、远离痴呆，我们可以做什么

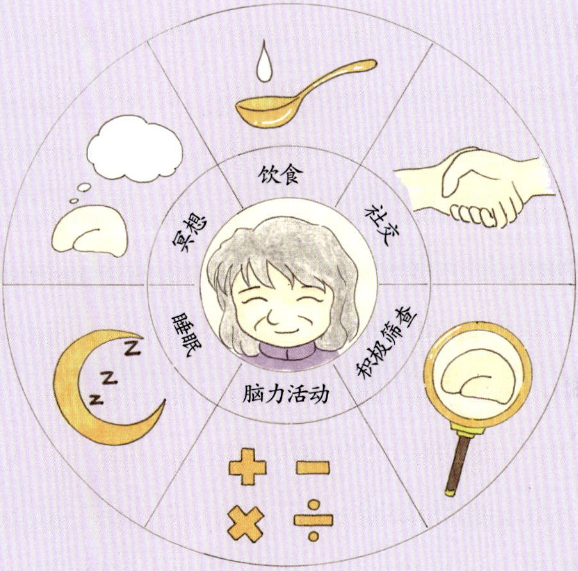

早上 6 点 30 分，张奶奶醒了。

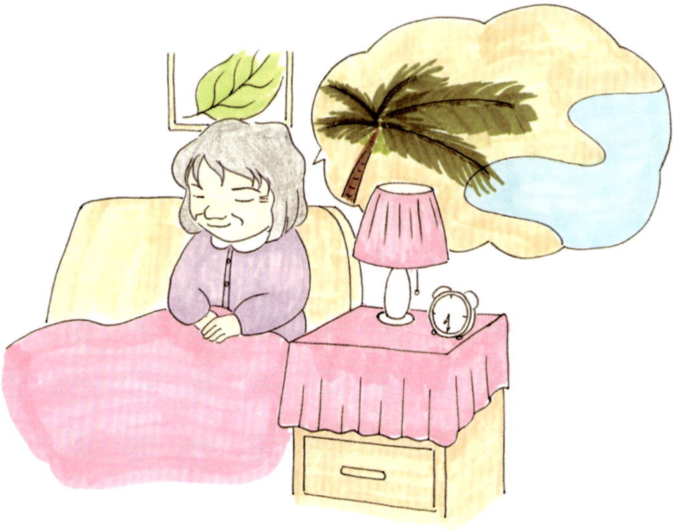

醒来的张奶奶不着急起床，而是先在床上进行 10 分钟的呼吸冥想。张奶奶集中注意力，感受呼吸带来的身体起伏状态。慢慢地，张奶奶开始想象一个平和的场景，可能是一片温暖的沙滩，一片温润的草地，或者自家客厅。张奶奶悉心感受拂面的清风，慢慢拓展这个场景，逐步探索。最后，张奶奶深呼吸几次，离开场景，睁开眼睛，舒展身体，准备起床

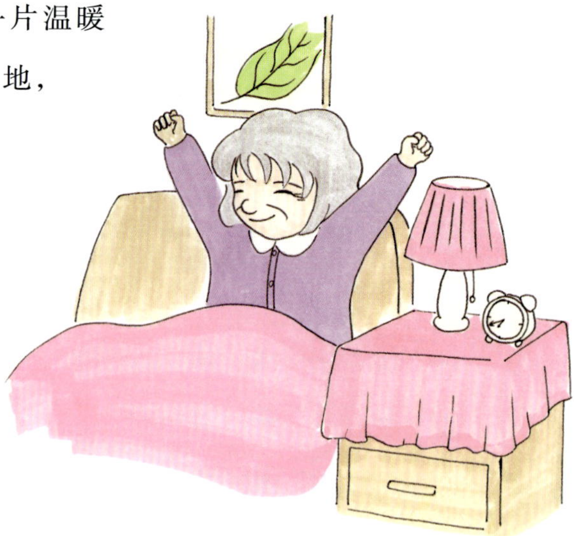

了。（冥想有助于延缓认知障碍）

7 点是张奶奶的早餐时间。张奶奶的早餐一般都是粗粮，可能会吃个玉米，喝些燕麦粥或豆浆。有时候还会喝一杯水果或蔬菜榨的汁。（地中海饮食有助于延缓痴呆）

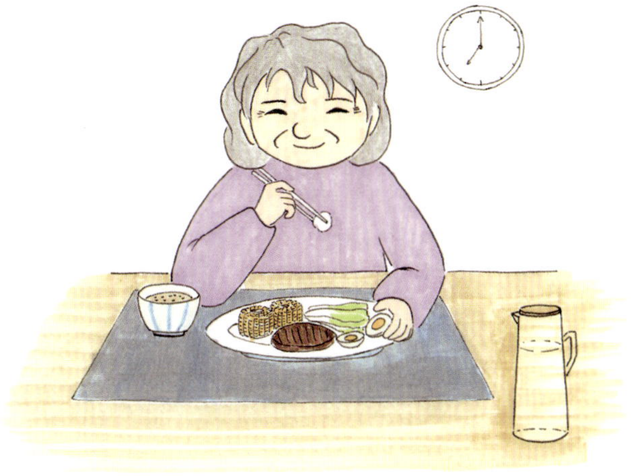

早饭后是张奶奶出门锻炼的时间。张奶奶一般早上健步走 30 分钟左右，还会在公园的健身器材上锻炼一会儿。有时候张奶奶精神好还会试着慢跑一会儿。（运动对于痴呆预防很重要）

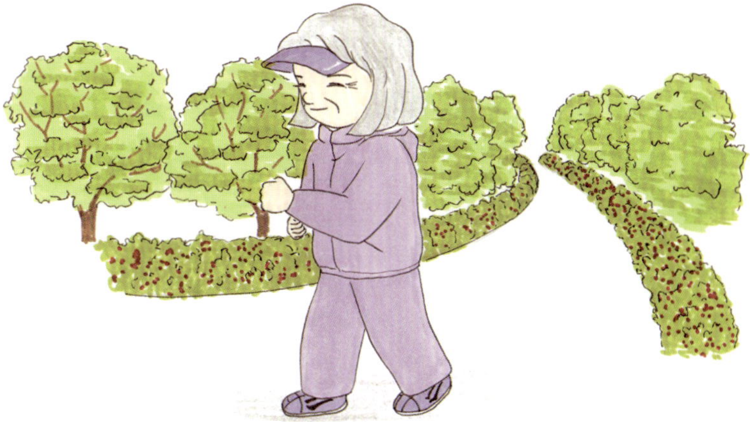

且走且锻炼，张奶奶到了早市，买了一些中午做饭的食材。张奶奶爱吃绿色蔬菜，听说老年人要多吃鱼，张奶奶也买了一条鱼回家。（地中海饮食有助于延缓痴呆）

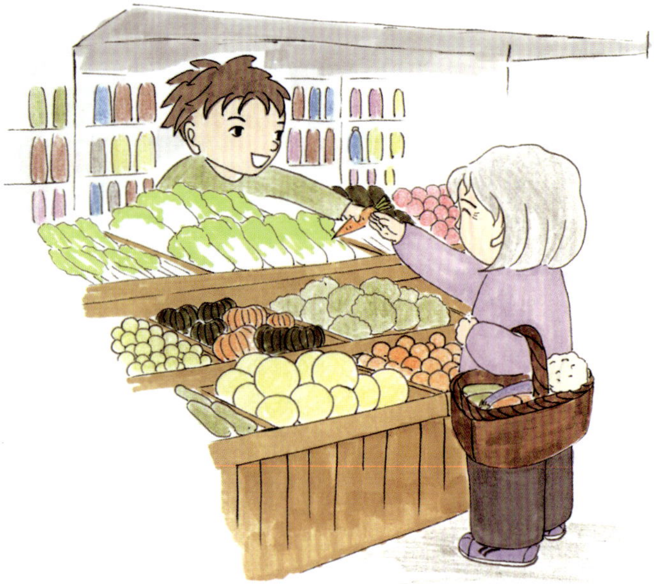

8 点 30 分，张奶奶到了社区居委会。今天有一位来自北京师范大学老年脑健康研究中心的张教授给大家普及老年性痴呆的知识，还可以现场进行认知测查。张奶奶平时经常参加社区举办的讲座，除了健康方面的，还有关于厨艺的、环境保护的、城市建设的，张奶奶都听过，还能说出讲座的部分内容来。（参加讲座、老年大学等社交活动能延缓痴呆）

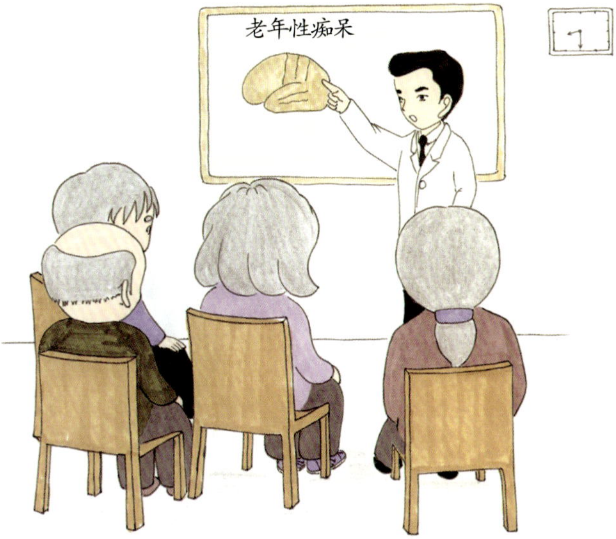

10 点 30 分，张奶奶完成了北京师范大学老年脑健康研究中心的认知测查，研究中心的工作人员对张奶奶的结果进行了评估，发现张奶奶存在主诉记忆障碍，这是一种程度比较轻的认知障碍，张奶奶有点担心。但张教授告诉她，认知测查只是诊断的一部分，最好尽快做个脑部的核磁扫描检查，确定一下。就算有轻度认知障碍，现在发现得早，及时干预也来得及。

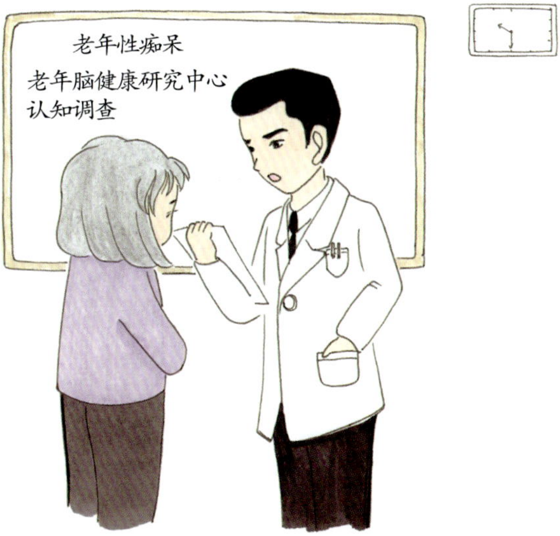

张奶奶这才放下心来，主动与工作人员约了核磁扫描的时间。（及时诊断，及早筛查）

11点，张奶奶回家准备午饭。张奶奶做菜遵循着少油少盐的原则，用橄榄油代替脂肪含量较高的花生油，用辣椒、花椒等天然调味料代替食盐。

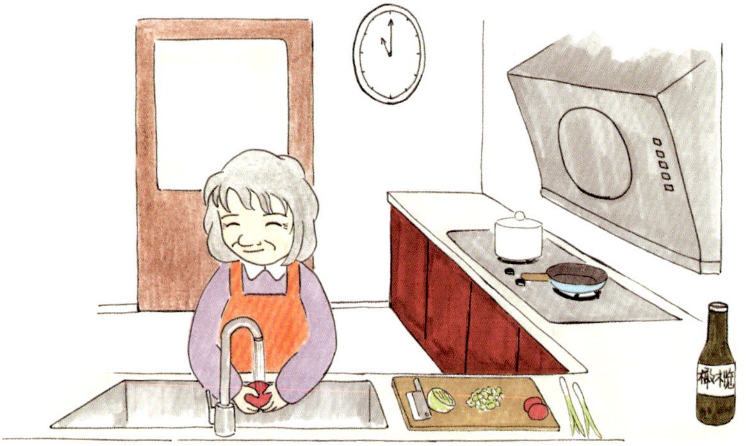

12点30分，吃过饭的张奶奶和老伴一起玩起了晚报上的填字游戏。最近两三年，经过儿女提醒监督，张奶奶和老伴养成了每天玩填字游戏的习惯。（脑力活动能延缓痴呆）

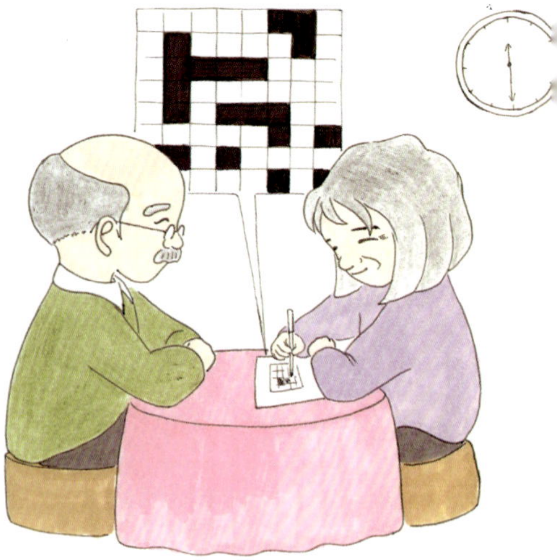

下午 3 点，张奶奶收拾收拾出门了。最近张奶奶报名了社区老年大学的书法班，要去“以文会友”了！（参加讲座、老年大学等脑力活动能延缓痴呆）

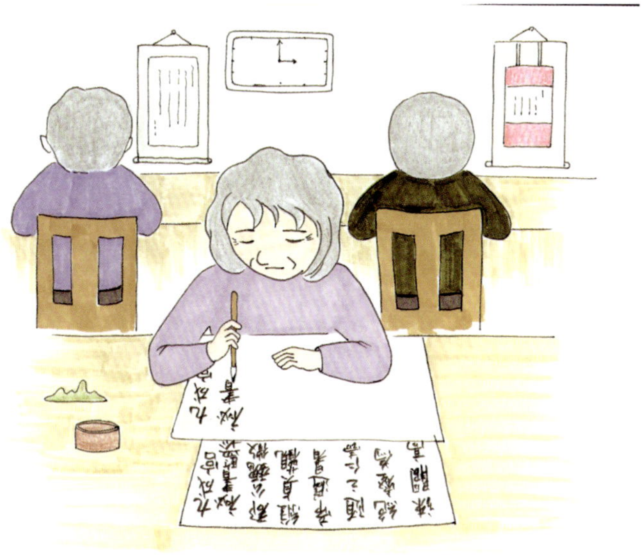

下午 5 点 30 分，张奶奶吃了点水果，开始准备晚餐。最近老伴总说想吃鸡肉，就做个白切鸡，当然还是得炒点蔬菜。（地中海饮食有助于延缓痴呆）

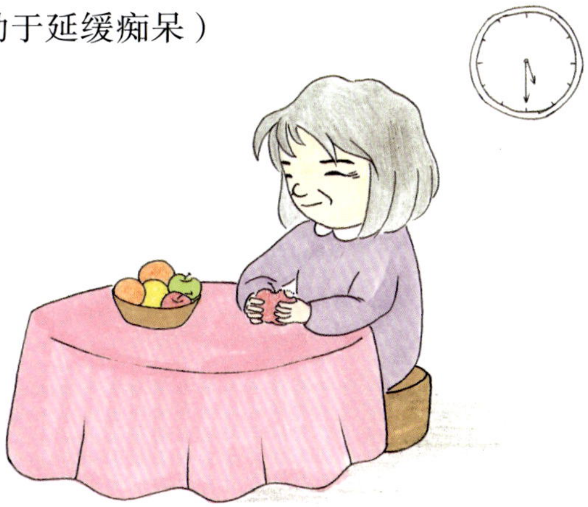

晚上 7 点 30 分，吃完晚饭，看了会儿电视，张奶奶准备出门跳广场舞了。其实就是几个姐妹聚一起运动运动出点汗，顺便聊聊天。每晚的广场舞是张奶奶的快乐时光，姐妹们一起说话，笑声此起彼伏。（运动对于痴呆预防很重要）

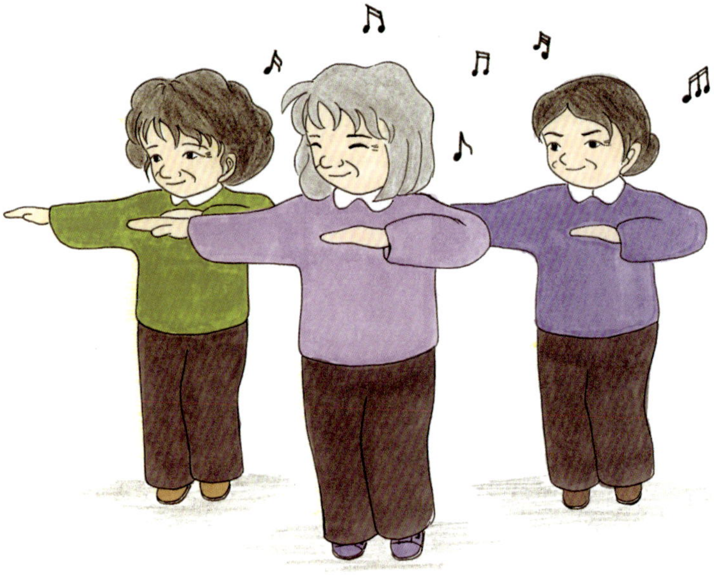

晚上 9 点，张奶奶回家，准备洗漱睡觉了。睡前张奶奶喝了一杯牛奶。躺在床上，张奶奶想了想明天要做的事情，明天是周末，儿子和小孙子要过来。想着能见到可爱的小孙子，张奶奶不禁更加期盼明天了。就这么想着，张奶奶进入了梦乡。（保持良好的睡眠习惯）

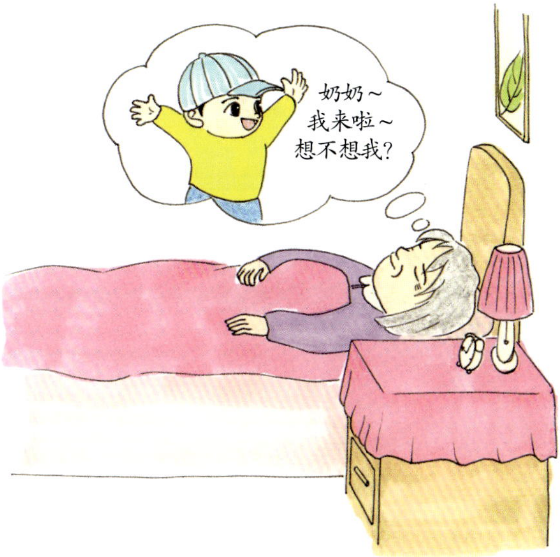
奶奶~
我来啦~
想不想我?

老年脑健康系列科普读物

轻度认知障碍的特征与防治

第4册

总主编 张占军
主　编 陈姚静

中医古籍出版社
Publishing House of Ancient Chinese Medical Books

图书在版编目（CIP）数据

轻度认知障碍的特征与防治 / 陈姚静主编 .— 北京：中医古籍出版社，2022.3

（老年脑健康系列科普读物 / 张占军总主编；四）

ISBN 978-7-5152-2206-6

Ⅰ . ①轻… Ⅱ . ①陈… Ⅲ . ①阿尔茨海默病—防治—普及读物 Ⅳ . ① R749.1-49

中国版本图书馆 CIP 数据核字（2021）第 014540 号

轻度认知障碍的特征与防治

陈姚静　主编

策划编辑　郑　蓉
责任编辑　张凤霞
文字编辑　李美玲
封面设计　王　磊
插　　图　宋晓溪
出版发行　中医古籍出版社
社　　址　北京市东城区东直门内南小街 16 号（100700）
电　　话　010-64089446（总编室）010-64002949（发行部）
网　　址　www.zhongyiguji.com.cn
印　　刷　宝蕾元仁浩（天津）印刷有限公司
开　　本　710mm×1000mm　1/16
印　　张　2.75
字　　数　29 千字
版　　次　2022 年 3 月第 1 版　2022 年 3 月第 1 次印刷
书　　号　ISBN 978-7-5152-2206-6
定　　价　198.00 元（全 7 册）

编 委 会

总主编　张占军

主　编　陈姚静

编　委　赵少琨　王文潇　高淑丹　党铭溪

序一

立美求真，优雅老化

耄耋之年，于时间中，期许后学协同共筑有思想的研究工作；于时间性，冀望人自然化、生命求真；本立道生，任我淡泊度余生。以家国情怀，愿殉国家之急，穷尽自身所学，多做有益人群、社会，维护生命健康的事业。

作为老年学的医生要关注积极老龄化，老龄问题之关键在养老，养老之关键在养脑。脑为中枢神经系统的重要组成部分，主宰着心灵与身体的自然联结，与是否成功老化密切相关。对于病因复杂、病程漫长、损伤后难以逆转的脑部疾患，弘扬中医学“上工治未病”的原创思维，防患于未然，为医治之首选良策。预防为主，防治结合，不仅是国家治理环境的方针政策，也应是老年人维护自己身心健康、敬诚生命之美的智慧之举。

张占军教授组建的北京师范大学的协同创新团队，在“十四五”开局之年编写了这套“老年脑健康系列科普读物”。

这套丛书的构思源于北京BABRI老年脑健康促进计划十余年耕耘积淀，以及未来脑健康事业的迫切需求，收集整理脑健康知识，将痴呆防治多层次、多维度的百科知识面向社会普及推介。希望本套丛书能够助力我国老年脑健康事业发展，助力老年朋友优雅地老去，生命之树常青。

现如今，中国老年人的健康问题并不乐观，患有一种以上慢性病的老年人口比例高达75%，失能和部分失能人数超过4000万，痴呆患者超过1000万,预计到2030年将达到2220万。与此同时，我国心理、精神疾病的患病率亦呈上升趋势，老年人孤独感、抑郁症、焦虑症等精神疾病患病人数均明显增加。因此，从老年人自身出发加强脑健康与心理健康，做好健康教育宣传工作尤为关键。当今已是东学西学文明互鉴、科学人文融合互动的新时代，中医药学具有科学人文双重属性，是善于吸纳古今中外一切科技成果与人文进化成就的学科，结合高概念数字化信息守恒定律及脑科学等前沿科学哲学与技术方法学，推进积极脑健康，不断服务于老年朋友。人老了多思念，生活积淀的经验是可贵的，必然涉及思想、反思、纯思、向思、深思等。首先是思想，你想什么，怎么想，用什么方法想，系统反思，向思能旨，决定着生命的朝向和心灵境界。我敬仁德中和无朴纯素，守静笃，护正气。通过积极的、铸就“诚”的理念追求自信自觉、自我慰藉，活得明白些。期许老年朋友们实现健康老龄化，多做有益工作。

古贤哲言：“大德曰生。”孝敬老人，就是尊重自己的未来，就是尊重民族的未来。我国已进入老龄化社会，让老年人老有所养、老有所依、老有所乐、老有所安，提升老年群众的获得感、幸福感和安全感，关系着社会的和谐与稳定。我国老年人群拥有社会历史的经验和中国大成智慧的体悟，对中华文明延续意义深远。若通过积极预防，增强大脑耐力，则可使老年群体扬长避短，助力和发展银发经济，成为当今国家社会发展之栋梁。

书稿已成，邀我写序，感谢张教授对我的信任与鼓励。崇仁德，重教化，师承之情，爰不揣浅陋而为之序，谨志数语，乐观厥成，立美求真、优雅老化。

中央文史研究館館員 王永炎
中国工程院 院士
壬寅仲春 时年八十三岁

序二

人脑是已知宇宙中最复杂的结构之一。脑科学的深奥，使广大群众尤其老年群体，对脑科学知识的了解太少，缺乏保护大脑健康、预防脑病的知识。我时常想，如果能有一套既能保证科学性与权威性，又能做到通俗易懂的脑健康科普读物提供给他们，那该多好啊！

当收到北京师范大学张占军教授的邀约，嘱我为其主编的脑科学科普丛书写序，我难掩兴奋之情并欣然答应。带领北京老年脑健康促进计划（Beijing Aging Brain Rejuvenation Initiative，BABRI）的张占军教授和我感同身受，意识到我国老年人群脑科学科普教育一直存在这样一个巨大缺口。他果断付诸了行动，将这样一套我向往已久的新书奉献给读者。

这套老年脑健康系列科普读物，是依托北京师范大学认知神经科学与学习国家重点实验室的科学家团队，结合北京老年脑健康促进计划的实践基础编写而成。全套书籍共 7 册，从对大脑的基本知识介绍（第 1 册）切入，内容涵盖痴呆的发展全过程，症状从无到有、从轻到重，各个阶段的应对与

防治策略介绍（第 2 ～ 5 册），以及大脑的康复训练和中医药调理（第 6 ～ 7 册）。全书系统全面，为脑健康全周期管理提供了丰富而简明的知识框架体系。

更为难得的是，这是一套非常适合我国普通老百姓阅读的科普读物，整套书籍采用了通俗化的表述方式，尽量避免了专业性术语的大量堆砌和晦涩难懂的文字的使用，用浅白的语言传递精深的科学知识。本套读物将会为广大老年群众提供重要的脑健康知识补充，帮助大家有效地提升自身及家人的脑健康水平。“千淘万漉虽辛苦，吹尽狂沙始到金。”虽然这套读物编撰过程比不上大部头的鸿篇巨制，但集系统、权威、通俗等诸多优点于一身，一定能经得起时间的磨砺与群众的检验，成为老年朋友们非常乐意捧在手中的科普读物。

随着中国人口老龄化程度的加深，高龄老人的比重不断增加，中国老年人健康问题成了党和国家高度关注的问题之一，国家相继出台和实施了一系列重点关注老年群众的重要举措，以促进老年人有尊严有质量地生活。习近平总书记曾经反复强调：“积极应对人口老龄化，构建养老、孝老、敬老政策体系和社会环境，推进医养结合，加快老龄事业和产业发展。”

2017 年 3 月，原国家卫计委联合 13 部门印发《“十三五”健康老龄化规划》，系统提出了积极老龄化和健康老龄化的概念，动员一切社会力量，在社会支持和保障下，助力每一位老人都能成为无疾病和残疾、身体和心理功能正常、积极参

与社会活动的“新老人”。而“新老人”的最显著标志就是坚持终身学习、精神世界丰富、认知功能良好、生活优雅幸福。我们年轻力壮时都是中国特色社会主义建设的参与者和见证者，老了还要继续努力，主动接受健康教育，掌握健康主动权，特别是增强脑健康管理的意识与知识储备。

最后，希望本套读物能够被众多的老年朋友传阅学习，为更多家庭带来健康与希望！

中国科学院院士

国家神经系统疾病临床医学研究中心主任

2022年2月

目录

一、什么是轻度认知障碍

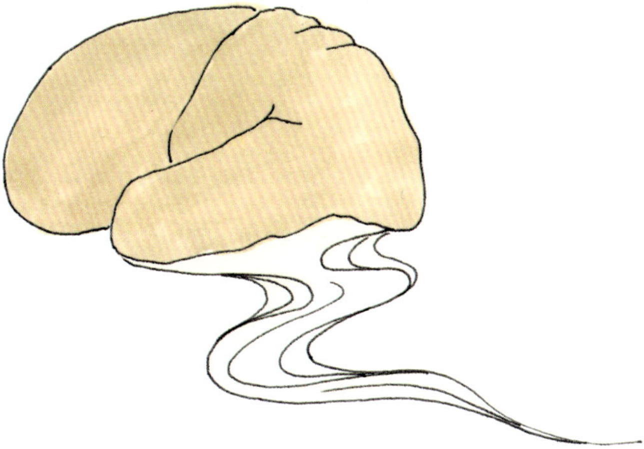

轻度认知障碍（mild cognitive impairment, MCI），被称为早期痴呆和孤立性记忆障碍，是一种介于正常老化与阿尔茨海默病之间的中间状态，是阿尔茨海默病的前驱期和前临床期的表现，是一种认知功能的下降程度较轻微的疾病，通常不会严重干扰日常生活，难以引起患者与其家人的关注，因此往往会错过最佳干预和治疗时间。

轻度认知障碍患者的病情可能会随着时间的推移而保持

稳定甚至康复，但是大约50%的患者会在五年内继续发展为更严重的阿尔茨海默病，而阿尔茨海默病是一种不可逆的大脑退行性病变。换句话说，阿尔茨海默病患者无法被治愈，而我们能做的就是去预防发病，轻度认知障碍阶段就是对阿尔茨海默病有效的干预窗口。因此，家中老人若是出现轻度认知障碍的表现，应当引起患者及家人的充分注意，并尽早进行干预。

轻度认知障碍是一种可发现、可诊断、可干预的疾病。认知功能下降是一个缓慢而连续的过程，在病情发展的过程中，我们可以尝试帮助家中老人通过改变自身生活习惯及环境因素，以达到对病情进行干预的目的。这一册的内容将带领读者深入了解轻度认知障碍的相关知识、诊断标准与干预方法。

（一）轻度认知障碍的类型

轻度认知障碍根据是否出现了遗忘的症状，主要分为非遗忘型轻度认知障碍与遗忘型轻度认知障碍两种。

非遗忘型轻度认知障碍主要表现为制定和执行计划时出现问题。老人很难像以前那样制定计划并按照计划内容去执行，并且很难同时处理多个事情，经常手忙脚乱。患非遗忘型轻度认知障碍的老人总会感觉自己马马虎虎，生活不再像从前那样井井有条。

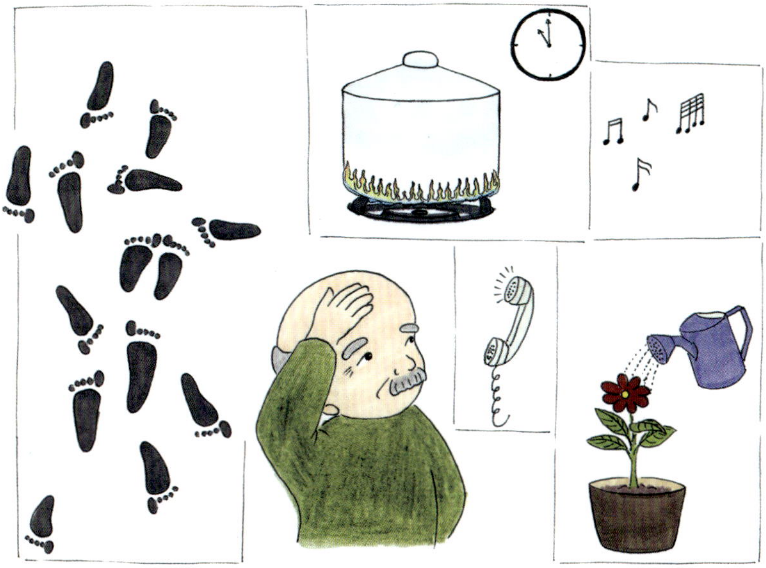

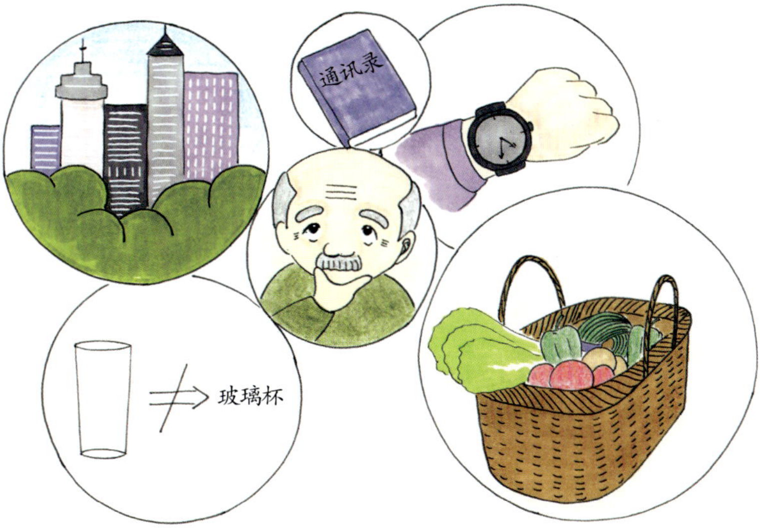
通讯录
玻璃杯

患遗忘型轻度认知障碍的老人除了会出现非遗忘型的症状外，记忆力的下降也非常明显，其中情景记忆会首当其冲地受到损伤。情景记忆是认知心理学中的术语，指人们在某个特定时间、地点上对于一些特定事件的记忆。此外，也会偶尔忘记接下来要做的事或者忘记人名、物品名称等。老人通常会感觉到自己越来越记不住事，心情比较低落，感觉自己没有年轻时候那么中用了，会经常调侃说“自己老了，要得老年性痴呆了”。当然，无论是遗忘型还是非遗忘型的轻度认知障碍，发展到一定程度都会明显降低生活质量，甚至转变为更严重的阿尔茨海默病，到时不仅老人生活难以自理，家人也会花费大量精力、财力用于治疗与护理，使整个家庭都陷入“阴霾”。

进一步细分下去，可以根据损伤的具体认知域将轻度认知障碍分为单域型与多域型。这里的域是指认知域，常用的诊断轻度认知障碍的认知域包括执行功能、注意能力、语言能力与视空间能力。其中执行功能是选择并成功监控有助于实现所选目标的行为，通俗来讲就是设定目标并通过一系列行为达到目标时大脑所发生的认知过程；执行功能包括认知抑制、抑制控制、工作记忆和认知灵活性等。注意能力是指对于一件事的专注程度。语言能力是指言语表达与使用的能力。视空间能力是指对于图形、图案的整体把握与处理的能力。如果其中任何一个领域出现明显的降低，就称为单域认知障碍，如果出现多于一个认知域的损伤，都被称为多域的轻度认知障碍。

按照以上的分类标准进行整合，轻度认知障碍共有四种亚型分类：单域损伤型非遗忘型轻度认知障碍、单域损伤型遗忘型轻度认知障碍、多域损伤型非遗忘型轻度认知障碍、多域损伤型遗忘型轻度认知障碍。

小故事

李奶奶最近感觉精神状态不佳，出门买菜时经常把东西忘在店铺，或是原打算和邻居下午出门去逛街也经常忘记，或是看连续剧时会经常想不起来演员的名字，说话时也有点磕磕巴巴，没从前那么顺畅了。她感觉自己的生活变得有些混乱，退休生活似乎比工作时更加难以安排。某天李奶奶去找青年时期的老朋友，走到朋友的小区门口时，却怎么也分不清方向，找不到记忆中朋友家的位置，这让她感到非常苦恼，怀疑自己是不是得了“老年性痴呆”。她也会经常和家人倾诉这些事情，但家人们却感到厌烦，觉得她只是年纪大了并没有过多的关注。

尽管故事中的李奶奶还没有完全失去日常生活的自理能力，但她的生活质量却明显降低了，并产生了明显的负性情绪。李奶奶出现的记忆力变差、执行功能下降、言语能力下降很可能是多域遗忘型轻度认知障碍的表现，应当及时咨询专业人员或临床医生，并尽早确诊、进行干预。

值得一提的是，在轻度认知障碍发生之前，存在主观认知下降，即老人感觉到自身认知能力的下降，通常出现在轻度认知障碍之前，这种主观认知下降尽管没有轻度认知障碍的认知损伤严重，但同样是阿尔茨海默病的风险因素，我们应当对其予以足够的重视，尽早防治。

知识窗

主观认知下降（subjective cognitive decline，SCD）。2015年，韩璎等人将主观认知下降定义为患者的主观感受，与客观的临床检查不同。换句话说，就是老人感受到了自身的认知能力有下降，但是客观检查却没有达到MCI或痴呆的程度，并且这种状态是长时间持续的，而不是突然遇到事情后的短时间反应，同样也并非焦虑抑郁，或其他神经、精神系统疾病，代谢性疾病，中毒，药物滥用，感染以及系统性疾病等导致的。

如果同时存在以下多个症状，则这种主观认知下降是阿尔茨海默病的临床前期的可能性更大。

（1）记忆力下降为突出体验。

（2）起病时间不超过5年。

（3）起病年龄大于等于60岁。

（4）总是担心认知下降。

（5）感觉认知比同年龄其他人表现差。

（6）记忆力减退得到知情者证实。

（7）有载脂蛋白 E－ε4（ApoE－ε4）基因型。

（8）有阿尔茨海默病的生物标志物证据。

如果具有以上多个症状，建议去医院进行专业的诊断。

（二）轻度认知障碍与阿尔茨海默病的关系

轻度认知障碍患者每年有 10% ～ 15% 的可能性会转化为阿尔茨海默病，6 年内转化成阿尔茨海默病的可能性高达 80%。而正常老年人每年仅有 1% ～ 2% 的可能性转化为阿尔茨海默病，这样简单对比一下就能发现其危险性。幸运的是，如果在轻度认知障碍的发病早期就使用有效手段干预，是有可能康复的。因此，当发现家中老人有轻度认知障碍的表现时，请一定及时咨询医生及相关专业人员，尽早干预会有更大的康复可能。

（三）轻度认知障碍的发病率

轻度认知障碍的发病率受到年龄、性别、地域、教育程度及疾病等诸多因素的影响，不同年龄段的轻度认知障碍患病率分布情况如下图所示，发病率随年龄增加而增高，这种疾病在中老年人中的发病率并不容小觑。

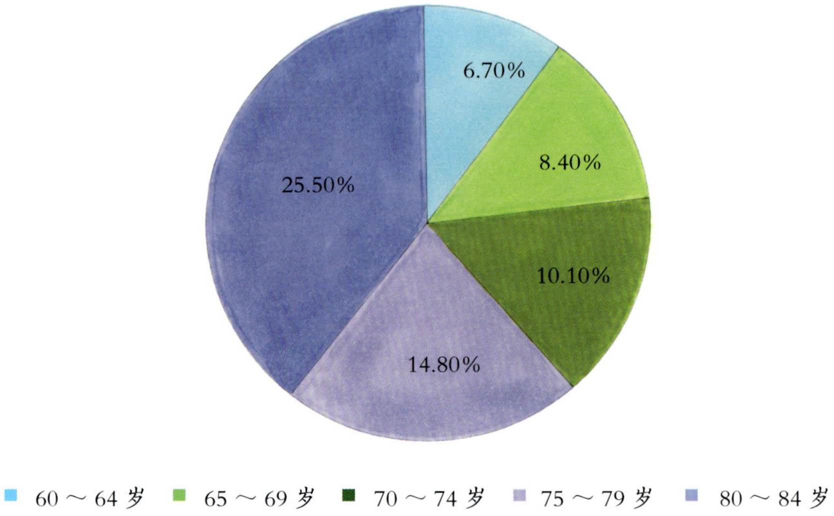

在全球范围内，不同国家的轻度认知障碍的发病率也是不同的。

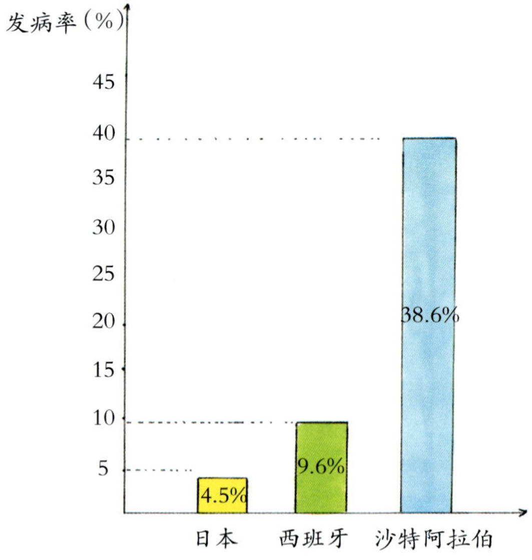

在我国，2014 年的一项调查发现，轻度认知障碍在 65 岁以上老年人群体里的发病率为 20.8%，农村老年人的发病率高于城市老年人的发病率，血管性的轻度认知障碍是最普遍的类型。2016 年的调查发现，城市老年居民的轻度认知障碍发病率为 13.1%；在对上海市老年人的一项调查后发现，60 岁及以上的老年人的遗忘型轻度认知障碍患病率为 22.3%，70 岁以上老年人的遗忘型轻度认知障碍患病率为 30.3%。此外，诸多国内外研究发现，年龄越大，轻度认知障碍的发病风险越高，因此请家中成员务必经常关注高龄老人的认知下降情况，以便及时发现异常情况并做好应对举措。

二、轻度认知障碍的临床表现与病理特征

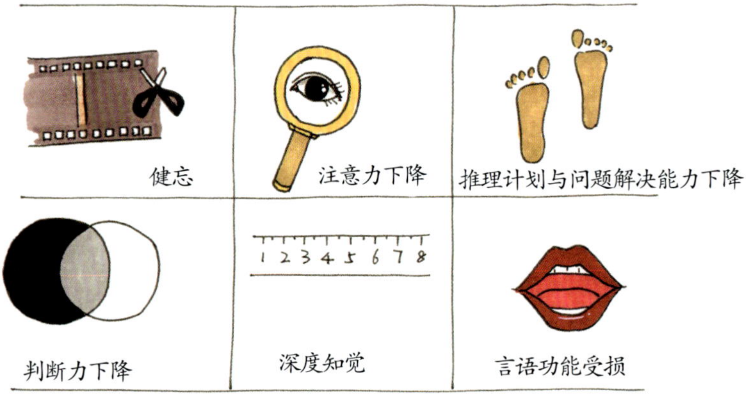

（一）认知功能下降

轻度认知障碍临床表现为记忆力、言语功能、注意力、执行功能及视空间功能的减退，具体领域的概念在上文已经详细阐述过了，下面为您介绍各个领域认知下降的表现。在不同认知领域中，情景记忆能力减退是最主要、最常见的临床表现。其中顺行性遗忘（即很多年以前的事记得清楚，但

当前及之后的事却容易忘记）最为明显，表现为丢三落四、说完就忘、同一问题反复提问、学习新知识困难等。

小故事

李奶奶喜欢和自己的小孙子讲自己年轻时候的故事，过去的人和物都是那么的单纯和美好，过去的时间很慢，发生了很多难忘的事，仿佛没有任何烦恼。小孙子也喜欢和奶奶讲故事，告诉奶奶今天学习了什么，可是李奶奶却很难记住。昨天小孙子告诉奶奶，在课堂上学习了一首现代诗，李奶奶很感慨现在年轻人的才华，打算和孙子一起学习，但怎样都记不住。

这种情况就是顺行性遗忘，老人很容易记得青中年时期的事，但罹患轻度认知障碍后的记忆却很难形成。

言语功能下降主要表现在物体命名与言语的流畅性方面，如突然叫不上一些物体的名称，或者说话磕磕巴巴。注意力的损害主要表现在对事物的专注性上，如在看书看新闻时经常走神儿，导致完成一件事所耗费的时间增加。执行功能减退主要表现在多件事的计划、安排上出现了问题，导致手忙脚乱、经常出错、效率下降。视空间能力下降主要表现在对图案、图形的处理与记忆出现问题，也表现在画图能力下降、对图形图案的记忆出现较大的偏差。

知识窗

除了轻度认知障碍导致的认知功能下降，也应当警惕一些常见老年病对认知功能的影响。高血压会引起脑动脉硬化和毛细血管病变，进而影响大脑代谢，导致细胞死亡和认知下降。高脂血症会增加血液黏稠度、加速脑动脉硬化的发生，增加血管性认知障碍的风险。糖尿病也是轻度认知障碍的危险因素，研究发现糖尿病会引起大脑白质纤维病变，进而引发认知障碍。

另外，应当警惕嗅觉损伤与走路时的脚步变慢等异常的变化，研究已经证明以上因素是轻度认知障碍、阿尔茨海默病的发病风险因素。

（二）情绪与生理问题

尽管轻度认知障碍主要损伤的是认知能力，但因此产生的情绪问题也不容小觑。部分老年人会因为自身能力下降而感到悲伤和自责，长期处于这种状态容易出现焦虑、抑郁情绪，不仅会影响身心健康，还会导致疾病的发展。临床研究发现，轻度认知障碍患者或多或少都出现了睡眠障碍，而抑郁、认知问题、服用抗抑郁药物及大量饮酒等问题都与患者的睡眠障碍相关，且以抑郁等情绪问题最为常见。很多老年人会因为生活变得难以计划、记忆力下降而心情变差，出现抑郁情绪、焦虑状态及易激惹，严重者更会发展为焦虑症、抑郁症等严重的心理疾病。这时候家人应当耐心与老人交流并进行开导，了解老人的想法与当前状态，有条件的情况下可以寻求医生或者专业心理咨询师的帮助。

小故事

李奶奶刚过完60岁生日，但生日宴上的她似乎并不开心。虽然在家人面前没有表现出来，但她却把原因在与好朋友的通话中一五一十地说了出来。她告诉自己多年的老友，最近记忆力特别差，感觉脑袋空空的，每过一天都会觉得自己越来越没用，担心自己被家人嫌弃，成为家人的负担。近日来，李奶奶甚至晚上睡不着觉，非常担心自己生病，时刻紧张，手心出汗，难以平静，不敢将自己的情况说给家人，每天生活在紧张和焦虑中。

李奶奶的这种情况就是没有正确认识疾病而导致的，从而产生了失眠、情绪低落与焦虑的状态。避免这种情况的最好办法就是和家人诉说自己的状态，不以生病为耻，树立正确的观念，并且积极地调整心态与作息。

（三）日常生活能力下降

有轻度认知障碍的老人同时处理多件事务的能力会有所

下降，经常丢三落四，忘记刚刚计划好的事情。虽然，一般情况下对生活与自理能力影响不大，但如果出现忘记关煤气、忘带钥匙、忘记密码等行为时，便要警惕存在的安全隐患。

（四）神经影像学表现

轻度认知障碍在神经影像学上的表现主要分三个方面，一是葡萄糖代谢的降低，二是毒性蛋白在特定区域的沉积，三是特定区域脑组织的萎缩。医学研究发现，海马是代谢下降最严重的区域之一。按照疾病发生发展的过程，毒性蛋白的沉淀会逐渐增加，毒性蛋白在大脑区域中的沉淀会造成脑结构的破坏以及功能的损伤，而对这种毒性蛋白的沉淀的检测也是一种十分有效且常用的诊断阿尔茨海默病，或者判断其风险的手段。

知识窗

这里提到的毒性蛋白主要为 β 淀粉样蛋白（Aβ ）与 tau 蛋白两种。

Aβ 是大脑中产生的老年斑的主要成分，这种二聚体是最小的突触毒性物质，是阿尔茨海默病的主要病理表现之一。

tau 蛋白的异常磷酸化导致的神经纤维缠结也是阿尔茨海默病的主要病理表现之一。

在临床影像学上，头部结构磁共振成像检查显示轻度认知障碍患者的海马、内嗅皮层萎缩明显，而且海马萎缩的程度预示病程进展。海马萎缩得越明显，遗忘的症状越明显，发展为阿尔茨海默病的风险就越大。

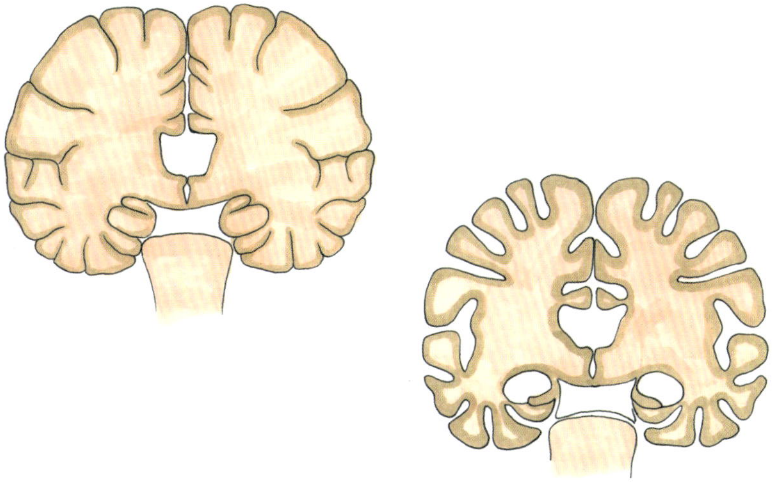

知识窗

阿尔茨海默病早期的重要表现就是海马萎缩，而内嗅皮层病变是阿尔茨海默病临床诊断中最早出现的病理学指标。

海马和内嗅皮层是人类和部分脊椎动物的大脑组成部分。人类和其他哺乳动物有两个海马，大脑两侧各有一个，内嗅皮层在与海马接近的位置，这两个大脑区域在记忆巩固及空间记忆中起着重要作用。

在阿尔茨海默病和其他形式的痴呆病程中，海马和内嗅皮层是大脑中最早受损的结构，因此记忆功能受损也是各种痴呆症最先出现的症状。

三、轻度认知障碍的诊断

及时、正确、有效地诊断对于轻度认知障碍（MCI）的干预而言是非常必要的，上文中也提到，越早的干预效果越好，切勿将一切认知功能的下降归咎于“年龄大了”，这很可能令老人错失最佳的干预时机。当老人频繁抱怨自己的记忆力越来越差时，就应当引起家属的注意了。为了帮助潜在患者及家属了解疾病诊断的相关知识，接下来的内容中将介绍目前国际通用的轻度认知障碍诊断方法与标准。

轻度认知障碍诊断标准最早于1999年由彼德森（Peterson）教授等人制定。具体包括：有记忆减退的主观感受（特别是由家属或其他知情者证实）、存在客观记忆损害、一般认知功能正常、日常生活能力正常、没有痴呆。此标准主要针对遗忘型轻度认知障碍。

《2018中国痴呆与认知障碍诊治指南》（以下简称《诊治指南》）诊断标准如下：

（1）患者或知情者报告，或有经验的临床医师发现认知的损害。

（2）存在一个或多个认知功能域损害的客观证据（来自认知测验）。

（3）复杂的工具性日常能力可以有轻微损害，但保持独立的日常生活能力。

（4）尚未达到痴呆的诊断。

《诊治指南》中建议的诊断流程有：

（1）依据患者的认知功能和生活能力（最好有神经心理学证实），根据 MCI 的诊断标准（见上述诊断标准）做出是否是 MCI 的诊断。

（2）如果是 MCI，结合认知评估结果，根据损害的认知域对患者进行初步分类，如单域遗忘型 MCI、单域非遗忘型 MCI、多域遗忘型 MCI 和多域非遗忘型 MCI 等，揭示出患者的认知损害特征。如果目前尚不满足 MCI 诊断，建议随访，在 6 个月后或认知功能出现明显改变时再行认知功能检查。

（3）结合 MCI 的起病和发展情况、认知损害特征，有或无神经系统原发疾病、精神疾病（或应激事件）或系统性疾病的病史和体征以及必要的辅助检查，做出 MCI 的病因学诊断。

（4）对于目前诊断 MCI 的患者建议至少随访 1 年，以进一步明确诊断。

《诊治指南》中推荐的临床常用的认知评估工具有：

（1）单独应用简明精神状态量表（MMSE）对 MCI 不敏感，可以联合其他检查以提高敏感度。（A 级推荐）

（2）蒙特利尔认知测验（MoCA）在识别 MCI 时有较高的

敏感度和特异度，可用于早期筛查 MCI。（A 级推荐）

（3）有条件的记忆门诊，推荐尝试使用计算机化的认知功能评估。（B 级推荐）

（4）延迟自由线索回忆（FCSRT）在鉴别 MCI 时有较好的敏感度和特异度，适用于 MCI 的诊断及鉴别。（B 级推荐）

（5）应当对所有 MCI 患者进行总体认知功能或多个认知域的检测，可以根据临床提示进行针对性选择。（C 级推荐）

《诊治指南》中推荐的诊断内容包括：

（1）病史。

（2）体格检查。

（3）神经评估和认知功能评估。

（4）日常和社会能力的评估。

（5）精神行为症状的评估。

（6）体液检测。

（7）影像学检查。

尽管，目前认知评估工具众多，但对于轻度认知障碍的诊断最终需要通过临床医生结合患者及家属提供的临床病史信息辅以检测结果来综合评估，而不能一味依赖单一的某种检查结果进行诊断，除了上述的临床评估诊断工具，还有诸如磁共振成像（MRI）、正电子发射计算机断层显像（PET-CT）等神经影像的检查方式。

人的认知功能需要大脑正常运转来支撑，而正常的功能运作同样能维持大脑的健康，轻度认知障碍并不是单一的生理疾病，而是一个涉及认知、生理及心理的多方面的疾病，因此我们要关注到疾病的各个方面，了解了疾病才能更好地防治，并进一步阻止向阿尔茨海默病的蔓延。

知识窗

文中提到的神经影像学诊断方法主要包括下面两种：

（1）磁共振成像是一种用于放射学的医学成像技术，用于形成身体的解剖学和生理过程的图像。MRI 扫描仪使用强磁场、磁场梯度和无线电波来生成体内器官的图像，可以用来观察大脑功能、结构的改变，以及诊断萎缩、白质病等大脑疾病。

（2）正电子发射计算机断层显像是一种核医学技术，它在单个机架中结合了正电子发射断层显像（PET）扫描仪和计算机断层扫描（CT）扫描仪。通过 PET 获得的功能成像描绘了代谢的空间分布，可以更精确地与 CT 扫描获得的解剖学成像相关联。通常用来检测大脑内的代谢水平与毒性蛋白的沉淀情况。

本册后附脑健康自查方法，方便在家人的帮助下对老人的认知功能进行初步的检查。

符合诊断标准怎么办？

如果老人当前的状态和诊断符合上述标准时，请务必先咨询医生或专业人员，以下提及的干预手段（除药物治疗）

仅用于预防及改善，不可作为治疗手段。

首先，良好的沟通是十分必要的，切记不要使用哄骗的手段将老人带去就医，这样不但会增加老人的负面情绪，还会使老人内心产生抵触心理，从而不愿意接受诊断与治疗。在就医之前，应当提前一段时间向老人潜移默化地说明疾病的负面影响以及早干预的重要性，并使用商量的口吻向老人传达这一切，争取获得老人的同意后再就诊。

其次，向老人传达一种“得病不是一件可耻的事”的观念，就像感冒一样，得了病就要治疗，而且越早治疗效果越好，所受痛苦也会更少。很多老人因为身体的原因，行动能力下降，自我效能感降低，感觉到自己变得“没用”，产生了易怒、脾气暴躁等情绪状态。因此，用态度温和的情感，表达家人的关心是非常必要的。

四、对轻度认知障碍患者的建议

（一）调整不适宜的心态

在前文中我们提到轻度认知障碍在中国 65 岁以上老年人群中的发病率约为 20%，得病并不是一件可耻的事。从另一方面来看，疾病正是身体在向您发出的求救信号——通过得病的方式引起您的重视，提醒您的生活习惯、体育运动、饮食等方面出现了问题。轻度认知障碍的症状都在急切地试图提醒您——您需要在相关专业人员或医生的帮助下找到得病的原因并进行干预，争取早日康复。

（二）关于疾病诊断

很多时候，老人觉得自己不仅记忆力不如以前好了，注意力及执行功能等认知功能也明显下降，这时就认为自己是老年性痴呆或是轻度认知障碍了。这样的主观感受尽管具有一定的参考价值，但无法单独将主观感知的认知下降作为疾病诊断的依据。

请不要轻信一些非正规医疗机构的诊断，很多诈骗团伙利用老年人希望健康的心理，对老年人进行错误诱导，不仅购买了无效甚至有害的保健品，还影响了心理健康，甚至耽误了诊断与治疗的最佳时间。建议您务必要去正规医院或者医疗机构的神经内科进行诊断。

（三）非特异性干预策略

日常生活中，我们很难准确地针对所有可能引起轻度认知障碍的因素进行干预，但可以通过改善老年人的生活习惯，在一定程度上预防轻度认知障碍的发病或改善轻度认知障碍患者的认知、生理与生活状况，这种干预方法就叫作非特异性干预。例如调整饮食结构、优化作息规律、进行体育及认知方面的锻炼等。近期研究发现，经常进行体育锻炼可以有效地干预轻度认知障碍。关于这部分内容请翻阅本系列丛书第三册与第六册。

（四）时刻关注病情

由于轻度认知障碍患者的认知能力会随着时间的推移或改善，或保持，或恶化，因此必须对患者进行连续监测，以便及时地调整干预方案，家属应当配合临床医生完成这一项工作。罹患轻度认知障碍的老人，其计划、执行能力与记忆力降低可能会影响到正常生活，因此根据老人当前的状态制定不同的看护策略就显得十分必要。家属应当注意老人外出时是否携带钥匙与手机、在家时是否关闭天然气或燃气灶及部分有安全隐患的电器。家属有责任保护老人的安全，使其生活在舒适安全的环境中。

（五）多做运动

2017 年美国神经病学学会（AAN）轻度认知功能障碍实践指南提到，临床医生应当建议轻度认知障碍患者进行至少每周两次的体育运动。尤其是有氧运动，它能够增加体内 5- 羟色胺激素的水平，给人带来轻松愉悦的心情，同时维持良好的新陈代谢，还能够带来更好的睡眠体验。

（六）关于特效药

根据美国食品与药物管理局（FDA）最近的报道，目前还没有任何一款针对轻度认知障碍的特效药与保健品，因此特意提醒各位患者与家属，面对市面上吹嘘的偏方或者保健品应当持有谨慎的态度。认知训练干预是有助于改善认知功能的措施，是一种很好的非药物护理的方式。虽然日常注意锻炼脑力也是有效的，但有针对性的训练方案能够更加有效地进行干预。患者及家属在面对市面上的认知训练产品时，应当选择正规科研机构或厂家。

五、脑健康自查

北京师范大学老年脑健康研究中心自成立以来，取得了大量的科研成果，构建起脑健康体检神经心理测评体系、认知训练体系、脑健康体检与训练关键技术平台等，为实现脑健康体检的智能化测评提供了一条行之有效的路径。“上谷健康”微信公众号便是其中的典范，该平台集大脑体检、大脑训练、咨询医生、查看健康档案、获取脑健康知识与资讯于一体，患者不仅可实现主动的脑健康管理，还可与医生专用平台联动，积极提升脑健康水平。

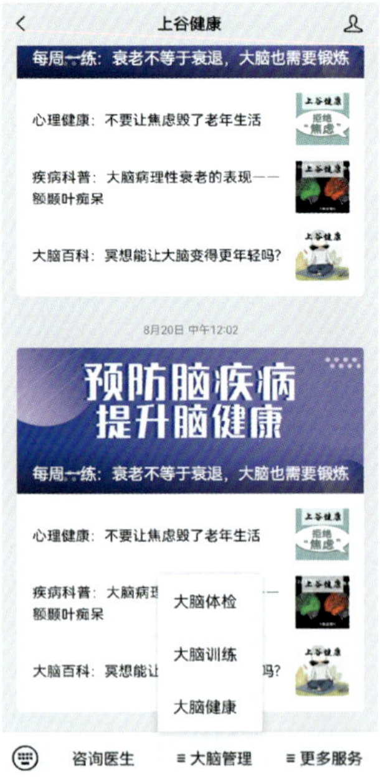
上谷健康
每周一练：衰老不等于衰退，大脑也需要锻炼
心理健康：不要让焦虑毁了老年生活
疾病科普：大脑病理性衰老的表现——额颞叶痴呆
大脑百科：冥想能让大脑变得更年轻吗?
8月20日 中午12:02
预防脑疾病
提升脑健康
每周一练：衰老不等于衰退，大脑也需要锻炼
心理健康：不要让焦虑毁了老年生活
大脑体检
大脑训练
大脑健康
咨询医生
大脑管理
更多服务

老年朋友可使用手机微信关注“上谷健康”微信公众号，并在下方导航栏处点击“大脑体检”进入下一页面，可以看到“大脑认知功能评估”“认知障碍风险自评”以及“心理健康测评”三类不同用途的功能模

块。每完成一项测评，系统都会给出专业的测评报告，为老年朋友详细解读其大脑健康状况，并给出相应的健康促进建议。下面我们就“认知障碍风险自评”为例，向广大老年朋友介绍如何操作。

（一）认知下降自评

点击“认知下降自评”便可进入“主诉认知测评”。该测评反映的是主诉认知情况，即体检者对其记忆力、执行功能、反应速度、视空间能力、言语能力等多项大脑功能的主观感受，系统将根据评测结果开展专项测评。主诉认知下降是痴呆及认知障碍早期的重要表现之一。

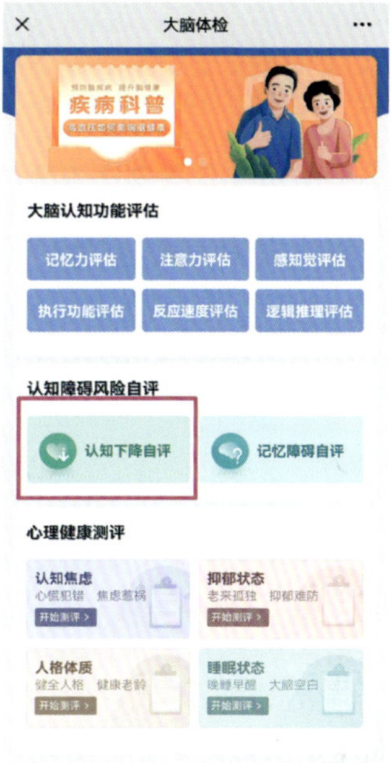

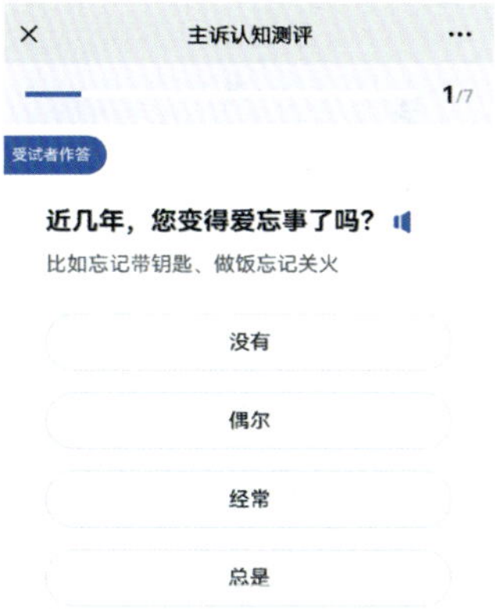

主要内容

主诉认知测评（认知自测 3 分钟）共 7 个题目，每个题目有 4 个选项：没有、偶尔、经常、总是。

使用规范

（1）体检者根据个人情况勾选选项，或者测评人员依照指导语向体检者提问，根据其回答勾选选项。

（2）可点击“上一页”进行返回修改操作。

（3）完成答题后，点击“保存”，完成本测评。

（二）记忆障碍自评

点击“记忆障碍自评”便可进入针对记忆力的专项测评。本测评以图片的形式呈现，采用认知心理学中经典的编码 – 回忆实验方式，能够检测体检者的情景记忆能力，并且不受文化背景的影响，是筛查认知老化和神经退行性病变的敏感指标。情景记忆是大脑最早下降的认知领域，是以时间和空间为坐标对个人亲身经历的、发生在一定时间和地点的事件（情景）的记忆。有关情景记忆的神经影像研究表明，情景记忆与海马、前额叶皮质及两者之间的神经通路密切相关，而海马结构退行性变是轻度认知障碍和阿尔茨海默病诊断的重要标记，前额叶皮质也是认知老化的靶点脑区之一。即使在无症状期，情景记忆表现也是老年人脑功能及脑内 Aβ 和 tau 蛋白病理累积情况的良好外显指标，因此进行情景记忆筛查是非常重要的。

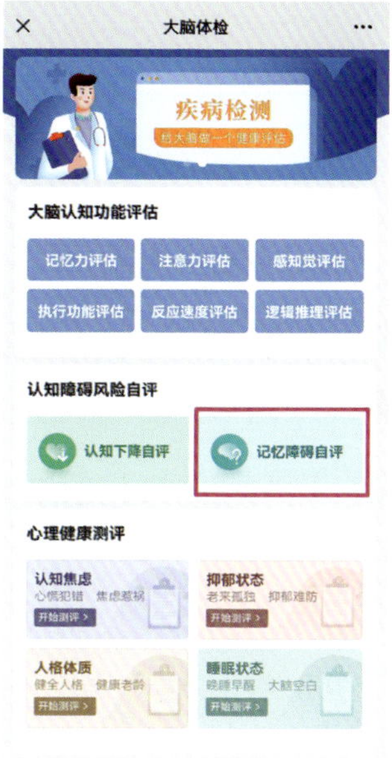

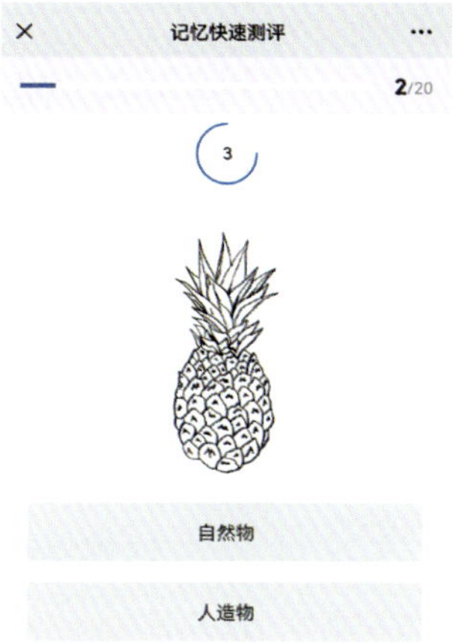

主要内容

本测评包括演示阶段、编码阶段和再认阶段。演示阶段以动画形式说明编码和再认阶段的操作规则。编码阶段呈现图片，体检者判断图片是自然物还是人造物。再认阶段会呈现编码阶段出现过的图片及一些没出现过的图片，体检者判断图片是否出现过。

使用规范

（1）演示阶段：点击“查看演示”，系统将演示如何操作。若体检者尚未清楚规则，可在演示结束后点击“看一次”，进一步熟悉规则。

（2）编码阶段：正式开始本次测评后，屏幕上将一张一张地呈现图片，体检者判断图片是自然物还是人造物，并点击相应选项。

（3）回忆阶段：体检者判断所示图片之前是否出现过，依次勾选，完成本测评。

注意事项

（1）本测评第一阶段为判断图片中出现的是人造物或是自然物，每个图片会强制停留 4 秒。

（2）本测评第二阶段为判断图片之前是否出现过，每题时间没有限制，以答题者回答的快慢为准。

老年脑健康系列科普读物

老年性痴呆的诊疗与护理

第5册

总主编　张占军
主　编　卫东锋

中医古籍出版社
Publishing House of Ancient Chinese Medical Books

图书在版编目（CIP）数据

老年性痴呆的诊疗与护理 / 卫东锋主编．— 北京：中医古籍出版社，2022.3

（老年脑健康系列科普读物 / 张占军总主编；五）

ISBN 978-7-5152-2206-6

Ⅰ．①老…　Ⅱ．①卫…　Ⅲ．①阿尔茨海默病—防治—普及读物　②阿尔茨海默病—护理—普及读物　Ⅳ．① R749.1-49 ② 473.59-49

中国版本图书馆 CIP 数据核字（2021）第 014543 号

老年性痴呆的诊疗与护理

卫东锋　主编

策划编辑　郑　蓉
责任编辑　张凤霞
文字编辑　李美玲
封面设计　王　磊
插　　图　宋晓溪
出版发行　中医古籍出版社
社　　址　北京市东城区东直门内南小街 16 号（100700）
电　　话　010-64089446（总编室）010-64002949（发行部）
网　　址　www.zhongyiguji.com.cn
印　　刷　宝蕾元仁浩（天津）印刷有限公司
开　　本　710mm×1000mm　1/16
印　　张　4
字　　数　41 千字
版　　次　2022 年 3 月第 1 版　2022 年 3 月第 1 次印刷
书　　号　ISBN 978-7-5152-2206-6
定　　价　198.00 元（全 7 册）

序一

立美求真，优雅老化

耄耋之年，于时间中，期许后学协同共筑有思想的研究工作；于时间性，冀望人自然化、生命求真；本立道生，任我淡泊度余生。以家国情怀，愿殉国家之急，穷尽自身所学，多做有益人群、社会，维护生命健康的事业。

作为老年学的医生要关注积极老龄化，老龄问题之关键在养老，养老之关键在养脑。脑为中枢神经系统的重要组成部分，主宰着心灵与身体的自然联结，与是否成功老化密切相关。对于病因复杂、病程漫长、损伤后难以逆转的脑部疾患，弘扬中医学“上工治未病”的原创思维，防患于未然，为医治之首选良策。预防为主，防治结合，不仅是国家治理环境的方针政策，也应是老年人维护自己身心健康、敬诚生命之美的智慧之举。

张占军教授组建的北京师范大学的协同创新团队，在“十四五”开局之年编写了这套“老年脑健康系列科普读物”。

这套丛书的构思源于北京BABRI老年脑健康促进计划十余年耕耘积淀，以及未来脑健康事业的迫切需求，收集整理脑健康知识，将痴呆防治多层次、多维度的百科知识面向社会普及推介。希望本套丛书能够助力我国老年脑健康事业发展，助力老年朋友优雅地老去，生命之树常青。

现如今，中国老年人的健康问题并不乐观，患有一种以上慢性病的老年人口比例高达75%，失能和部分失能人数超过4000万，痴呆患者超过1000万,预计到2030年将达到2220万。与此同时，我国心理、精神疾病的患病率亦呈上升趋势，老年人孤独感、抑郁症、焦虑症等精神疾病患病人数均明显增加。因此，从老年人自身出发加强脑健康与心理健康，做好健康教育宣传工作尤为关键。当今已是东学西学文明互鉴、科学人文融合互动的新时代，中医药学具有科学人文双重属性，是善于吸纳古今中外一切科技成果与人文进化成就的学科，结合高概念数字化信息守恒定律及脑科学等前沿科学哲学与技术方法学，推进积极脑健康，不断服务于老年朋友。人老了多思念，生活积淀的经验是可贵的，必然涉及思想、反思、纯思、向思、深思等。首先是思想，你想什么，怎么想，用什么方法想，系统反思，向思能旨，决定着生命的朝向和心灵境界。我敬仁德中和无朴纯素，守静笃，护正气。通过积极的、铸就“诚”的理念追求自信自觉、自我慰藉，活得明白些。期许老年朋友们实现健康老龄化，多做有益工作。

古贤哲言："大德曰生。"孝敬老人，就是尊重自己的未来，就是尊重民族的未来。我国已进入老龄化社会，让老年人老有所养、老有所依、老有所乐、老有所安，提升老年群众的获得感、幸福感和安全感，关系着社会的和谐与稳定。我国老年人群拥有社会历史的经验和中国大成智慧的体悟，对中华文明延续意义深远。若通过积极预防，增强大脑耐力，则可使老年群体扬长避短，助力和发展银发经济，成为当今国家社会发展之栋梁。

书稿已成，邀我写序，感谢张教授对我的信任与鼓励。崇仁德，重教化，师承之情，爰不揣浅陋而为之序，谨志数语，乐观厥成，立美求真、优雅老化。

中央文史研究館館員　王永炎
中国工程院　院士
壬寅仲春　时年八十三岁

序二

人脑是已知宇宙中最复杂的结构之一。脑科学的深奥，使广大群众尤其老年群体，对脑科学知识的了解太少，缺乏保护大脑健康、预防脑病的知识。我时常想，如果能有一套既能保证科学性与权威性，又能做到通俗易懂的脑健康科普读物提供给他们，那该多好啊！

当收到北京师范大学张占军教授的邀约，嘱我为其主编的脑科学科普丛书写序，我难掩兴奋之情并欣然答应。带领北京老年脑健康促进计划（Beijing Aging Brain Rejuvenation Initiative，BABRI）的张占军教授和我感同身受，意识到我国老年人群脑科学科普教育一直存在这样一个巨大缺口。他果断付诸了行动，将这样一套我向往已久的新书奉献给读者。

这套老年脑健康系列科普读物，是依托北京师范大学认知神经科学与学习国家重点实验室的科学家团队，结合北京老年脑健康促进计划的实践基础编写而成。全套书籍共 7 册，从对大脑的基本知识介绍（第 1 册）切入，内容涵盖痴呆的发展全过程，症状从无到有、从轻到重，各个阶段的应对与

防治策略介绍（第 2 ～ 5 册），以及大脑的康复训练和中医药调理（第 6 ～ 7 册）。全书系统全面，为脑健康全周期管理提供了丰富而简明的知识框架体系。

更为难得的是，这是一套非常适合我国普通老百姓阅读的科普读物，整套书籍采用了通俗化的表述方式，尽量避免了专业性术语的大量堆砌和晦涩难懂的文字的使用，用浅白的语言传递精深的科学知识。本套读物将会为广大老年群众提供重要的脑健康知识补充，帮助大家有效地提升自身及家人的脑健康水平。“千淘万漉虽辛苦，吹尽狂沙始到金。”虽然这套读物编撰过程比不上大部头的鸿篇巨制，但集系统、权威、通俗等诸多优点于一身，一定能经得起时间的磨砺与群众的检验，成为老年朋友们非常乐意捧在手中的科普读物。

随着中国人口老龄化程度的加深，高龄老人的比重不断增加，中国老年人健康问题成了党和国家高度关注的问题之一，国家相继出台和实施了一系列重点关注老年群众的重要举措，以促进老年人有尊严有质量地生活。习近平总书记曾经反复强调：“积极应对人口老龄化，构建养老、孝老、敬老政策体系和社会环境，推进医养结合，加快老龄事业和产业发展。”

2017 年 3 月，原国家卫计委联合 13 部门印发《“十三五”健康老龄化规划》，系统提出了积极老龄化和健康老龄化的概念，动员一切社会力量，在社会支持和保障下，助力每一位老人都能成为无疾病和残疾、身体和心理功能正常、积极参

与社会活动的“新老人”。而“新老人”的最显著标志就是坚持终身学习、精神世界丰富、认知功能良好、生活优雅幸福。我们年轻力壮时都是中国特色社会主义建设的参与者和见证者，老了还要继续努力，主动接受健康教育，掌握健康主动权，特别是增强脑健康管理的意识与知识储备。

最后，希望本套读物能够被众多的老年朋友传阅学习，为更多家庭带来健康与希望！

中国科学院院士

国家神经系统疾病临床医学研究中心主任

2022 年 2 月

目录

一、老年性痴呆早筛查早诊断

老年性痴呆又称为阿尔茨海默病（Alzheimer's disease，AD）。依据美国国立精神病、语言交流障碍和卒中研究所－老年性痴呆及相关疾病学会（NINCDS–ADRDA）或美国国立老化研究院－阿尔茨海默病协会（NIA–AA）发布的修订版 AD 诊断标准，可将 AD 分为 AD 临床前阶段、AD 源性轻度认知障碍（MCI）和 AD 阶段。

（一）老年性痴呆的临床表现

1. 初期——AD 临床前阶段

AD 临床前阶段是老年性痴呆的最早阶段。在这个阶段患病的老年朋友们仅有极轻微的记忆力减退，主诉甚至没有任何临床上的认知障碍表现，因此不必太过恐慌和担心。

2. 发展期——AD 源性轻度认知障碍阶段

AD 源性轻度认知障碍阶段是老年性痴呆的发展阶段。在这个阶段患病的老年朋友们记忆力会变得有点差，记忆力轻度受损，学习和保存新知识的能力下降，注意力、执行能力、语言能力和视空间能力也可能会稍稍变差，出现轻度受损，但不影响基本日常生活能力，达不到痴呆的程度。第四册书籍中已有介绍。

3. 最终——AD 阶段

AD 阶段是老年性痴呆的最终阶段。在这个阶段患病的老年人会出现记忆力受损和行为的异常，且影响日常生活能力。根据对事物认知损害的程度可以将老年性痴呆大致分为轻、中、重三度。

（1）轻度：这个阶段的主要表现为记忆障碍。患病的老年人首先会出现近期记忆减退，表现为能记清过去的事情，但是对几分钟前发生的事情却记不住，除此之外还会遗忘日

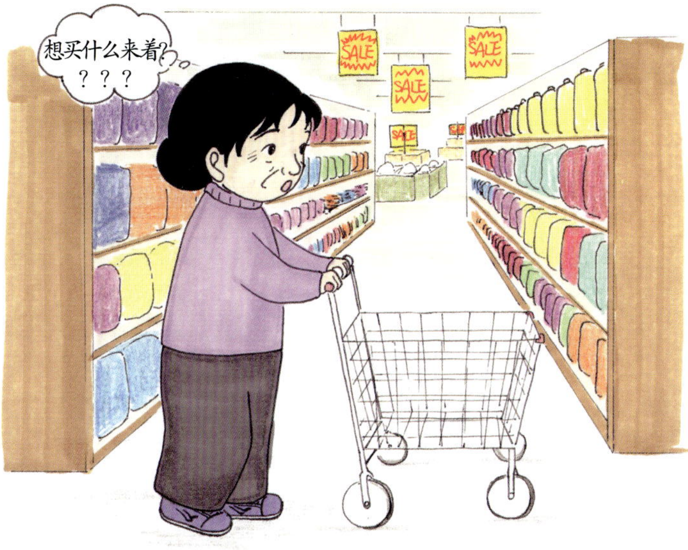
想买什么来着?
？？？
SALE
SALE
SALE

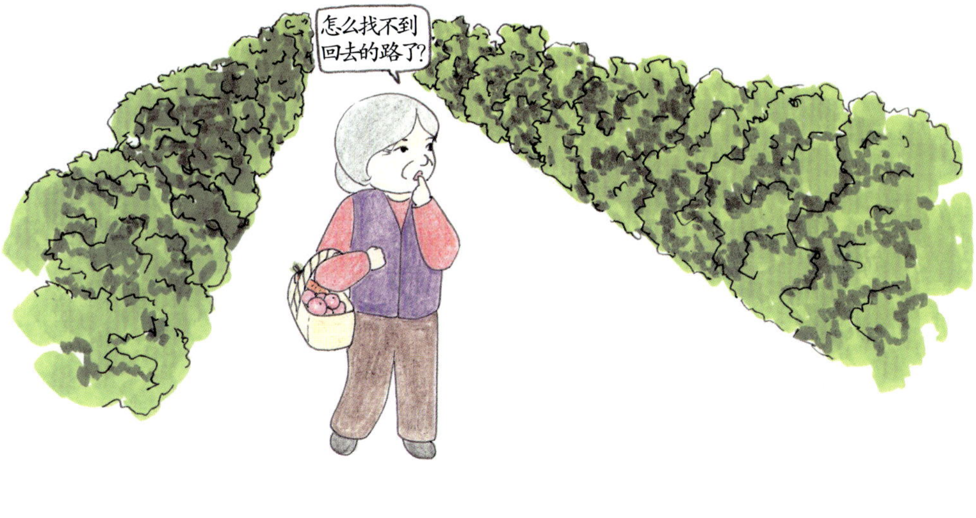
怎么找不到
回去的路了?

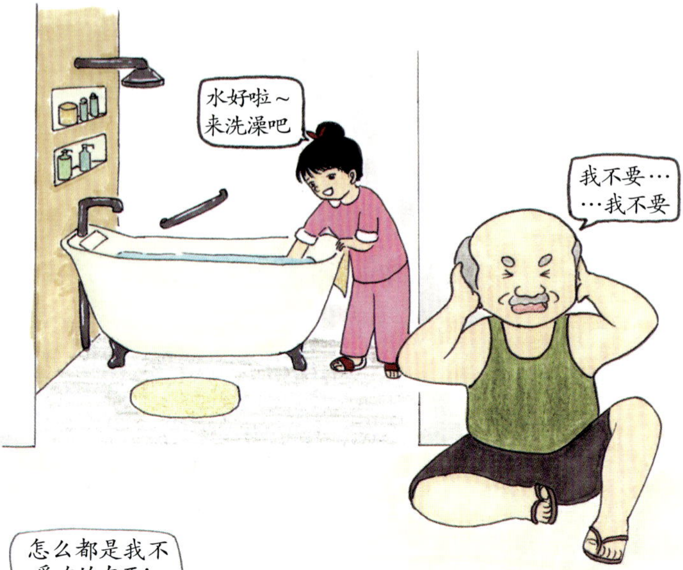
水好啦～
来洗澡吧
我不要…
…我不要

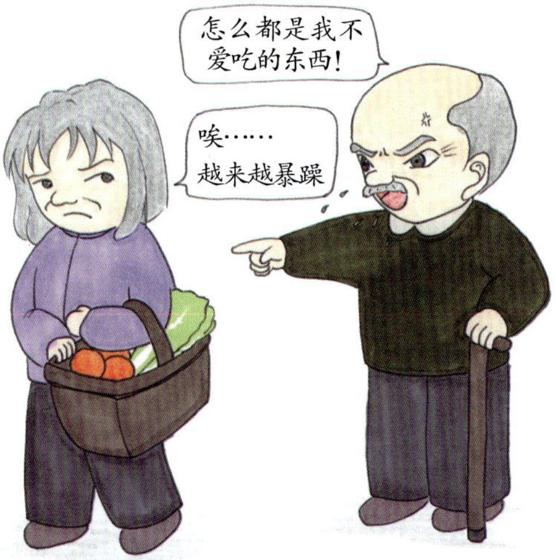
怎么都是我不爱吃的东西！
唉……
越来越暴躁

常所做的事和常用的一些物品。随着病情的发展，患病的老年人还会出现远期记忆减退，表现为对发生已久的事情和人物的遗忘。部分患病老年人还会出现视空间障碍，比如外出后找不到回家的路。另外，面对生疏和复杂的事物容易出现疲乏、焦虑等消极情绪，还会表现出人格方面的障碍，表现为不爱清洁、不修边幅、暴躁、易怒、自私多疑等。

（2）中度：在此阶段，除上述记忆障碍继续加重之外，还会出现工作、学习新知识和社会接触能力减退，特别是对已经学会的知识和技能方面。且逻辑思维、计算能力、综合分析能力减退以及会不停地重复相同的话语。并且伴有明显的视空间障碍，如在家中找不到自己的房间；还可能出现语言的运用能力困难（失语）、认识事物发生困难（失认）的状态等。此时患病老年人常有较明显的行为和精神异常，如性格内向的人变得易激惹、兴奋欣快、言语增多，而原来性格外向的人则变得沉默寡言，对任何事情提不起兴趣，出现明显的人格改变，甚至做出如随地大小便等失常的行为。

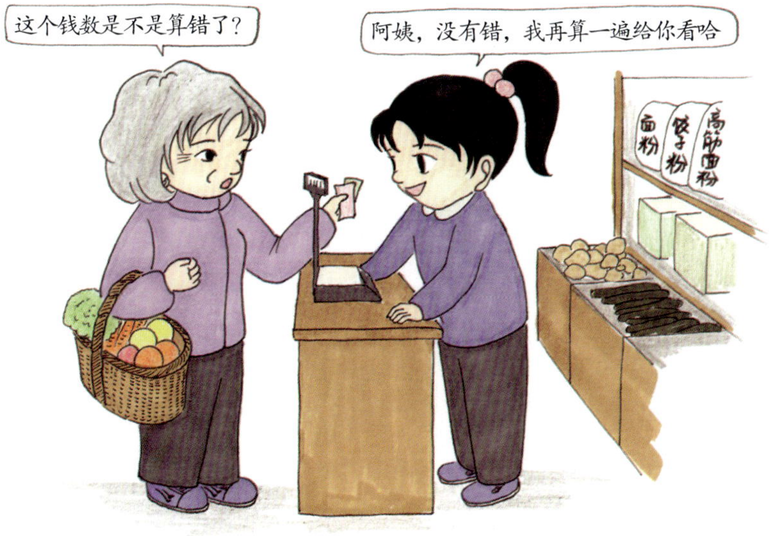
这个钱数是不是算错了？
阿姨，没有错，我再算一遍给你看哈
面粉
饺子粉
高筋面粉

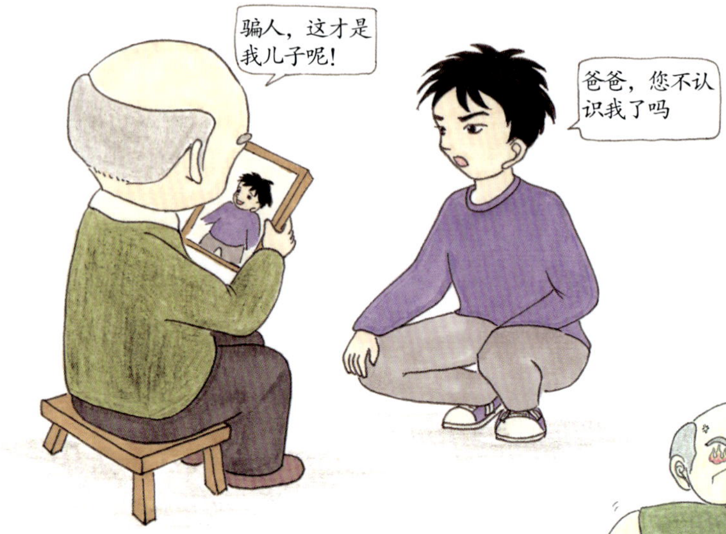
骗人，这才是我儿子呢！
爸爸，您不认识我了吗

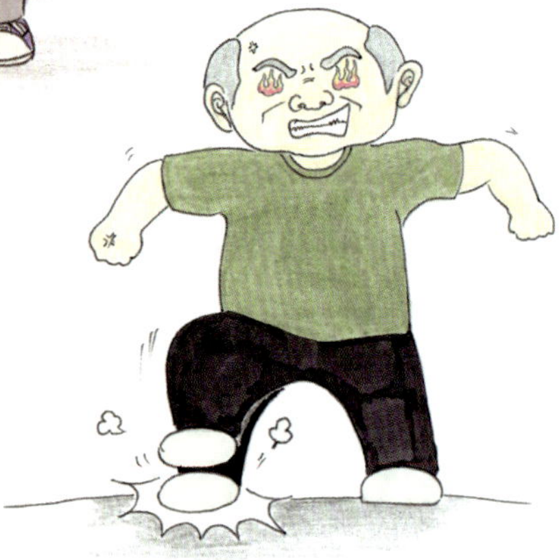

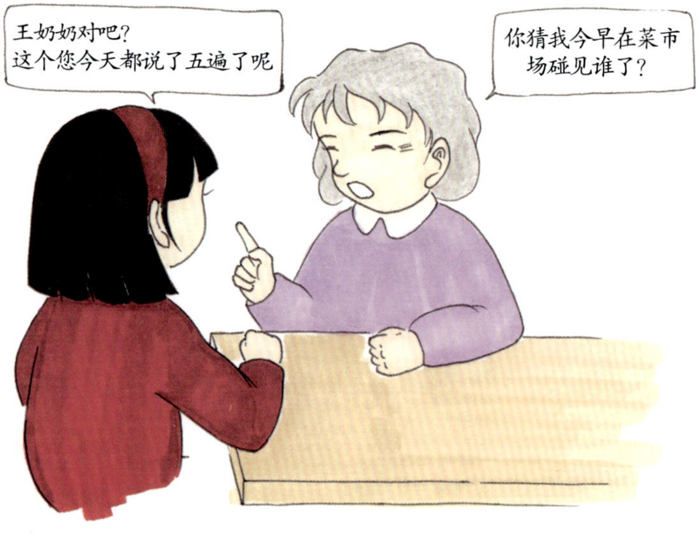
你猜我今早在菜市场碰见谁了？
王奶奶对吧？
这个您今天都说了五遍了呢

（3）重度：这个阶段的患病老年人除上述各项症状逐渐加重外，还会出现情感淡漠、哭笑无常、言语能力丧失以致不能完成如穿衣服、吃饭等日常的生活事项。终日无语而卧床，与外界（包括亲友）逐渐丧失接触能力。四肢出现强直或屈曲瘫痪，大小便功能障碍。此期患病的老年人常会并发全身系统疾病的症状，如肺部及尿路感染、压疮以及全身器官功能衰竭等病症，最终因并发症而死亡。

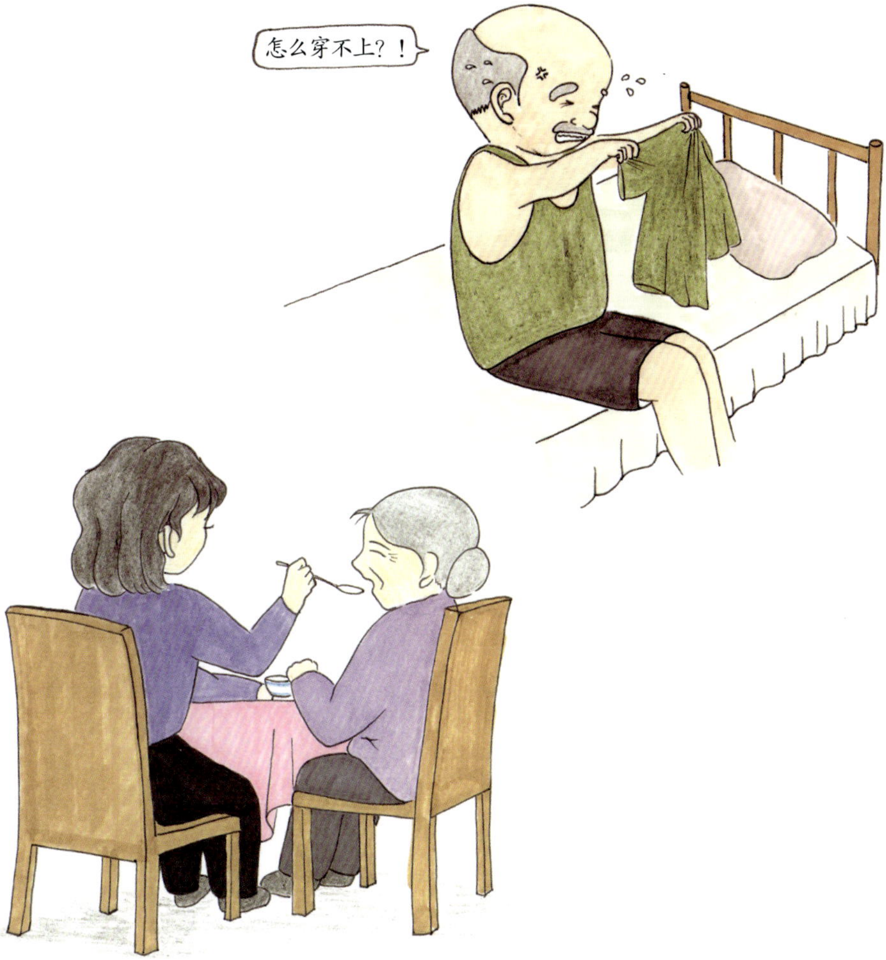

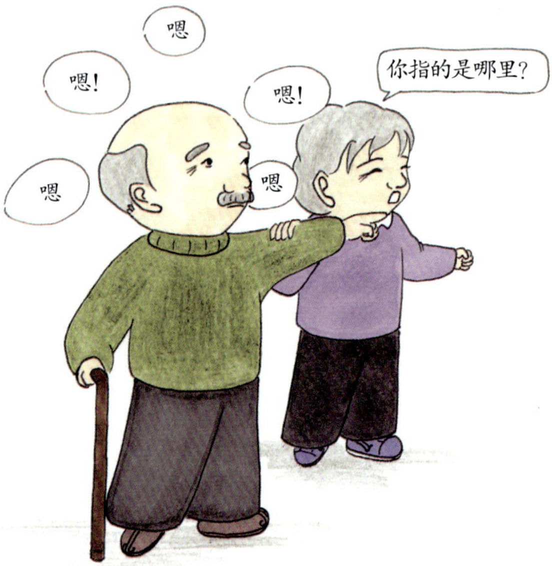
嗯
嗯!
嗯!
你指的是哪里?
嗯
嗯

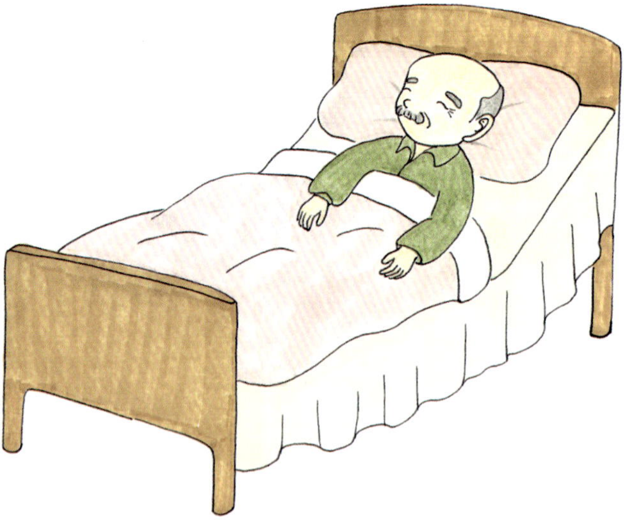

知识窗

老年性痴呆是一种慢性疾病，它不会像中风那样突然爆发，可以简单分为三个阶段：

（1）临床前阶段。没有外显的认知功能的症状，在日常生活中完全可以自理，但可以用某些精密仪器检查出。

（2）轻度认知障碍（MCI）阶段。表现为明显的智能和记忆衰退。

（3）痴呆阶段。早期筛查，则是在痴呆发展到第三阶段将阿尔茨海默病的潜在患者找出，目的是尽早治疗干预，以改善疾病的总体病程，提高患者整体的生活质量。

主要的筛查与诊断手段分为两种：

（1）非生物标志类：国内研究者也有根据实际情况编写《中国痴呆与认知障碍诊断指南》，通常可以识别出患者的第二阶段，也就是轻度认知障碍阶段。

（2）生物标志类：仅限于阿尔茨海默病的筛选。在认知症状显现前，也就是上述提到的第一阶段，我们会通过正电子发射计算机断层显像（PET-CT）等精密仪器，识别脑脊液中的特定生物标志物，可以更有效、更准确、更及时地诊断老年性痴呆。

（二）医生对老年性痴呆发展阶段的诊断

1. 很可能的 AD

（1）核心临床标准：①符合痴呆诊断标准；②起病隐匿，症状在几个月到几年时间内逐渐出现；③有明确的认知功能损害病史；④表现为遗忘综合征（学习和近期记忆下降，伴有 1 个或 1 个以上其他认知域损害）或者非遗忘综合征（语言、视空间或执行功能三者之一损害，伴有 1 个或 1 个以上其他认知域损害）。

（2）排除标准：①伴有与认知障碍发生或恶化相关的卒中史，或存在多发或广泛脑梗死，或存在严重的白质病变；②有路易体痴呆的核心症状；③有额颞叶痴呆的显著特征；④有原发性进行性失语的显著性特征；⑤有其他引起进行性记忆和认知功能损害的神经系统疾病，或非神经系统疾病，或药物过量或滥用证据。

2. 可能的 AD

出现以下任何一种情况时，即可诊断为 AD。

（1）非典型过程：符合很可能的 AD 诊断标准中的第 1 条和第 4 条，但认知障碍突然发生，或病史不详，或认知进行性下降的客观证据不足。

（2）满足 AD 的所有核心临床标准，但具有以下证据：①伴有与认知障碍发生或恶化相关的卒中史，或存在多发或广泛脑梗死，或存在严重的白质病变；②有其他疾病引起的痴呆特征，或痴呆症状可用其他疾病和原因解释。

小故事

卫阿姨今年64岁，是一名退休初中教师。一年前，她自己感觉记忆力减退，日常生活可自理，觉得这只是普通的上了年纪的表现，因此没有过多在意。最近，家人发现其行为异常，经常忘记关水龙头，抽象理解能力差，香蕉和橘子相似处答不出，手表和尺子相似处不能立即答出，“狗吃苹果，苹果吃狗”也不能理解正确与否。

经医院血液检测载脂蛋白（ApoE）基因为 ε3/ε4 型，脑脊液检测 β 淀粉样蛋白、总 tau 蛋白明显增高，确诊为阿尔茨海默病痴呆早期。过了一段时间，智能减退更严重，失去做饭能力且经常勃然恼怒。进一步确诊为阿尔茨海默病。

尽管故事中的卫阿姨最初的症状并没有严重地损害自理能力与日常生活，但却明显降低了生活质量并带来了消极情绪。随着病情的进展，记忆力变差，执行功能下降，言语能力下降，出现多领域认知障碍的表现。老年性痴呆应当及时咨询专业人员或临床医生，并尽早确诊、干预，防止病情进一步恶化。

（三）NIA-AA 诊断标准

美国国立老化研究院（NIA）和阿尔茨海默病协会（AA）发布了阿尔茨海默病最新诊断标准。NIA-AA 标准对于认知域损害的界定更为宽泛，AD 源性痴呆的临床诊断标准需要任意两个认知域受损即可，记忆损害并不是必需的。

NIA-AA 将 AD 生物标志物分为两类：①反映 Aβ 沉积的标志物——CSF $A\beta_{42}$ 降低或类淀粉样蛋白配体 PET 示踪剂滞留；②反映神经元损伤的标志物——CSF 中总 tau 蛋白（T-tau）或磷酸化 tau 蛋白（P-tau）升高，FDG-PET 或 SPECT（单光子发射计算机断层成像）上葡萄糖低代谢，MRI 显示海马或颞叶内侧萎缩。

分为 3 种层次的诊断：①高度可能（临床标准 +2 类标志物均阳性）；②中度可能（临床标准 +1 类标志物阳性）；③不太可能（2 类标志物均阴性）。

二、全面的专业检查

全面的专业检查是诊断老年性痴呆的重要依据，一般诊断老年性痴呆需要做的常规检查有神经心理学检查、实验室检查、影像学检查等。

（一）神经心理学检查

神经心理学检查需要就诊的老年人在医生的指导下完成，只需要笔和纸，老年朋友们在调查问卷上随指导语进行答题即可完成，不会有任何身体损伤和副作用。因此，就诊的老年朋友们在进行神经心理学检查时不必有任何担心和顾虑。

对老年性痴呆的认知评估领域应包括记忆功能、言语功能、定向力、应用能力、注意力、知觉（视觉、听觉、感知觉）和执行功能七个领域。

临床上常用的量表类型可分为：①大体评定量表，如简明精神状态量表（MMSE）、蒙特利尔认知测验（MoCA）、阿尔茨海默病认知功能评价量表（ADAS-cog）、长谷川痴呆量表（HDS）、Mattis 痴呆量表、认知能力筛查量表（CASI）等；

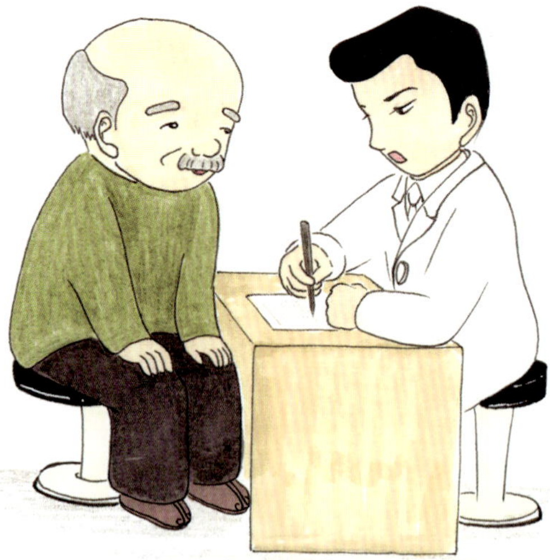

②分级量表，如临床痴呆评定量表（CDR）、总体衰退量表（GDS）；③精神行为评定量表，如痴呆行为障碍量表（DBD）、汉密尔顿抑郁量表（HAMD）、神经精神问卷（NPI）；④用于鉴别的量表，Hachinski 缺血量表。还应指出，选用何种量表以及如何评价测验结果，必须结合临床表现和其他辅助检查结果综合得出判断。

（二）实验室检查

1. 常规血液检查

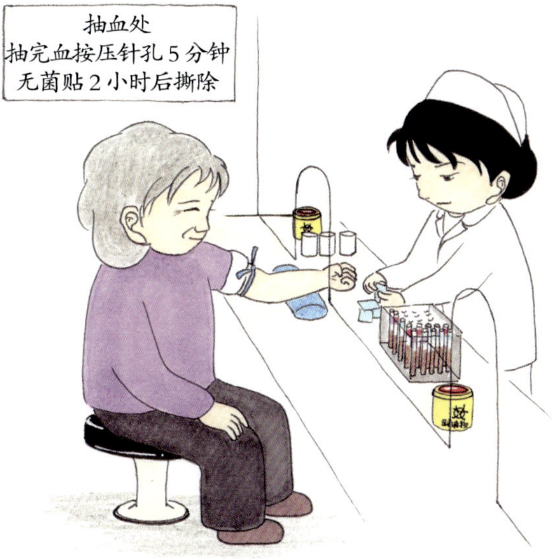

同普通体检抽血检查一样，在这项检查中医生会抽取就诊患者少量的静脉血。这里请注意清晨要空腹去医院进行这项血液检查，防止结果出现偏差。这些血液将主要用于检查影响大脑健康的危险因素，如高血压、糖尿病、高脂血症等相关项目及其他可以导致认知下降的疾病的筛查，包括血常规、生化（肝功能、肾功能、电解质、空腹血糖、血脂等）、凝血功能、叶酸、维生素 B_{12}、甲状腺功能全项、人类免疫缺陷病毒（HIV）和梅毒筛查等检查。

2. 脑脊液检查

脑脊液检查，采取腰椎穿刺术，进而对抽取的脑脊液进行一系列检查。腰椎穿刺术是医学上一种常用的检查手段，技术成熟，就诊的患者不必害怕，需要进行该项检查时放松心态即可。脑脊液检查是从患者腰椎间隙内抽取出脑脊液，用于临床诊断。成人脑脊液约130毫升，每日生成约500毫升，一般留取约5毫升脑脊液做检查。如需做脑脊液检查，在做腰椎穿刺术之前，临床医生会将腰椎穿刺术的适应证、禁忌证及并发症等详情告知患者及其家属，并签署检查同意书。

老年性痴呆的核心脑脊液检查包括 $A\beta_{42}$、T-tau 和 P-tau。AD 患者的脑脊液中 $A\beta_{42}$ 显著下降，T-tau 和 P-tau 明显上升。$A\beta_{42}$ 可以反映皮质淀粉样蛋白沉积的水平，T-tau 反映神经元和突触损伤程度，P-tau 反映 tau 蛋白在中枢神经系统中的磷酸化程度，其与神经纤维缠结形成和病理改变有关。将这三种脑脊液生物标志物联合应用于 AD 诊断，其诊断准确性高于单独应用。

3. 基因标志物

医生通过口腔拭子取患者的口腔黏膜上皮细胞或采取少量外周血进行基因检测，这项检查安全无创，不会对患者的身体造成任何损伤。

AD 可依据其是否与家族发病有关分为家族性（FAD）和散发性（SAD）两种。家族性 AD 多于 65 岁前起病，最为常见的是淀粉样前体蛋白（APP）基因、早老素 1（PS1）基因及早老素 2（PS2）基因突变。散发性 AD 约占 AD 的 90% 以上。目前散发性 AD 肯定有关的仅载脂蛋白 E（ApoE）基因。携带一个 ApoE-ε4 基因可使 AD 患病风险升高 3 倍，携带两个 ApoE-ε4 基因可使 AD 患病风险升高大约 15 倍。

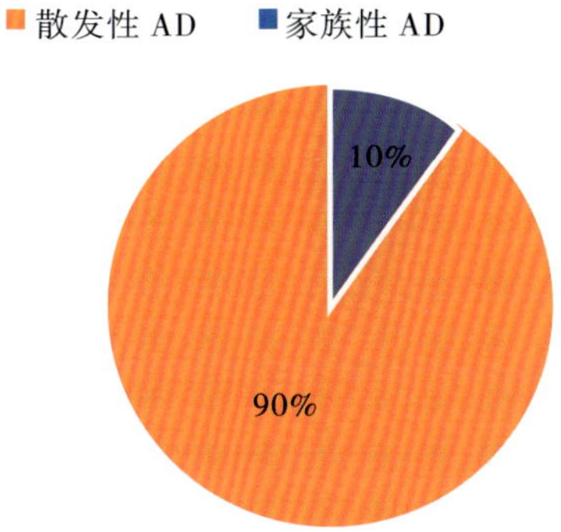

（三）影像学检查

1. 结构影像学检查

影像学检查包括计算机断层扫描（CT）和磁共振成像（MRI），此类检查能够显示脑结构的异常变化。为了排除中风、肿瘤、脱髓鞘疾病等其他可导致认知功能下降的原因，如果已经出现认知功能下降，被医生怀疑是老年性痴呆就应至少常规进行 CT 和 MRI 检查中的一种，进而更好地进行下一步诊断或治疗。高分辨 MRI 可以在 AD 患者还未明显表现出认知症状前即可发现海马结构萎缩。目前将冠状位 MRI 检查显示海马萎缩作为AD患者与正常老年人的区分指标。对于无法进行MRI检查的患者，CT检查可作为替代选择。

知识窗

脑萎缩可由多种原因引起：

1. 脑外伤

脑外伤引起的脑组织损伤可直接造成脑萎缩。

2. 神经系统疾病

如老年性痴呆和其他形式的痴呆症，以及亨廷顿氏病、白斑病、多发性硬化等。

3. 感染性疾病

如艾滋病、脑炎、神经梅毒等。

4. 衰老

衰老也是引起脑萎缩的病因之一，我们的大脑从出生到7岁脑容积逐渐增加，然后到约10岁左右开始出现神经细胞凋亡。

到中年，大脑的某些部分容积开始减小，皮质渐薄，脑室变大。

老化的大脑平均每10年萎缩1.9%。据报道，人在60岁以后，大脑容量每年会减少0.5%到1%。此种类型的脑萎缩并没有有效的治疗方法，仅能够通过积极治疗改善症状。

2. 功能性脑影像

正电子发射断层显像（PET）和单光子发射计算机断层成像（SPECT）可以对患者的大脑代谢情况进行检查，其最常见的检测指标包括糖代谢、耗氧量和血流灌注情况等。

PET-CT 是一种比 CT、MRI 更加先进的技术，可以在临床症状出现前以及脑中发生不可逆的神经元死亡及脑结构萎缩前发现痴呆相关的病理改变（例如脑中的淀粉样蛋白斑块——老年斑），实现老年性痴呆的早期诊断。

^{18}F-FDG-PET-CT 可以在老年性痴呆患者有明显的临床表现之前探测到其局部脑代谢的改变，主要表现为局灶性的顶叶、颞叶葡萄糖代谢降低，因此有助于该病的早期诊断及预测 MCI 到 AD 的转化。SPECT 检查可显示老年性痴呆患者的典型表现为双侧颞、顶叶及扣带回皮质血流灌注对称性下降，多不累及基底节和小脑；在 MCI 人群中，SPECT 也可显示持续的大脑低灌注状态。

3. 分子影像学检查

该检查可以显示活体组织中的细胞和分子代谢过程，靶点包括淀粉样蛋白和 tau 蛋白。淀粉样蛋白 PET 对于排除诊断更加具有意义。对于认知下降的患者，如果淀粉样蛋白 PET 结果为阴性，基本可以排除痴呆的诊断。其中 ^{18}F-AV1451 PET 能够精确结合神经纤维缠结中的 tau 蛋白，并已在临床试验中使用。与淀粉样蛋白 PET 相比，tau 蛋白 PET 的结果与功能性脑影像检查所示的低代谢状态及结构影像学检查所示的萎缩程度更加吻合。

三、常用于治疗老年性痴呆的药物

老年性痴呆的发病原因仍不明确，目前尚无特效治疗药物。因此现在市面上的治疗老年性痴呆的药物，其治疗的主要目标都是改善认知和行为障碍，减缓疾病的进展，或在有可能的情况下防止和延缓疾病的发生。（以下内容仅供参考，如需用药，请赴医院神经内科咨询就诊）

（一）让认知好起来

1. 胆碱酯酶抑制剂

这类药物着重于增加中枢神经系统的乙酰胆碱酯酶的释放。目前，国内外研究且应用较多的药物有：多奈哌齐、利凡斯的明、加兰他敏和我国研制并已上市的药物石杉碱甲。（见表 1）此类药物主要用于轻中度 AD，有助于维持患者认知能力和日常功能的行使。中重度 AD 患者，特别是出现明显行为症状的重度 AD 患者，推荐胆碱酯酶抑制剂与美金刚联合使用。

表 1　胆碱酯酶抑制剂的优点和不良反应

药物名称	优点	不良反应
多奈哌齐（商品名：安理申）	适用于轻中度老年性痴呆	未显示肝毒性，主要为胆碱能作用，如恶心、腹泻、肌肉痉挛和乏力等
利凡斯的明	对于改善日常生活认知行为和综合能力有显著疗效	消化系统症状，恶心、呕吐、食欲不振、消化不良、体重减轻等
加兰他敏	对神经元中的乙酰胆碱酯酶有高度选择性，对 AD 病人的认知力、功能性及行为症状有明显改善	可能出现急性全身发疹性脓疱病或其他较严重的皮肤反应
石杉碱甲片（商品名：双益平、哈伯因）	可逆性胆碱酯酶抑制剂，对痴呆患者和脑器质性病变引起的记忆障碍有改善作用	不明显

2. 谷氨酸能受体阻断剂

代表药物为美金刚，现已用于中晚期 AD 患者的治疗。美金刚具有调节谷氨酸活性的作用，药物不良反应较少，其单一疗法能够改善行为、认知、日常生活及整体功能，且 AD 患者对其有较好的耐受性。美金刚还能有效改善 AD 患者的精神行为症状。虽然它可以缓解 AD 的症状，但是临床试验证明，美金刚对中重度 AD 患者疗效并不确切。

知识窗

痴呆防控建议：

1.从 40 岁左右开始，致力于将收缩压维持在 130mmHg 及以下。

2.鼓励听力受损者使用助听器，并通过避免耳朵遭受强噪声来减轻听力损失。

3.减少对于空气污染和二手烟的暴露。

4.防止头部损伤（特别是从事高风险行业和运输行业的人群）。

5.防止酒精滥用并将每周饮酒量限制在 21 单位以内。

6.停止吸烟并支持身边人戒烟（作者强调这将有益于任何年龄的人群）。

7.为所有儿童提供初等和中等教育。

8.在中年时期甚至老年时期尽量保持积极的脑力、

体力和社交活动。

9. 控制肥胖和糖尿病的发生。

3. 其他类

除以上两大类 AD 主要用药外，临床治疗 AD 还有钙离子拮抗剂、抗氧化性药物、抗炎药物、他汀类、脑血管扩张剂类、神经营养因子等药物。同时一些新兴治疗方法也在进一步研究中。

（二）改善精神症状

很多患者在疾病的某一阶段开始出现精神症状，如幻觉、妄想、抑郁、焦虑、激越、睡眠紊乱等，临床上可给予抗抑郁药物（氟西汀、帕罗西汀、西酞普兰、舍曲林等）和抗精神病药物（利培酮、奥氮平等）来进行治疗。这些药物的使用原则是：①低剂量开始；②缓慢增量；③增量间隔时间较长；④尽量使用最小有效剂量；⑤治疗个体化；⑥注意药物间的相互作用。

（三）中药治疗

老年性痴呆属于中医学的“呆病”“癫症”“善忘”等范

畴，是以呆、傻、愚、笨为主要临床表现的一种神志疾病。

1. 单药或提取物治疗

治疗阿尔茨海默病的中药单药及提取物，主要包括补益类药物、利湿化痰类药物、活血化瘀类药物、平肝息风类药物、开窍醒神类药物，如银杏叶、红景天、天麻、丹参、人参等单味中药及其提取物。目前国际上比较认可的单味中药提取物制剂有银杏叶提取物片及注射液。

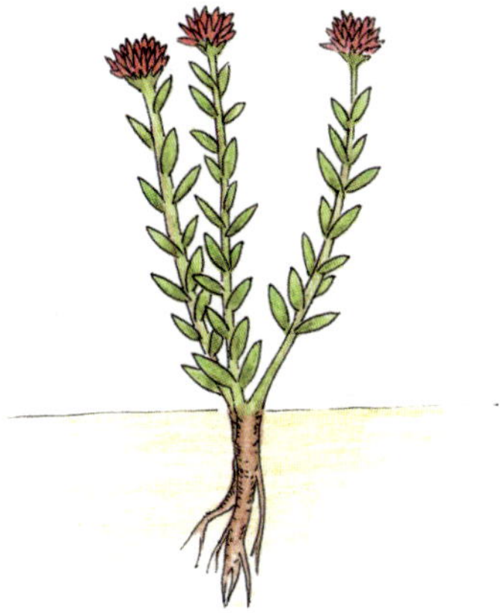

红景天

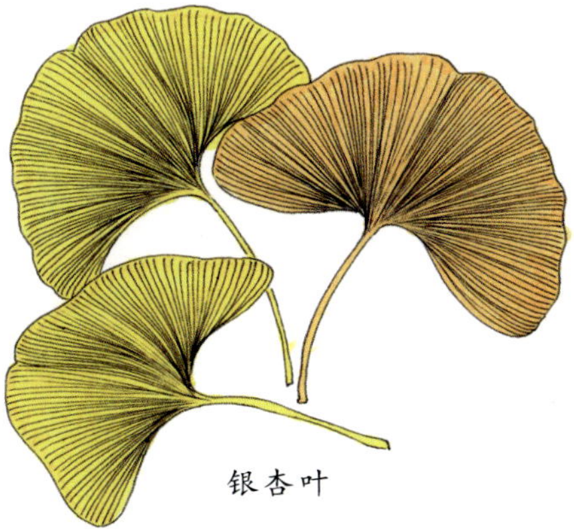

银杏叶

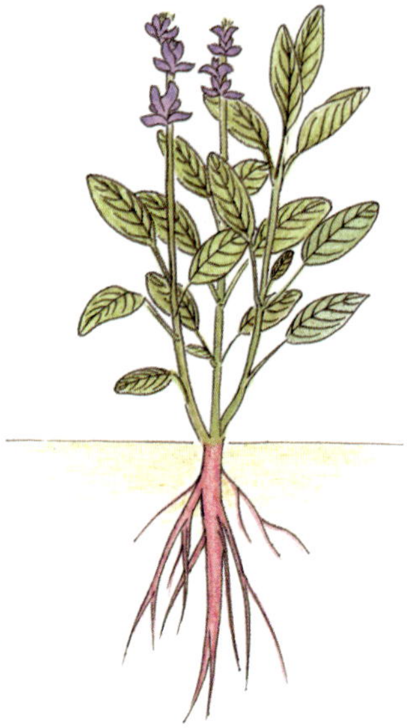

丹参

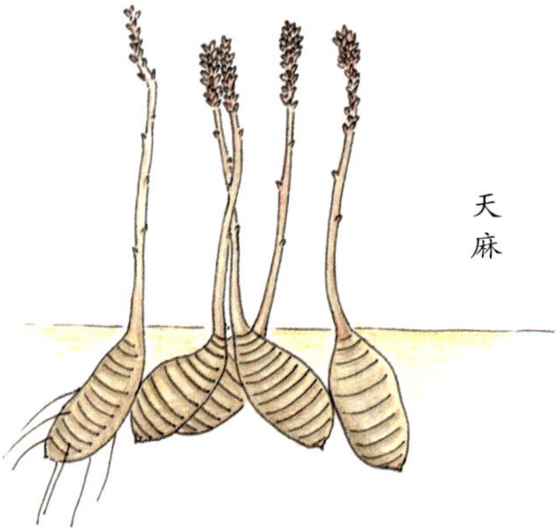

天麻

2. 中药复方治疗

痴呆的病因病机主要为髓海不足、神机失用、痰瘀诸邪内阻，其病位在脑，与肾、脾、心有关。因此中药复方治疗阿尔茨海默病主要通过补肾健脾、化痰祛瘀、醒脑开窍等方法，如用于补肾填精的地黄饮子、补肾化痰开窍的菖蒲益智丸和益智温胆颗粒、补气活血的补气活血汤、安神补脾的温脾益神汤等。

3. 中成药制剂治疗

市面上益智健脑的药物有：灯盏生脉胶囊、参芪益智胶囊、复方苁蓉益智胶囊、健脑丸、健脑补肾丸、抗脑衰胶囊等。

（四）其他治疗方法

目前，老年性痴呆仍缺乏针对病因的有效治疗方法，临床上以改善症状、延缓发展为主要目的。虽然乙酰胆碱酯酶抑制剂对改善患病老年朋友们的日常生活能力和认知能力有积极作用，但其所引发的不良反应，老年患者常难以耐受。因此目前包括认知训练、音乐疗法、运动锻炼等非药物治疗逐渐引起关注，而综合运用这些方法可能会更好地发挥最佳的治疗作用（本套丛书中第四册、第六册中均有详细描述）。

四、确诊老年性痴呆后家人该怎么做

在从事人际交往等社会活动过程中，需要情感、理性、意志三者维持良好的平衡。而AD患者通常无法保持这三者的平衡，控制理性的能力变弱，会直接表达出自己的感情或者采取感情性行为。当然，这些患者自身还保留有一定的判断能力，对于自己做出的一些过分行为也会感到羞愧，因此，AD患者的家人要充分体谅患者心情并正确对待。护理AD患者时，应当尊重患者，尽可能维持患者日常应有的生活质量。因此，居家护理发挥着很重要的作用。轻度AD患者的家人应注意以下几方面。

（一）创造舒适环境

AD 患者适应新环境的能力减弱，陌生环境会使患者产生不安的情绪。因此，在熟悉的环境生活，维持日常的生活节奏对患者病情是相对有利的。鼓励老年人多与熟悉的亲人朋友相聚、多谈其感兴趣的话题、回忆过往美好的时光，可适当地减轻其孤独感。另外，患者及其照顾者都应养成良好的生活习惯。

（二）谨防用药不当

AD 患者多合并许多其他疾病，用药种类多样，如果使用不当易引起中毒，尤其是一些心脏病用药，用之过量会危及生命安全。所以，家中应有专人辅助患者的用药，以防用药不当而导致中毒发生。

（三）防跌伤骨折

AD 多伴有锥体外系统病变，表现为舞蹈症、扭转痉挛、震颤麻痹以及各种各样的共济失调，因此患者站立、行走都会发生困难，并伴有骨质疏松且极易发生骨折，甚者有跌伤头部引起颅内出血等病例，死亡率相当高。日常生活中，应注意家中地板的防滑，规劝老年人勿做个人难以完成的劳作。

上下楼梯一定要有人陪伴和搀扶，雨雪天气老年人应减少外出以防跌伤。

（四）心理调理

家人应关心爱护并尊重患者，在与其沟通时应采取平静的态度，如声调放低、语速放慢、发音清楚；适当地运用表情、肢体语言进行沟通，如微笑、抚摸等。同时，根据老年人不同的心理特征，采用鼓励、暗示、安慰的方法开导老年人。此外，可以请老年人帮忙做些力所能及的事情，并表达谢意，使其感受到“原来我对别人还是有用的”的喜悦感。不要生硬地纠正老年人说错、做错的事情，应当耐心、认真聆听对方说话，事后再告诉他正确的方式。避免立即劝说、命令、斥责，这会增加患者的不安。如在认知障碍患者大小便失禁时，如果不停地对其强调“小便就去厕所解决”等，会使患者感到害怕或者出现逆反心理，伤害老年人的自尊。

知识窗

面对老年性痴呆，我们该如何看待？

1. 预防为先

在重视的基础上，增加前期预防的投入。这些投入并不会花费很多时间，也不会花费大笔的金钱，简单的行为习惯就可以起到很好的预防效果。

我们通过对痴呆症风险因素的把控，调整自己和家人的生活习惯，控制慢性病的发展，预防痴呆症，或者是不让轻度认知障碍发展到中重度痴呆，抑或是减缓病情发展至中重度痴呆的迅速。

2. 积极面对

老年性痴呆并不可怕，虽然目前无法进行治愈，但我们可以通过正面有效的手段减轻疾病对患者、家庭和社会的伤害，因此大家不必恐惧。倘若不幸罹患了老年性痴呆也不必惶恐，积极面对，及时去医院就诊，按照医嘱进行治疗即可。要知道，好的心情对抵御病魔有莫大的帮助。

3. 无歧视的人性化关照

加大对老年性痴呆基本知识的普及。研究表明，随着人们对疾病了解的加深，对这一疾病的耻感会逐渐减少。

因此，无论是健康人、患者还是患者家属，我们都要正确认识该疾病，不要存在不必要的焦虑、羞耻、恐惧。同时，我们要注意自己平时的言行，不在行为和言语上给他人带来负面影响，而是给予更加人性化的关照。

五、中重度老年性痴呆患者居家护理要做到

居家护理需要遵循三个原则：一是尊重并鼓励，承认患者的价值；二是维持现有患者自理能力，延缓病情发展；三是居家养护应掌握患者的健康状态、性格，理解其想法与感受，充分尊重患者。

知识窗

按病情的轻重，老年性痴呆可以分为三个阶段：

（1）早期。主要表现为记忆力逐渐减退、工作能力下降、学习新知识困难、生活中容易与他人闹矛盾。

（2）中期。患者意识出现混乱状态，原已掌握的知识和技能出现明显的衰退，不认识他人和自己，不懂季节变更，情绪幼稚化，但生活尚能自理。

（3）晚期。患者维持基本的简单的生活功能在逐日衰退，终日无语而卧床，与外界逐渐丧失接触能力，梳洗、吃饭、如厕、洗澡等任何事都需要指导和帮助。

上述每个时期，在护理上都有不同的要求，早期阶段注重强化记忆，中期阶段确保患者安全，晚期阶段尽量做到“言传身教”。

（一）日常生活护理

重度 AD 患者不能独立生活，须有专人陪护引导患者合理安排作息，保持日常生活习惯和卫生习惯。加强患者的营养，给予营养丰富又易于消化的食物，防止噎食。在有人陪护的情况下，尽量让患者自己穿衣、穿鞋、如厕，独立完成洗漱、洗澡，并选择穿什么衣服、吃什么菜等。尽量训练其完成力所能及的事情。对于有行为异常的患者，应反复进行强化训练。如老年人有随地大小便现象，家人应掌握患者大小便的规律，定时督促其上厕所。尽量只在必要时给予协助，这一宗旨需贯穿居家护理工作的全过程，这也是防止疾病进一步进展不可忽视的环节。家属护理和帮助太过细致或将所有事情包办，反而会使患者现有的身体机能逐渐退化，加重痴呆的发展。

对于卧床的患者，要做好日常生活护理。要经常给患者翻身拍背，2～3 小时变换一次体位。要定时为患者清洁口腔、洗澡、换衣。患者排尿、排便后要及时处理，保持皮肤的清洁干燥，预防感染。需要注意的是，卧床患者不能使用酒精、消毒剂清洁皮肤，最好用温水。另外可以给患者做一些肢体关节的被动活动，防止关节畸形和肌肉萎缩。

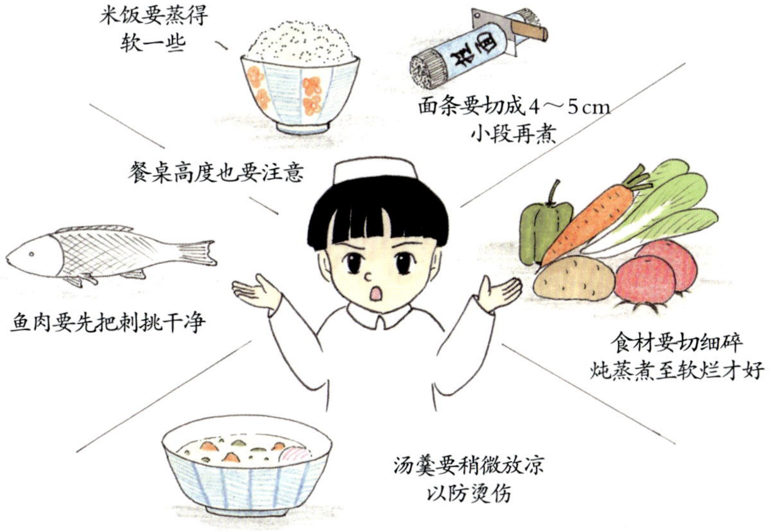

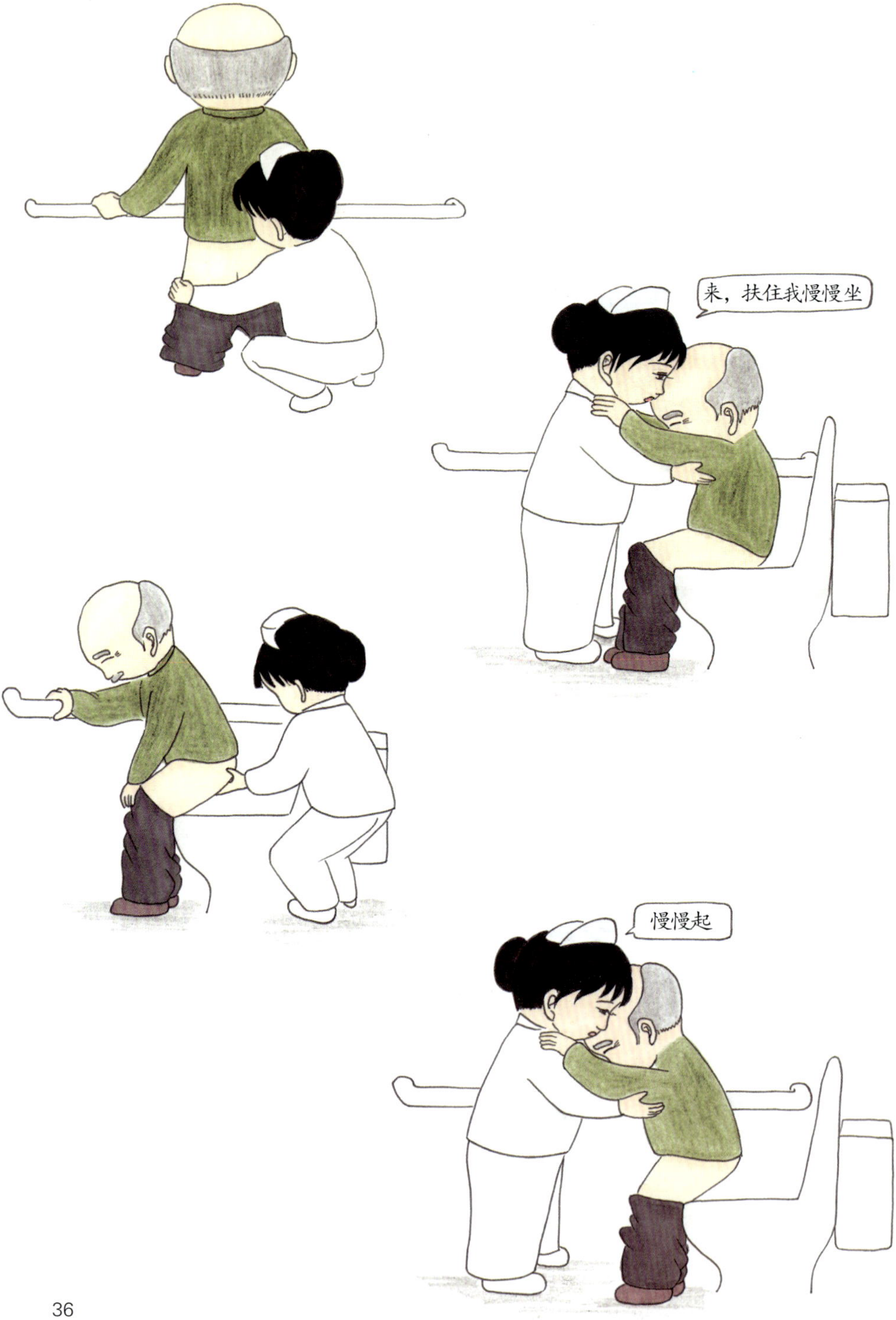
来，扶住我慢慢坐
慢慢起

（二）安全及精神行为异常护理

中重度 AD 患者因缺乏自我保护能力，易发生意外情况，从而降低了患者的生活质量。几乎所有的中晚期 AD 患者均有或多或少行为方面的异常，伤人毁物等发生率较高，且随着病情发展而加重。行为异常严重影响患者本人及家属的生活质量，目前已成为居家护理工作的重点。

中晚期 AD 患者常见的精神行为可归纳为：①攻击行为，包括踢、推、抓、咬、打人，撕东西、破坏物品，骂人或语言攻击等；②身体非攻击行为，包括徘徊不定、坐立不安、重复动作、试图走到其他地方、不恰当处理物品、不恰当地穿脱衣服等；③语言激越行为，包括持续要求帮助或引人注意、重复语言或问题、抱怨、消极待人或待物、尖叫等。要在护理中尽早发现中重度 AD 患者有无精神症状的出现，早发现，早干预，并针对患者的异常行为及影响因素采取相应地护理措施。对中晚期 AD 患者应多关心陪伴，不能用禁止、命令性语言，更不能在患者存在激越行为时将其强制约束，这样做会增加患者的激越行为，使病情加重。可放音乐分散其注意力，或暂时离开其视线范围，暗中观察保护。

中晚期 AD 患者安全护理措施主要包括防跌倒、防坠床、防烫伤、防自伤、防走失等。如果有条件，应给老年人安排一个相对独立固定、安静、舒适的生活环境，尽可能避免搬家。床需加双侧床栏，室内光线要柔和，晚间室内备有壁灯，地面保持清洁干燥、防滑，洗浴间应增加把手和防滑垫。房间布置应简单实用，清除患者所处环境中的危险物品如剪刀、水瓶等。24小时专人护理，家庭主要看护者需了解患者过去的生活习惯和喜好，尽量满足其需要。培养AD患者养成规律的生活习惯，鼓励其多看电视读报纸了解时事、听音乐舒缓心情等。在与患者接触的过程中，使用语调轻柔的鼓励性语言，与其建立良好的关系，取得信任，从而减少激越行为的发生。

防走失的常用方法：

（1）给老年人佩戴专用于老年人防走失的GPS定位器。当老人摁下紧急求助键的时候可以在较短的时间内，用最直接的方式得到帮助。

（2）给老年人做一张联系卡，写上家人联系电话、联系地址等，让老年人随身携带，以便他人及时与家人取得联系。

（3）如果老年人不慎走失，家人一定要在第一时间报警，求助于警方。

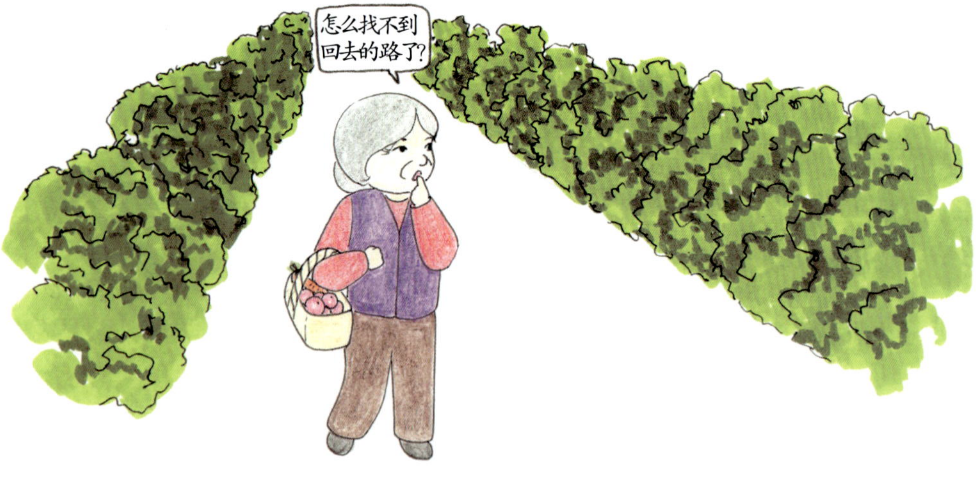

（三）重度 AD 长期卧床患者并发症护理

1. 压疮

压疮又称压力性溃疡、褥疮，是由于局部组织长期受压，发生持续缺血、缺氧、营养不良而致组织溃烂坏死的病症。多发生在无肌肉包裹或肌肉层较薄、缺乏脂肪组织保护又经常受压的骨隆突处。

（1）压疮的好发部位

- 仰卧位好发于肩胛部、肘部、骶尾部、足跟。
- 侧卧位好发于耳部，肩峰，肘部，肋骨，髋部，膝关节的内、外侧，内、外踝。
- 俯卧位好发于头面部、前胸、膝盖、足趾。
- 半卧位好发于尾椎、坐骨部位及足跟。

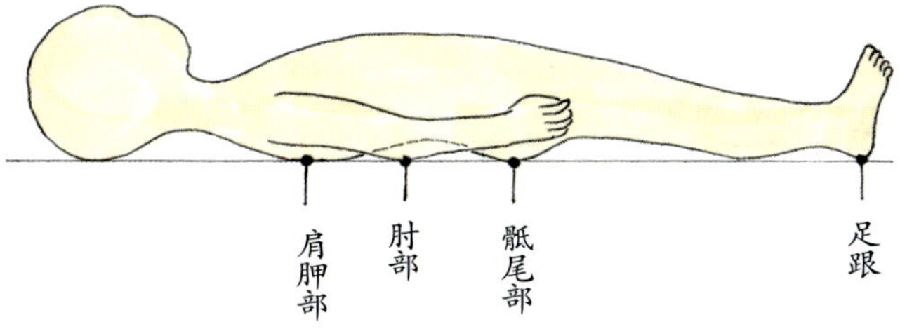

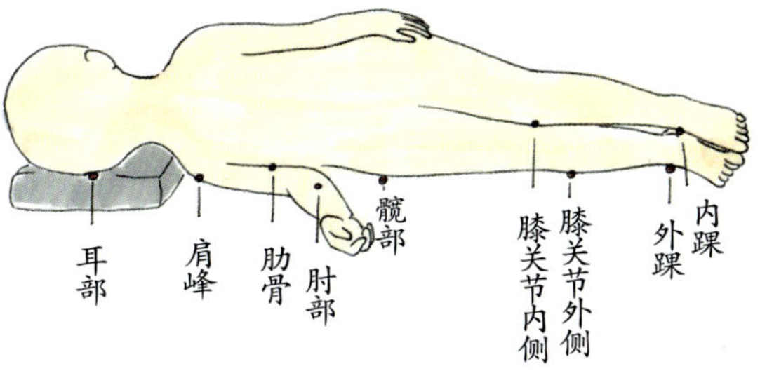

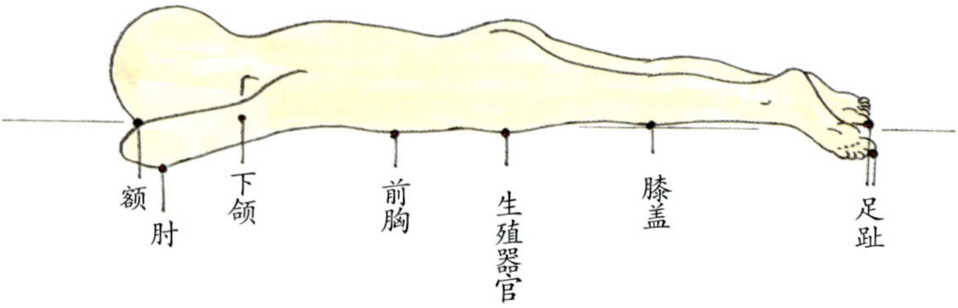

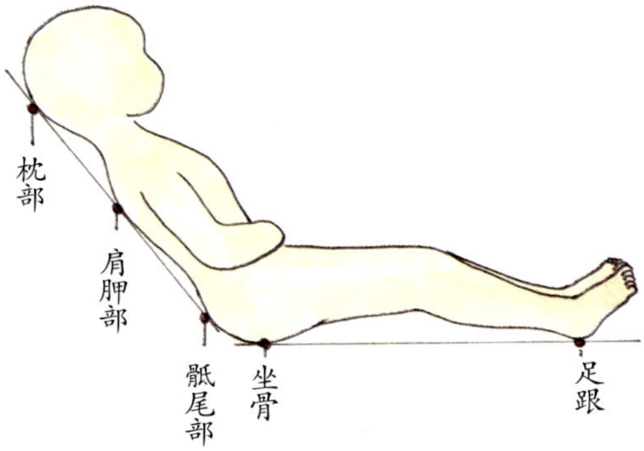

（2）避免压疮的要点

保持床铺平整清洁、干燥、无碎屑；定时督促协助患者更换体位，动作要轻柔，减少拖、拉、拽等动作，避免皮肤某一部位长期受压；有条件者可使用海绵垫、气垫床等，注意观察压疮好发部位的皮肤情况；大小便失禁时，应给予及时清理；当皮肤出现浅表溃烂、溃疡、渗出液多时，应及时到医院接受治疗。

2. 呼吸道感染

保持房间空气流通，每日早晚开窗通风两次。秋冬季节注意保暖，及时添加衣物、被褥等。有咳嗽、咳痰症状的老年人，应监测体温情况，卧床者定时翻身叩背，促进痰液排出。

饮食应清淡宜消化，进食时必须有家人在旁看护，防止呛咳、误吸、噎食等。对不能或拒绝由口进食而保留鼻饲者，需对其家庭护理者给予相关知识的培训，帮助其掌握正确经鼻饲管注食、注药的操作。

经鼻饲管注食、注药的操作要点：①注食之前先注入少量温开水，然后给膳食，最后再用温开水冲管；②两次膳食之间可加用果汁、菜汁、温开水等，以增加患者体内水分；③每次注入膳食前应用纱布过滤，以防鼻饲管堵塞；④膳食和饮料的温度应控制在 38 ～ 40 摄氏度，流经鼻饲管的速度不宜过快，建议每次注入量不超过 200 毫升；⑤每次抽吸鼻饲液后应反折鼻饲管末端，避免灌入空气，引起腹胀；⑥鼻饲完后应用温水冲洗鼻饲管，防止鼻饲液残留变质造成胃肠炎或堵塞鼻饲管；⑦灌注完毕，将胃管末端反折后，用线绳扎紧，纱布包好，整理用物，并做好记录。

3. 尿路感染

每日清洗会阴部，保持局部清洁干燥。保证每日足够的饮水量，养成定时排便的习惯。留置尿管或膀胱造瘘管的患者，应指导陪护人员对其尿道口及造瘘口局部的消毒，观察尿液性状，间歇夹管等。

留置尿管的护理要点：①防止泌尿系统逆行感染，保持尿道口清洁，集尿袋以及引流管的位置应该低于耻骨联合，防止尿液逆流；定时定期更换集尿袋、导尿管（更换周期可咨询患者主治医师）。②保持留置导尿管通畅，妥善固定导尿管，防止导尿管及连接管扭曲折叠，观察尿液引流情况。③及时放出集尿袋中尿液，观察并记录24小时引流尿液的颜色性状和量。

六、选择养老护理机构考虑这些才可以

小故事

刘大爷今年75岁，金大妈今年73岁。两年前，刘大爷患上了老年性痴呆。两年间，刘大爷从最初的忘东忘西、丢三落四，发展到了不识方向、迷路的阶段，但所幸金大妈身体健康，能够无微不至地照顾刘大爷。但祸不单行，金大妈半年前被查出患有重度肾衰竭。半年来，金大妈和刘大爷一直往返在医院和家之间。但最近金大妈的病情迅速恶化，最终还是离开了。在金大妈去世的那一刻，刘大爷一个人坐在床旁的凳子上抹眼泪说：“你走了，我可怎么办啊。”

刘大爷的困境也是当今社会存在的很现实并急需解决的问题，而养老机构能够很好地解决这一问题，为老年人晚年生活提供一个良好的生活环境和安全保障。

选择养老护理机构时，可以从环境、心理与社会支持、膳食服务、安全护理几方面进行考量。

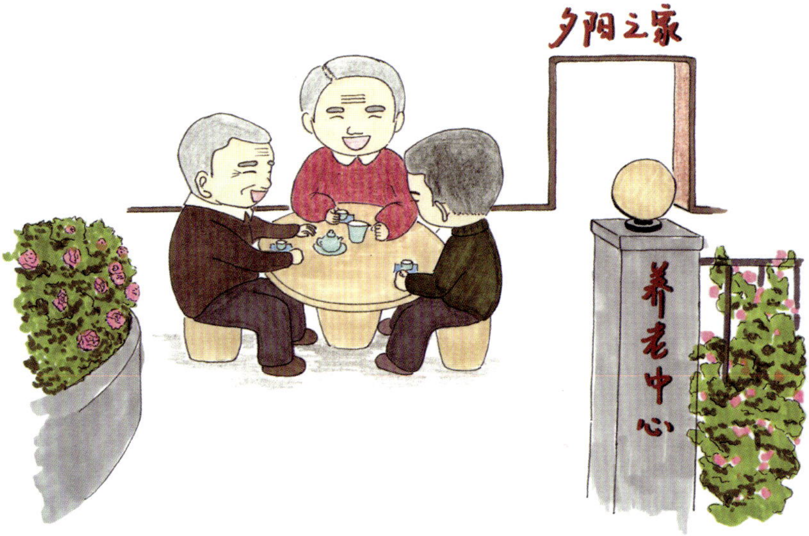

（一）环境

1. 居住环境

（1）考察房间是否舒适、宽敞、明亮、安静、地面防滑、室内通风良好。

（2）考察养老机构是否根据老年人实际需求配设生活用具，以及浴室、走廊、楼梯等是否符合无障碍设施规范。

（3）考察养老机构房间居住面积是否达到标准。

2. 休闲娱乐活动设施

（1）考察养老机构是否有进行休闲、娱乐、健身活动的专用场地。

（2）考察养老机构是否提供符合老年人身心特征及需要的休闲娱乐健身活动用品、设备设施，如图书阅览室、健身房、康复训练室、书画室、棋牌室等。

3. 医疗保健

（1）考察养老机构是否设有专门的医务室并配有专职医生，以及相应的医疗设备，是否具有诊疗老年人常见病、多发病的能力。

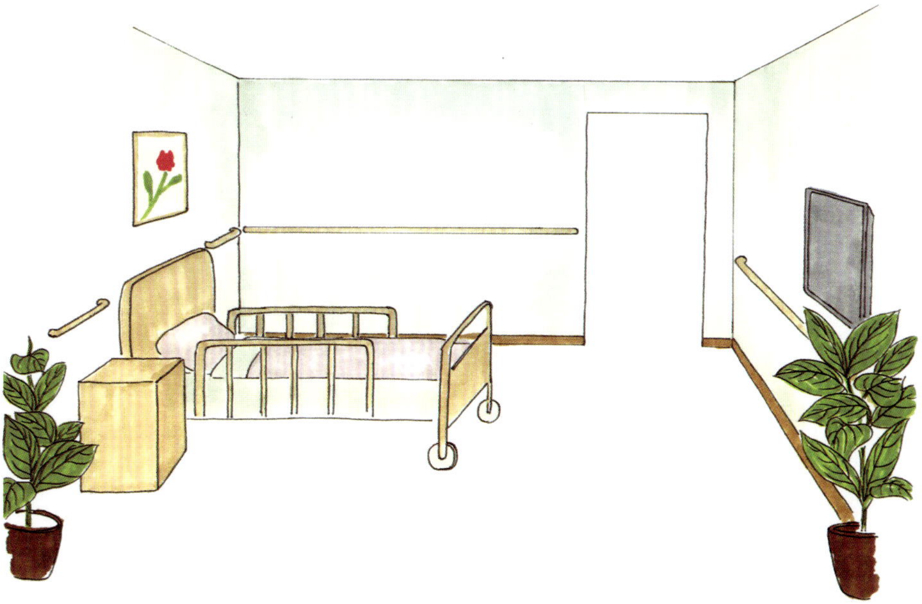

（2）考察养老机构或就近是否配有急救设备，可以处理突发疾病和其他紧急情况。

（二）护理人员心理与社会支持

考察机构管理者、服务人员是否具备一定的老年心理学知识，能够理解和掌握老年人的心理。考察机构护理人员资质及专业技能等。了解机构聘用的医护人员是否有相应的执业资格，沟通时语言是否亲切，是否有足够的耐心、尊重、关爱老年人。考察机构是否提供丰富的社交活动平台，如老年课堂、兴趣小组、团体活动等。

（三）饮食服务

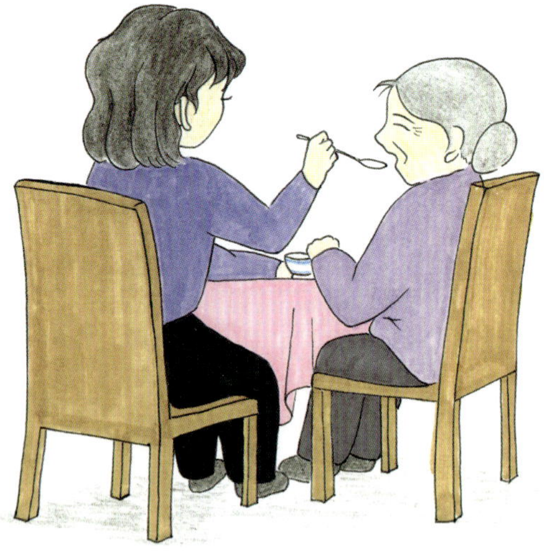

考察机构是否设有单独的老年人食堂，选用不易破裂的塑料、不锈钢等材料的餐具，以免发生意外。考察机构是否能够根据老年人的喜好以及医疗、康复上的需要提供合理的营养食谱。考察机构是否有依据痴呆程度提供不同的饮食护理方案。例如：要选择营养丰富、易于消化的食品，饭菜温度要适宜，保证患者吃饱、吃好。对病情较轻、生活能自理的患者，在看护下鼓励其自主进食；对于暴饮暴食、吞咽困难、拒绝进食的患者，是否有安排专人护理照顾其进食。

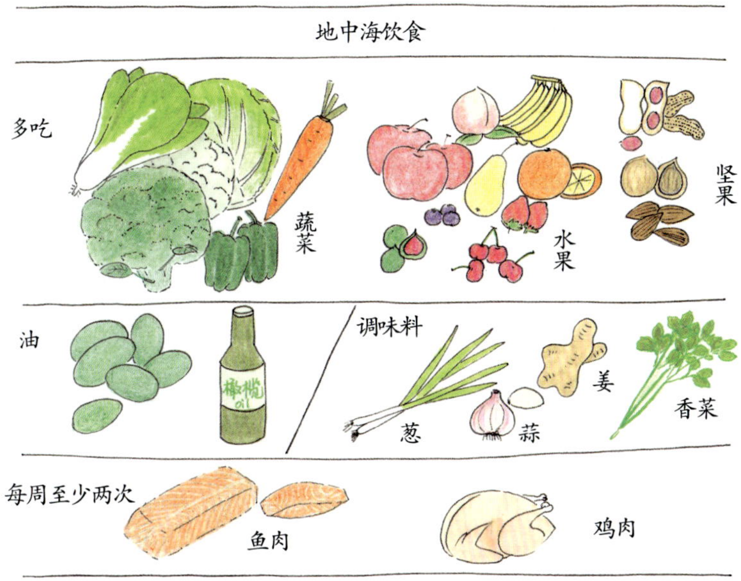

（四）安全护理

考察养老机构是否有预防各种安全事件的应急预案，是否各个通道出口设有门禁避免患者单独外出。考察养老机构地面是否平坦、干燥，相应区域是否装有防护扶栏，病床是否有加高床栏或者保护带，防止坠床或跌倒等意外发生。考察养老机构是否定期检查危险品（如易碎、刀具等能造成意外伤害的物品），以及防止老年人使用水、火不当造成危险的设施。考察养老机构是否为重度痴呆的患者安排专人 24 小时陪护。

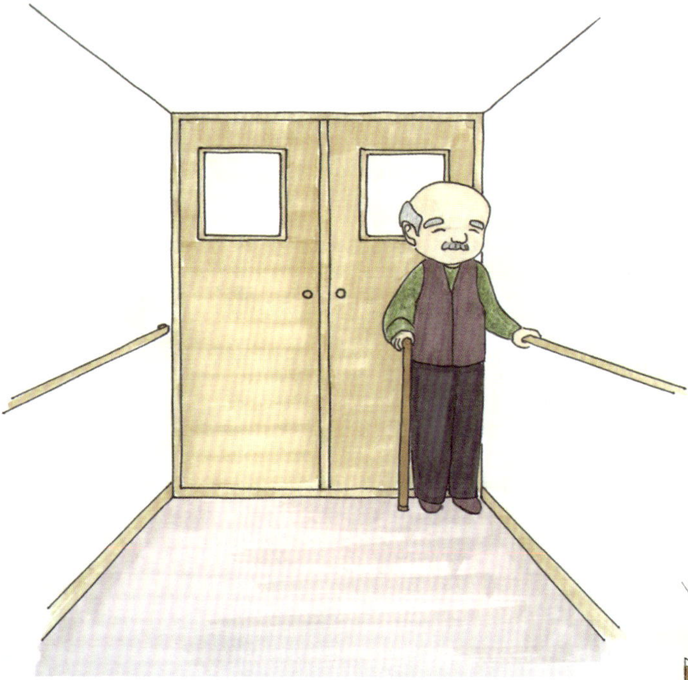

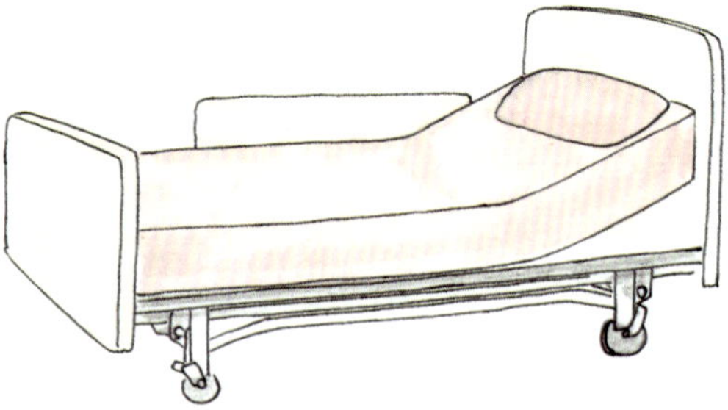

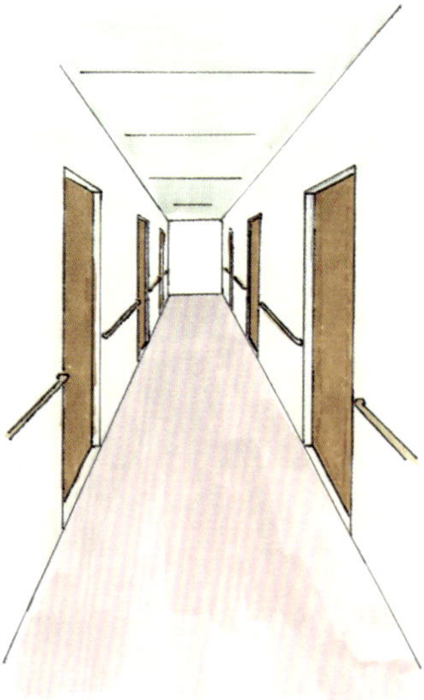

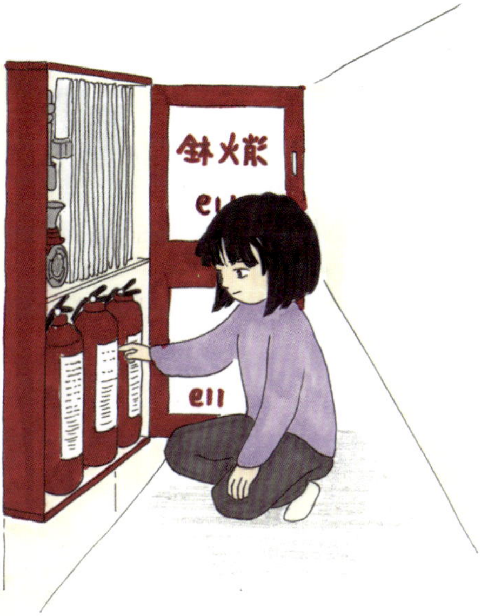

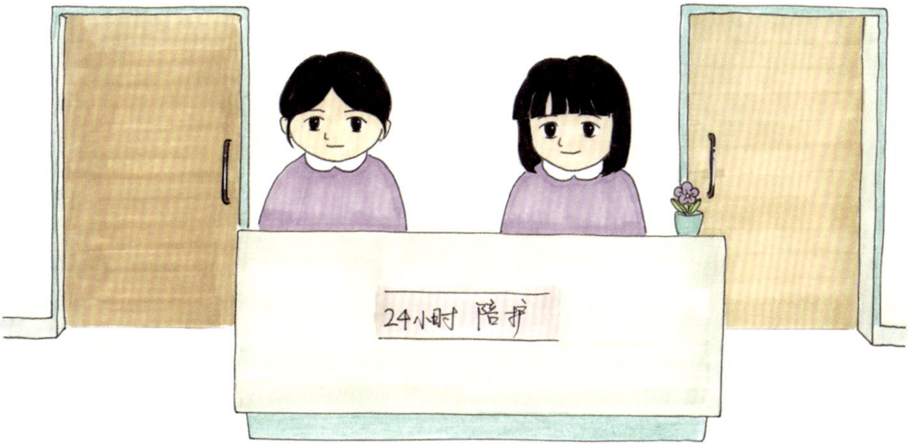
24小时 陪护

编 委 会

总主编　张占军

主　编　李　鹤

编　委　戴向唯　杜　超　秦　婷　苏　昶　吴玲丽

序一

立美求真，优雅老化

耄耋之年，于时间中，期许后学协同共筑有思想的研究工作；于时间性，冀望人自然化、生命求真；本立道生，任我淡泊度余生。以家国情怀，愿殉国家之急，穷尽自身所学，多做有益人群、社会，维护生命健康的事业。

作为老年学的医生要关注积极老龄化，老龄问题之关键在养老，养老之关键在养脑。脑为中枢神经系统的重要组成部分，主宰着心灵与身体的自然联结，与是否成功老化密切相关。对于病因复杂、病程漫长、损伤后难以逆转的脑部疾患，弘扬中医学“上工治未病”的原创思维，防患于未然，为医治之首选良策。预防为主，防治结合，不仅是国家治理环境的方针政策，也应是老年人维护自己身心健康、敬诚生命之美的智慧之举。

张占军教授组建的北京师范大学的协同创新团队，在“十四五”开局之年编写了这套“老年脑健康系列科普读物”。

这套丛书的构思源于北京BABRI老年脑健康促进计划十余年耕耘积淀，以及未来脑健康事业的迫切需求，收集整理脑健康知识，将痴呆防治多层次、多维度的百科知识面向社会普及推介。希望本套丛书能够助力我国老年脑健康事业发展，助力老年朋友优雅地老去，生命之树常青。

现如今，中国老年人的健康问题并不乐观，患有一种以上慢性病的老年人口比例高达75%，失能和部分失能人数超过4000万，痴呆患者超过1000万，预计到2030年将达到2220万。与此同时，我国心理、精神疾病的患病率亦呈上升趋势，老年人孤独感、抑郁症、焦虑症等精神疾病患病人数均明显增加。因此，从老年人自身出发加强脑健康与心理健康，做好健康教育宣传工作尤为关键。当今已是东学西学文明互鉴、科学人文融合互动的新时代，中医药学具有科学人文双重属性，是善于吸纳古今中外一切科技成果与人文进化成就的学科，结合高概念数字化信息守恒定律及脑科学等前沿科学哲学与技术方法学，推进积极脑健康，不断服务于老年朋友。人老了多思念，生活积淀的经验是可贵的，必然涉及思想、反思、纯思、向思、深思等。首先是思想，你想什么，怎么想，用什么方法想，系统反思，向思能旨，决定着生命的朝向和心灵境界。我敬仁德中和无朴纯素，守静笃，护正气。通过积极的、铸就“诚”的理念追求自信自觉、自我慰藉，活得明白些。期许老年朋友们实现健康老龄化，多做有益工作。

古贤哲言："大德曰生。"孝敬老人，就是尊重自己的未来，就是尊重民族的未来。我国已进入老龄化社会，让老年人老有所养、老有所依、老有所乐、老有所安，提升老年群众的获得感、幸福感和安全感，关系着社会的和谐与稳定。我国老年人群拥有社会历史的经验和中国大成智慧的体悟，对中华文明延续意义深远。若通过积极预防，增强大脑耐力，则可使老年群体扬长避短，助力和发展银发经济，成为当今国家社会发展之栋梁。

书稿已成，邀我写序，感谢张教授对我的信任与鼓励。崇仁德，重教化，师承之情，爰不揣浅陋而为之序，谨志数语，乐观厥成，立美求真、优雅老化。

中央文史研究館館員　王永炎
中国工程院　院士
壬寅仲春　时年八十三岁

序二

人脑是已知宇宙中最复杂的结构之一。脑科学的深奥，使广大群众尤其老年群体，对脑科学知识的了解太少，缺乏保护大脑健康、预防脑病的知识。我时常想，如果能有一套既能保证科学性与权威性，又能做到通俗易懂的脑健康科普读物提供给他们，那该多好啊！

当收到北京师范大学张占军教授的邀约，嘱我为其主编的脑科学科普丛书写序，我难掩兴奋之情并欣然答应。带领北京老年脑健康促进计划（Beijing Aging Brain Rejuvenation Initiative，BABRI）的张占军教授和我感同身受，意识到我国老年人群脑科学科普教育一直存在这样一个巨大缺口。他果断付诸了行动，将这样一套我向往已久的新书奉献给读者。

这套老年脑健康系列科普读物，是依托北京师范大学认知神经科学与学习国家重点实验室的科学家团队，结合北京老年脑健康促进计划的实践基础编写而成。全套书籍共7册，从对大脑的基本知识介绍（第1册）切入，内容涵盖痴呆的发展全过程，症状从无到有、从轻到重，各个阶段的应对与防治策略介绍（第 2 ～ 5 册），以及大脑的康复训练和中医药调理（第 6 ～ 7 册）。全书系统全面，为脑健康全周期管理提供了丰富而简明的知识框架体系。

更为难得的是，这是一套非常适合我国普通老百姓阅读的科普读物，整套书籍采用了通俗化的表述方式，尽量避免了专业性术语的大量堆砌和晦涩难懂的文字的使用，用浅白的语言传递精深的科学知识。本套读物将会为广大老年群众提供重要的脑健康知识补充，帮助大家有效地提升自身及家人的脑健康水平。“千淘万漉虽辛苦，吹尽狂沙始到金。”虽然这套读物编撰过程比不上大部头的鸿篇巨制，但集系统、权威、通俗等诸多优点于一身，一定能经得起时间的磨砺与群众的检验，成为老年朋友们非常乐意捧在手中的科普读物。

随着中国人口老龄化程度的加深，高龄老人的比重不断增加，中国老年人健康问题成了党和国家高度关注的问题之一，国家相继出台和实施了一系列重点关注老年群众的重要举措，以促进老年人有尊严有质量地生活。习近平总书记曾经反复强调：“积极应对人口老龄化，构建养老、孝老、敬老政策体系和社会环境，推进医养结合，加快老龄事业和产业发展。”

2017 年 3 月，原国家卫计委联合 13 部门印发《“十三五”健康老龄化规划》，系统提出了积极老龄化和健康老龄化的概念，动员一切社会力量，在社会支持和保障下，助力每一位老人都能成为无疾病和残疾、身体和心理功能正常、积极参

与社会活动的“新老人”。而“新老人”的最显著标志就是坚持终身学习、精神世界丰富、认知功能良好、生活优雅幸福。我们年轻力壮时都是中国特色社会主义建设的参与者和见证者，老了还要继续努力，主动接受健康教育，掌握健康主动权，特别是增强脑健康管理的意识与知识储备。

最后，希望本套读物能够被众多的老年朋友传阅学习，为更多家庭带来健康与希望！

中国科学院院士

国家神经系统疾病临床医学研究中心主任

2022 年 2 月

目录

一、终身可塑的潜能大脑

中医认为，脑为奇恒之府，由精髓汇集而成，又称髓海。《灵枢·海论》记载了髓海的充盈与不足，对肢体运动、听力、视力和精神活动等都能发生影响；金代医学家张洁古指出人的视觉、听觉、嗅觉、感觉等都是脑的功能活动；明代李时珍在《本草纲目·辛夷》提到“脑为元神之府”，李梴的《医学入门》有“故上至脑，下至尾骶，皆精髓升降之道路”，认为脊椎中的髓与脑相通，均对脑具有精神意识、思维活动等功能进行了阐述。

人从出生开始，就在不断地接受新知识，不断地学习和成长，甚至可以“活到老，学到老”，而这一切的基础就是神奇的大脑细胞及其内在的结构和功能。从胚胎开始到垂垂暮年，大脑不断地发育和成长，而后萎缩老化，我们终其一生的学习和成长所依赖的大脑的变化和发展过程，就是大脑的可塑性过程。

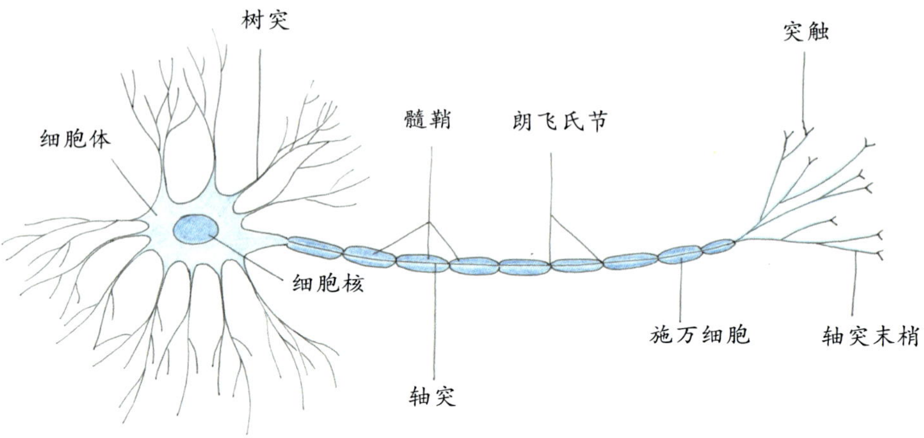

大脑的可塑性其实是一个比较通俗、广义的概念。总体而言，神经网络中任何长期的功能或者结构上的改变都可以被称作神经的可塑性。“神经可塑性”（neuro plasticity）1992年由理查德·戴维森（Richard J. Davidson）提出，是指神经连接生成和修改的能力，大脑终身都保有神经可塑性。这种神经可塑性体现在大脑会被外界的刺激影响而随时发生改变，当人们长期练习某一种大脑功能，就可以让负责这个功能的脑区的神经连接生成和巩固，但是如果偶尔偷懒，不持续的练习，大脑中刚刚建立起来的神经网络的巩固过程就会“罢工”，变得日渐虚弱，一些微弱的神经连接甚至会被“修剪掉”。这个神经连接生成、巩固和修剪的过程就是我们学习的过程，而大脑神经可塑性决定了我们的学习能力。

神经可塑性是较为近期的发现，过去的科学家认为在婴儿关键期后，大脑结构通常会发生变化。大脑由神经元和神经胶质细胞构成，这些细胞互相连接，通过加强或削弱这些连接，大脑的结构可以发生改变。过往的观念认为，成人的大脑是一成不变的。然而，近些年关于经验可塑性的研究基本推翻了之前成人大脑可塑性极低的假说。其实，我们的大脑从未停止改变和调整以达到最优神经回路，只是在幼年时期这个过程发生的比较迅猛，表现突出。虽然从神经科学角度来说，根据经验与学习重组神经路径是一件非常有意思的发现，但是成年人的大脑可塑性有着很大的个体差异，不能一概而论。

目前，关于神经可塑性的理论让我们确信，只要有相应的意愿并付出足够的努力，大脑确实具有让我们实现终生学习的生理基础。

小故事

刘奶奶如今已经100岁高龄。和一般人的老年生活不一样，刘奶奶的生活充满着年轻的气息，平时最喜欢玩平板电脑，“消消乐”是她最爱的游戏。“我妈特爱玩这个，每次趴在屏幕上，长期下来都驼背了。”刘奶奶的女儿称老人对游戏有些“上瘾”，现在得严加控制她玩电脑的时间，“平时他们都不让我玩，只有周六可以玩一会……”刘奶奶有时也会诉说“委屈”。不仅如此，刘奶奶还酷爱看球，“当时奥运会，我奶奶还熬夜跟我看女排决赛！”刘奶奶的孙女一直对这事儿念念不忘。年轻的心态、持续不断地学习新鲜事物才是刘奶奶长期保持年轻的秘诀吧。

二、大脑保卫战

（一）大脑的保护卫士

如今全球正加速步入“老龄化社会”，2010 年全球总人口数为 70.01 亿，其中 60 岁以上人口数为 8.65 亿，65 岁以上的人口数为 6.30 亿。目前，全球有 60 多个国家的老年人口达到或超过总人口的 10%，进入了“老龄化社会”。随着预期寿命的不断延长，很快就会达到每个月新增 200 万年逾 65 岁的老年人的增幅。到 2040 年，全球老年人口数将达到 13 亿左右。

中国的老年人口占全球老年人口的五分之一，是世界上老年人口最多的国家。全国老龄工作委员会办公室公布的数据显示，截至 2017 年底，全国 60 岁及以上老年人口已达 2.4 亿，占总人口数的 17.3%，65 岁以上老年人口已达 1.58 亿，占总人口数的 11.4%。预计到 2025 年，全国老年人口总数将超过 3 亿，预计到 2050 年，老年人口将达到全国总人口的三分之一。

从社会养老敬老问题的凸显，到“夕阳产业”的兴起，在全球老龄化的社会背景下，老年人的健康问题几乎成为全社会的热点话题，其中最受关注的就是老年人的大脑健康。如何在年龄增长和身体功能衰退的同时，保护大脑的健康，延缓大脑的老化，进一步预防疾病对大脑的异常改变，是科学家们不断探索和深入研究的方向。

1. 健康饮食

如果将大脑里所有的水分都吸干，然后按不同的营养成分进行分类会是怎样呢？脱水后，大脑的重量主要来自于脂肪，除此之外还有蛋白质、氨基酸、葡萄糖以及微量元素。当然，大脑不仅仅是各种营养物质的简单合成，而是各有分工，影响着身体运作、功能发挥、情绪变化及能量消耗。合理健康的饮食习惯，能够帮助大脑更好地运作。例如拉什大学营养流行病专家玛莎·克莱尔·莫里斯（Martha Clare Morris）及其同事研究得出了 MIND 饮食法，该方法结合了地中海饮食法和 DASH 饮食法这两种已被证明可降低血压、预防心脏病和中风的饮食法。2015 年的一项随访研究结果显示，采用 MIND 饮食法 9 年的 923 位老年人，其大脑“年龄”要比对照组未采用 MIND 饮食法的老年人平均年轻 7.5 岁。

MIND 食谱中有 15 类食物，包括 10 类“健康食物”和 5 类“不健康食物”。而饮食法要求每人每天至少食用 3 份全谷物主食、2 份蔬菜（其中要有绿叶蔬菜），再搭配 1 杯红酒。以坚果为零食，每隔 1 天吃 1 次豆类，每周至少吃 1 次鱼、2 次禽肉和浆果类水果。但要尽量少吃红肉、黄油、奶酪、糕点和糖果、油炸食品或快餐这些不健康食物。

研究人员将食物分类，以每一项的进食分量和频密程度制订为 0.5 或 1 分，得出的总分代表一个人的饮食习惯有多接近 MIND。他们在研究中一共调查了 923 位老年人，并将分数划分成三组，高食用组平均为 9.5 分，中食用组平均为 7.5 分，低食用组平均为 5.6 分。经过为期四年半的观察，研究人员表示，与低食用组相比，高食用组患上阿尔茨海默病的比率少 53%，而中食用组则少 35%。即分数越高，罹患痴呆的风险越低。

制作一餐自己的 MIND 饮食

MIND 饮食制作八要素：

（1）大量蔬菜：含植物营养素（如茄红素、花青素、多酚类、黄酮类等）、抗氧化物，能降低自由基、延缓脑部退化。

（2）全谷类：含多种维生素、矿物质和纤维，延缓大脑衰退。

（3）少红肉、低脂肪：鱼肉含 Omega-3 脂肪酸，预防脑部淀粉样蛋白异常沉淀，有助预防痴呆。

（4）坚果类：富含单不饱和脂肪酸，每天 1 汤匙有益血管畅通，活化大脑、延缓失智病情。

（5）莓果类：特别是蓝莓与草莓，有保护大脑正常运作的功用。

（6）大豆：大豆中的卵磷脂是制造与记忆有关的脑内神经传导物质——乙酰胆碱的原料。

（7）橄榄油：富含不饱和脂肪酸，有助于血管的畅通，进而减少痴呆的发生。

（8）红酒：其中含有的抗氧化物如类黄酮，可能与防治痴呆的机制有关，但一天不宜超过 150 毫升。

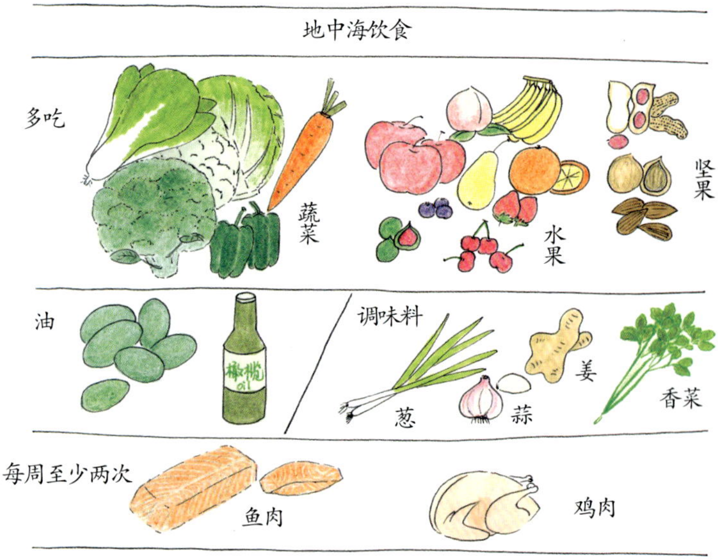

2. 良好睡眠

随着年龄的增长，老年人群中普遍有睡眠质量下降的情况。我们经常可以在生活中观察到，大部分的老年人都存在睡得少、睡得浅、醒得早的情况。然而睡眠的质量，尤其是深度睡眠的质量和总时长与大脑健康息息相关。

睡觉时看似一动不动，但其实睡眠本身就是一种“工作”。睡眠帮助我们记忆白天的经历。快速眼动睡眠（REM）对于情绪记忆（比如恐惧的记忆）和程序记忆（惯性记忆，如学会骑自行车）非常重要。另一方面，慢波睡眠能够反映所谓“陈述式”记忆的存储。在睡眠期间这些经历被重放，就像电影片段一样，可以被倒回去。研究证明，深度睡眠在大脑的记忆机制中起着至关重要的作用。当人们进入这一睡眠状态时，大脑就开启了“保存按钮”，将前一天的一些经历作为记忆巩固下来。而长期睡眠不足，将会导致大脑记忆功能的紊乱甚至缺失，进而增加痴呆发生风险。

睡眠除了担任记忆“辅助师”之外，还担任着“整理师”的工作。当我们入睡时大脑会对记忆进行“整理”，只保留它所需要的内容。良好的睡眠也许能够帮助记忆，让我们记住一日三餐，但是能够记住早饭吃的什么真的很重要吗？也许不是。所以，大脑需要选择性地记忆，睡眠使大脑能够筛选记忆，记住重要的事情，忘掉不重要的事情。在清醒的情况下进行学习时突触连接会增强，睡眠时则会抵消这些增强作用。通过睡眠有效地“清理垃圾”（也许是我们不想要的记忆），才可以在第二天继续学习。如果干扰睡眠这个过程，在某些情况下会导致更多的记忆被增强。

除了以上两份“工作”，睡眠还兼职大脑的“清理师”。睡眠期间，大脑会趁机完成一些新陈代谢，将一些有害物质清理出我们的大脑，让大脑保持持久的活力。最近的一项小鼠研究发现，睡眠能够清理大脑在清醒时积累的毒素，其中某些毒素还与神经退行性疾病相关。在睡眠期间，脑细胞之间的空间增加，从而使得有毒性的蛋白质被排出，以帮助大脑远离神经退行性疾病。

因此，想要保持大脑的良好状态，睡好觉至关重要。

知识窗

想要一夜好眠，就要建立健康的生活方式：

（1）规律作息，养成良好的睡眠习惯。

（2）改善睡眠环境，提高环境舒适度。

（3）白天适当活动，控制午睡时间，运动和休息需平衡。

（4）注意合理饮食，睡前避免饮用含咖啡因的饮料及烟酒。

（5）通过身心放松促进自律神经活动朝着有利于睡眠的方向转化，并使警觉水平下降，从而诱导睡眠的发生。例如，可以看一部轻松愉快的电影，或是播放一首舒缓的音乐，帮助全身心放松。

（6）如果自我调节仍然不能获得良好的睡眠，建议及时寻求医生的帮助。

3. 适当运动

除了规律的饮食起居，适当的运动也是健康生活必不可少的组成部分。在大脑保护方面，运动甚至可以作为预测认知功能的指标，经常久坐被认为是认知功能下降和痴呆发展的风险因素。70～80岁老年人提前5年甚至更早些，每周进行150分钟的中高强度运动，比同年龄不运动老人患痴呆的风险降低40%。2018年魏胜敏等研究者的一项研究表明，60岁以上老年人身体活动量越小，患痴呆的风险越高，甚至比高运动量的同年龄老年人提早10年患痴呆。

运动对老年人脑的保护作用是如何实现的呢？有观点认为，运动对于心肺适能的提高起着重要作用。老年人心肺适能与脑白质的完整性相关，脑白质广泛分布于脑灰质之间，具有神经信号传递的功能，老年人较大运动量和脑白质损伤减少以及较大的脑白质量之间存在正相关。老年人运动量大，心肺适能较高，对大脑有更多保护作用。与经常久坐的成年人相比，常年参加有氧运动的老年人脑白质信号异常可降低80%。此外，较高的心肺适能与脑的静息态默认功能网络功能的提高相关，静息态默认功能网络由扣带回后部皮质、楔前叶、前额叶内侧皮层构成，是大脑在静息状态时存在的有组织的网络，最易受增龄影响。这些发现说明，只有达到一定运动强度才能提高心肺适能，心肺适能增加与额叶和颞叶的脑白质微结构以及短期记忆力的提高相关。

正如英国老年痴呆研究中心的菲普斯博士所说，虽然运动有助于提高老年性痴呆患者生活质量的机理并不清楚，但运动是保持身体健康的一个重要方式。运动能够帮助人们建立健康的生活习惯，从而减少患病风险。

Tips：哪些活动方式可保护大脑？

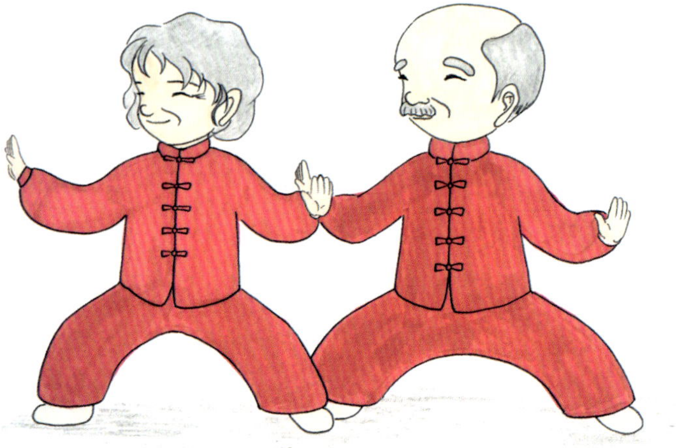

太极拳 / 八段锦

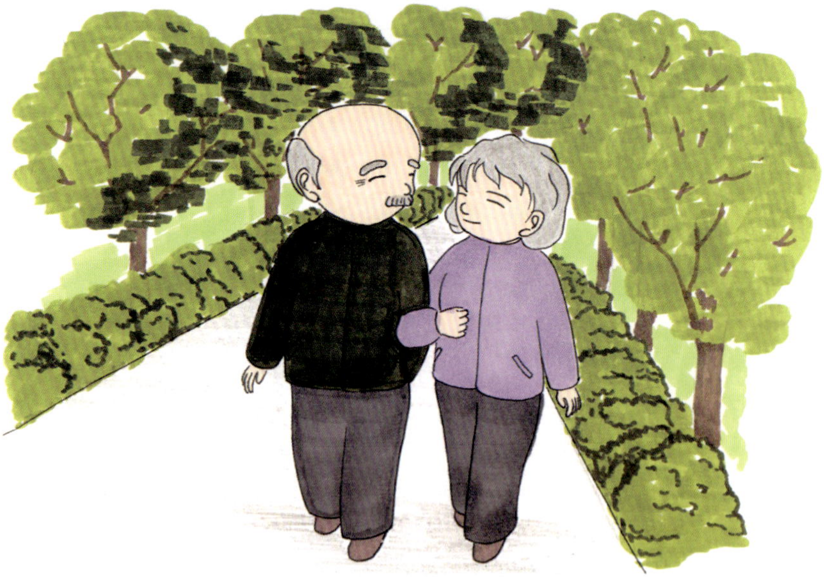

散步

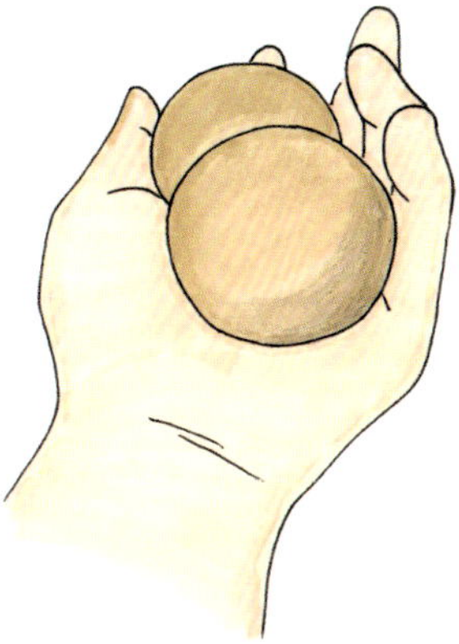
手部健身球

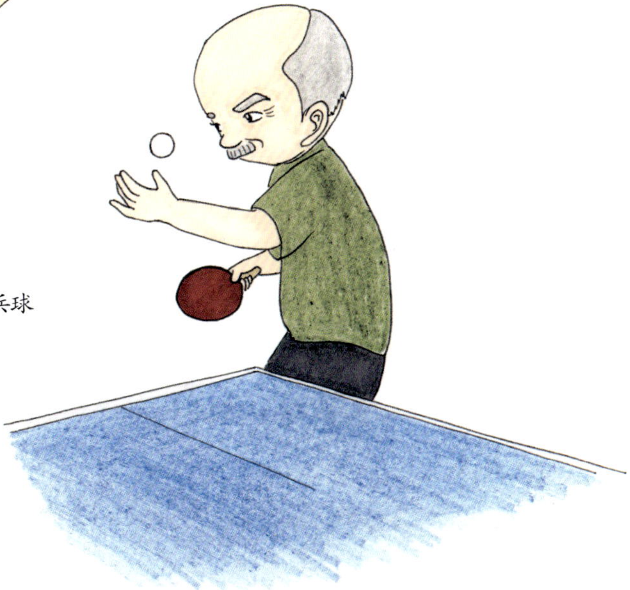
乒乓球

（二）守护每座认知“城池”

1. 记忆力

记忆是大脑的一种重要功能。大脑中的海马是形成新记忆的必需结构，杏仁核会处理与情绪有关的记忆，前额叶是信息存储的必需结构。同时记忆是一个复杂的功能，按信息存储时间可分为瞬时记忆、短时记忆、长时记忆；按内容可分为语义记忆、情景记忆、程序记忆；按意识状态可分为内隐记忆和外显记忆。

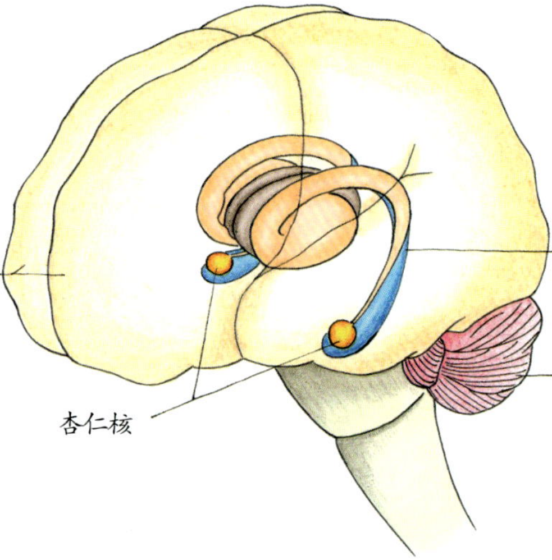

随着年龄的增加，记忆力也逐渐下降，但不同类型记忆力的下降并不是同等的。记忆分为识记、储存和提取三个过程。而提取过程（包括回忆、再认）受损是老年人记忆衰退的主要原因之一。

情景记忆作为记忆能力考核的核心指标，是指以时间和空间为坐标对个人亲身经历的、发生在一定时间和地点的事件（情景）的记忆。情景记忆训练针对内侧颞叶和海马等脑区，基于认知神经科学中经典实验范式所研发，主要形式有刺激回忆、刺激配对学习、刺激再认（刺激学习后再次出现时是否能够正确识别）等。情景记忆是大脑最早下降的认知领域，情景记忆受损是轻度认知障碍和老年性痴呆最突出的症状。长期训练可以有效地改善记忆能力，降低患老年性痴呆或其他神经性疾病的风险。

再认对老年人来说比自由回忆容易得多。这是由于记忆的过程是自主生成的，而再认过程则是由外部刺激引发和驱动的，因此回忆比再认需要更多的认知努力。

与情景记忆相对应的是工作记忆，工作记忆是一种对信息进行暂时加工和贮存的容量有限的记忆系统，在许多复杂的认知活动中起重要作用。工作记忆训练主要是指采用工作记忆广度任务、刷新任务以及各种复杂工作记忆任务在计算机上以循序渐进的方式进行训练。轻度认知障碍和痴呆患者的工作记忆损伤严重。记忆的正常性老化和病理性老化有时难于区分，尤其在疾病的早期更难鉴别，因为记忆的正常性老化的个体差异就很大。

通过在日常生活中仔细观察和定期进行临床检查，一旦发现患者不仅近事记忆减退，而且远事记忆也发生障碍，并且即使给予提示，仍然无法回忆，这说明记忆已出现全面减退。

在日常生活中，发现记忆减退速度加快，记忆障碍日益严重，如烧水、做饭后忘记关火，回家不认得路或不认识熟悉的人等，这种情况的出现一般属于病理性记忆障碍，应做进一步检查，明确诊断，给予必要的治疗。

测一测：记忆力如何？

大声朗读下列数字，并依次倒背：

5 6 9

6 7 9 2 4

3 2 5 7 8 1 3 9 0

任务完成的如何？上面的任务来源于经典的认知心理学范式工作记忆广度任务，在这项任务中，参与者必须记住出现的所有刺激（如数字、言语、图形），然后按顺序或倒序回忆或再认这些刺激。

2. 执行功能

您能独自去购物、旅游、组织聚会或者做饭吗？

您对于上面问题的回答是肯定的吗？如果答案是肯定的，那说明这项叫作“执行功能”的能力依然是你的“好朋友”。

执行功能又叫“认知控制”，是指一个人对自己的记忆、注意、逻辑推理、加工速度等认知过程进行抑制、转换、刷新和调整，从而完成一个特定的目标或任务，如购物。

由于执行功能本身定义和应用的广泛性，对于执行功能的训练具有不同的切入角度，重点关注的方向包括多任务协调能力、提取抑制能力以及注意的选择控制能力等。具体采用的范式包括双任务及多任务转换、干扰刺激抑制任务、信息刷新任务、目标刺激辨认任务和冲突处理任务等。

Tips：老年人执行功能的特点

在老年人群中，随着年龄的增加，执行功能逐渐下降。双任务协调能力、信息刷新能力、抑制控制能力在老年人群中有所衰退。退休后，老年人步入稳定的老年生活，在外出、学习、获得新信息等方面的活动减少，因此记忆刷新能力可能会快速下降。受教育程度越高的老年人，在各项执行功能任务上表现越好。

测一测：执行功能如何？

请依次大声朗读出下面文字的颜色，看看自己是否能读得又快又准确。记住是读出颜色而不是文字哦。（Stroop 色词测验）

蓝	绿	红	蓝	黄	绿	黄	蓝
绿	蓝	绿	红	绿	黄	蓝	红
蓝	红	蓝	绿	红	黄	红	蓝
红	黄	红	蓝	绿	蓝	绿	黄

3. 语言

从年轻到年老，我们每天都在说话或者阅读，几乎无时无刻不在和语言打交道。那么语言到底是什么呢？根据定义，语言是由词汇按一定的语法所构成的复杂的符号系统，它包括语音系统、词汇系统和语法系统。在我们生活中语言有四种基本的表现形式：听、说、读、写。而随着我们年龄的增长，语言功能也受到老化的影响，语言中的听、说、读、写功能都随着老年人的年龄增加呈现出不同程度的下降。这些都是随着年龄增长有可能出现的语言障碍，涵盖了语言的各个表现形式。

连一连：以下行为属于哪项语言能力下降？

提笔忘字	属于写的能力的下降
看不懂文字	属于读的能力的下降
说话重复	属于说的能力的下降
理解能力的下降	属于听的能力的下降

语言是我们日常交流的重要工具，能否很好地使用语言是脑健康程度的重要指标，语言功能损伤严重可能发展成额颞叶痴呆。额颞叶区域是与语言息息相关的重要区域，这个区域的异常变化使得我们的语言功能受到严重影响，甚至进一步影响

更为广泛的认知功能。语言能力训练采用的范式主要包括言语材料的学习、复述训练、听音指图训练和读写训练等。

测一测：语言能力小测试——词语流畅性测试

请您在一分钟以内说出尽可能多的动物的名称。

一起来试试看吧！

4. 注意力

注意力是一种我们生活中时时刻刻都在使用的认知能力，当我们聚精会神地做一件事情时离不开注意力，当我们紧张得目不转睛时也是注意力的表现形式，当我们偶尔开个小差其实就是注意力的偏移。

小故事

有一天，语文课上老师讲了一个孙悟空的故事，讲着讲着小明想道：星期六，我要怎么样捉蝴蝶呢？小明想着想着，老师就讲完故事了，老师叫小明起来说说刚才讲了什么内容。小明红着脸，低着头站了起来，不知道说什么好，老师摸摸他的头说："坐下吧！坐下吧！"小明坐下后对自己说："我再也不走神了。"

"走神"就是注意力不集中，注意力指向偏离的表现。

与其他认知能力一样，注意力分散程度增加是认知衰老的迹象。有研究发现，在面对压力或情绪激动的时候，老年人更容易出现注意力无法集中的情况。此外，注意力的改变与多种老年期疾病息息相关，比如阿尔茨海默病、高血压、脑梗死、腔梗和帕金森等。注意力无法集中都是其中重要的早期认知改变的症状。

要检测注意力的变化，首先需要提高我们关注的意识。有意识地关注能帮助我们更加了解自身注意力的变化，更早地发现和干预。其次，需要科学有效的检测手段来帮我们了解自己注意力的情况，比如参加由专业人员进行的注意力相关量表的测评。比如下面的符号数字转换测验（SDMT）。

专项的注意力训练较少，一般多与执行功能或者加工速度方面的训练结合进行。一些其他锻炼形式如冥想等也被证实对注意力的提高具有一定帮助。

测一测：符号数字转换测验

请根据下图中上排数字和符号对应的规则，将下面数字对应的符号填写在其下的空格中，注意填写时需要依次填写，不得跳格和漏填。可以先在灰色的部分练习一下，如果已经明白规则的话，由箭头所指的位置开始，从左往右依次填写，90秒的时间，看看自己能填多少吧。

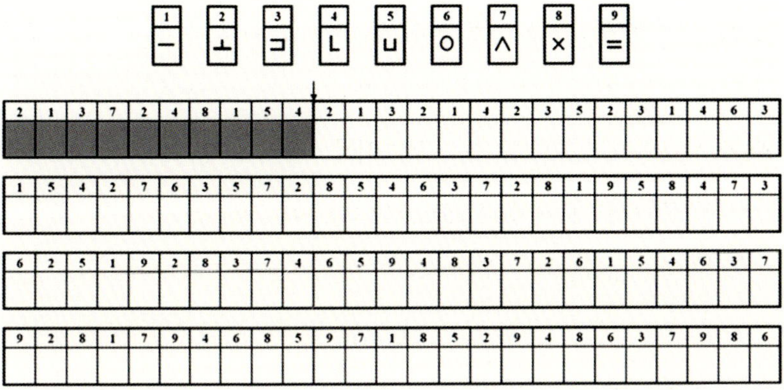

5. 感知觉

感知觉是人脑对当前作用于身体器官的客观事物的反映。良好的感知觉能力可以帮助我们准确地辨别各种外界的刺激，并且根据刺激和环境的不同做出最合适的反映。感知觉由感觉和知觉组成，感觉是大脑对直接作用于感觉器官的客观事物个别属性的反映，如某物体的颜色、音调、气味、冷热、软硬等个体属性。知觉是客观事物的各种属性作为一个整体的综合印象在头脑中的反映。

小故事

小明和妈妈在玩猜水果的游戏。

妈妈给小明描述到：有一种神奇的水果，它的果肉是黄色的，外壳像刺猬一样，被称为“水果之王”，它闻起来很臭，有点奶油味，吃起来有些甘甜，口感软糯。小明通过妈妈的描述，将它们结合到一起，一下子就猜到了答案是“榴梿”！

这就是从感觉到知觉的过程。

随着年龄的增加，老年人的身体器官和技能都不断地走下坡路，感知觉会逐渐发生退行性变化，这直接导致了认知功能的下降，其中患有阿尔茨海默病等神经系统退行性疾病的人群认知功能下降更为明显。感知觉是发展最早的，也是衰退最早的，这更是大脑疾病或脑功能损伤的早期信号。感知觉的下降最直接的影响就是导致加工速度的下降。加工速度指快速处理信息的能力，主要通过感觉加工速度和知觉速度反映。这一方面的认知训练与工作记忆和执行功能训练有所重合，基本原理是通过提高感知觉灵敏度来改善加工速度，任务形式包括目标搜索和追踪以及差异辨别等。

6. 逻辑推理

逻辑推理功能是什么？和其他认知能力一样，同样看不见也摸不着，却也时时刻刻地出现在我们的生活之中。但是它又要比其他认知能力更加复杂，它需要我们付出一些努力，才能够实现这一功能。

逻辑推理能力是一种根据周围环境和活动找出其内在的逻辑关系从而推理出符合逻辑关系的结论的能力。在日常生活中，我们在买菜、旅行的过程中也是不断地结合当前了解的信息，做出判断，这些过程就是推理的过程。

与其他认知能力相比，逻辑推理能力是一种高级的认知功能，也就是逻辑推理的运行是建立在各项基础认知功能之上的。因此我们首先要关注自己的认知健康水平，保证基础的感知觉、注意力等各个领域的认知功能的正常，能够为我们正常接收外界的信息线索。其次，在日常生活中，我们应该积极地参与一些复杂并具有挑战性的工作和活动。大脑有“用进废退”的特点，只有我们不断地使用它、训练它，它才能保持活力，对抗衰老。例如经常出门买菜、比较商场的促销策略、规划出门旅游的行程等活动都可以有效地锻炼我们大脑的逻辑推理能力，并同时对其他的认知能力也会起到强化训练的作用。

三、大脑全方位训练

正如前文所介绍，认知是指机体认识和获取知识的智能加工过程，而随着年龄增长，老年人的认知和脑功能会出现一定的下降与衰退，具体表现在感知觉、注意力、记忆力、执行控制能力、语言能力等方面。

认知能力的下降既是一种老化的正常现象，也是许多认知相关疾病如 AD 等的主要临床症状。而目前药物临床开发的困难重重，这更加使得疾病前期全方位的大脑训练和干预受到更多关注，有望成为一种更加有效的保健和康复手段。美国国立卫生研究院主任弗朗西斯·柯林斯（Francis S.Collins）也指出“提倡早期干预，开展有助于 AD 干预措施研发的精准医学研究，并关注个体化的 AD 风险特征”。

通俗一点解释，训练就像是润滑油，通过不断的训练，给使用了太长时间以致略微疲倦的大脑一点润滑作用，让它能够继续保持良好地运转。

训练所涉及的种类包括专门的认知能力训练、身体锻炼和其他能力训练。

Tips：看一看认知训练的种类有哪些？

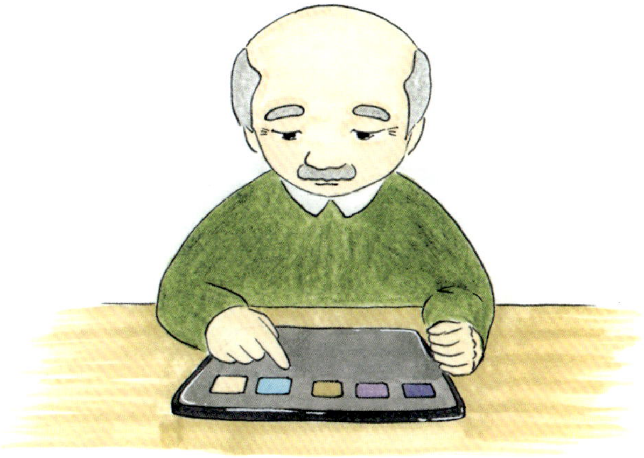

游戏

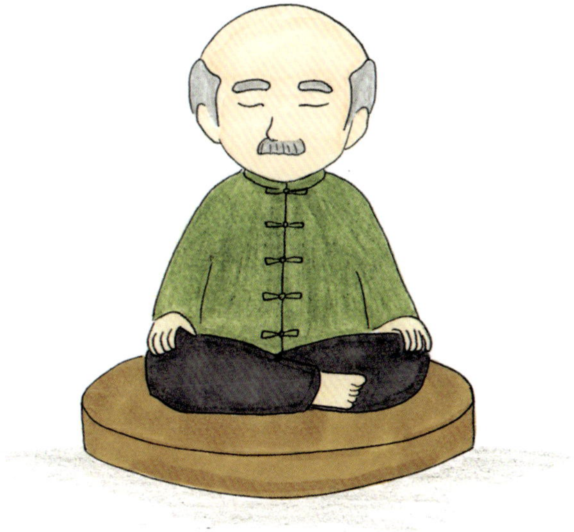

静坐

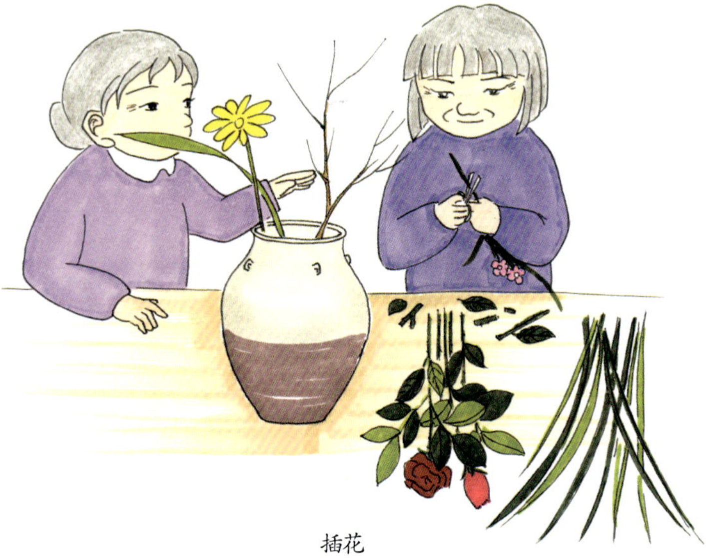

插花

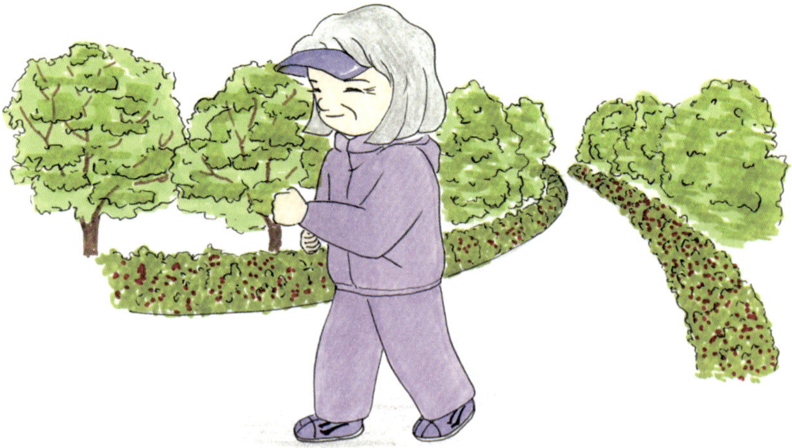

徒步

（一）认知训练与大脑

认知训练作为一种早期非药物的大脑锻炼手段，近年来受到广泛关注。针对老年人的认知训练主要是为了提高老年人认知功能而设计的一系列重复、标准化的与认知相关的任务，并且这些任务要求老年人在一定的时间内完成。

认知训练有效性的原理实际上源于大脑具备很高的可塑性。随着脑成像技术的发展，科学研究发现，认知训练可以延缓脑老化的过程实际上是对老年人的大脑结构和功能产生积极的影响，其中大部分研究表现为大脑皮层的灰质体积增加、白质神经纤维连接增强，脑自发活动功能性重组，功能连接增强等特点。

科学研究发现，认知训练帮助老年人具备更加“年轻”的大脑活动状态。多项研究均发现通过认知训练提高认知能力的效应确实存在，认知训练后，老年人的认知能力能够得到一定的提高或者下降变缓。虽然这种改变的幅度在不同的研究中可能有所不同，但是令人惊喜的是，训练带来的良好效应在一定程度上是惊人的显著。一项大型临床研究显示，通过一段时间的认知训练，老年人所提高的认知能力可以抵消 7 ～ 14 年认知老化所带来的认知能力减退。更加让人激动的是，这种积极的效应在 5 年后的追踪中依然能够看到。

除了作为一种方便普通老年人锻炼大脑的方式以外，认知训练也作为一种预防认知障碍相关疾病的有效方式获得关注。在权威科学杂志 *American Journal of Psychiatry*（《美国精神病学杂志》）中也发表了针对认知训练有效性的研究。该研究分析了近年来 25 个针对 MCI 或 AD 患者的认知训练的研究，明确指出“认知训练对改善轻度认知障碍老年人的认知是有效的，并且相比药物而言，认知训练更加安全，没有副作用”。目前，我国针对认知训练的研究也由广向深发展。2019 年《中华医学杂志》发表了专家共识，结合中国国情，提出了普及发展认知训练、预防延缓痴呆发生发展的脑健康综合干预方针。

Tips：训练领域有哪些？

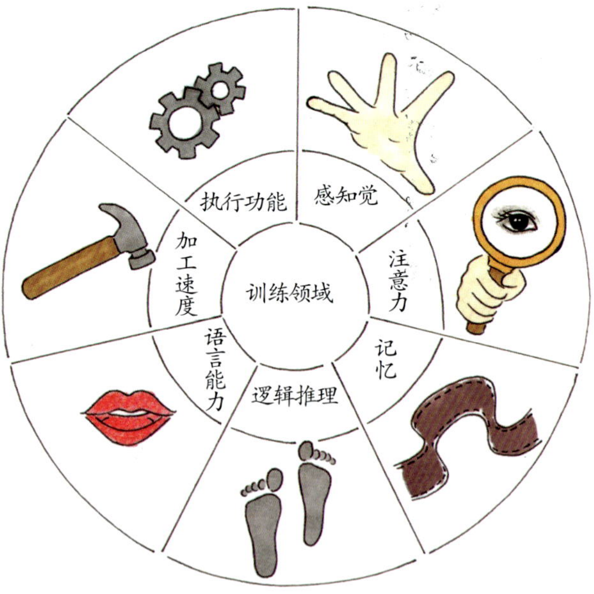

1. 认知训练的内容

目前进行认知训练的方式多种多样，这些不同的方法也表现出相似但不同的训练效果。

研究人员使用了一些传统的训练方法，如手工练习和体育锻炼。这些传统的训练方法也可以帮助我们提高认知能力。其中一些直接关注认知功能，比如轨迹记忆法（Method of Loci，MoL）或者3R疗法（往事记忆提取Reminiscence、记忆空间定位Reality、记忆再激发Remotivation）。传统类型的训练确实提高了当前训练领域的认知能力。如经过8周的MoL记忆训练后，源记忆的表现得到改善。此外，右侧梭状回和外侧眶额皮质厚度的改变与源记忆功能的改善存在正相关关系，这也提示，传统的脑力锻炼可能会引起衰老的人类大脑的短期结构变化，这表明老年人的大脑结构具有可塑性。更为重要的是，这种引起的结构改变可能具有积极的意义，能够帮助我们更好地调节老化带来的不良影响。

随着时代的发展，我们进入了一个科技日新月异的时代，越来越多地使用移动设备帮助我们更加便捷的生活。因此，在传统的训练方法外，也有越来越多的科学家尝试将认知训练融入一些计算机设备中，以便我们可以通过电脑、手机，或者平板电脑等个人设备来实现认知训练。

研究者们根据心理学、认知神经科学、信息学和传播学等多学科的原理和角度，将传统的训练范式通过计算机程序编写到这些设备中进行训练。这种计算机式训练的方法，具有多方面的优点，比如更加新颖、便捷、丰富和科学。

看一看：计算机式训练的优点

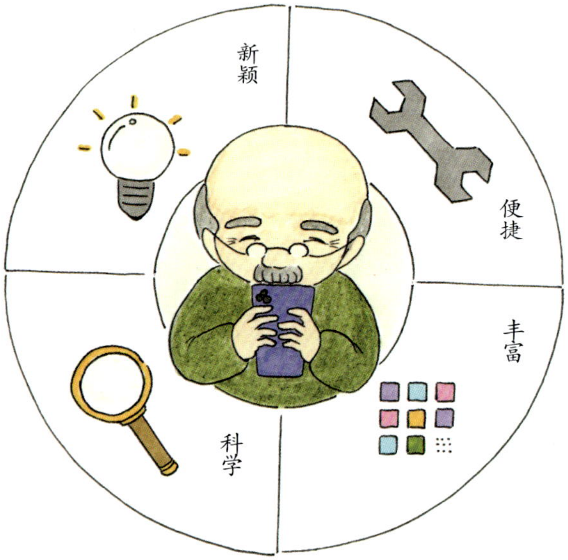

虽然关于计算机化认知训练的有效性得到了一些研究的证实，但哪些认知领域更容易从训练中获得良好改变呢？

与我们期待的结果一致，科学研究表明，一些认知领域如我们最关心的记忆，可以更容易地从计算机化认知训练中得到改善。通过这些研究，我们可以看到计算机化认知训练确实改善了目标认知域，并且这种效果甚至持续到两年后。除了健康老年人，更重要的是对已经出现认知能力异常下降的人，基于计算机的认知训练也可以帮助他们提高认知能力。

虽然，相比于传统的单一训练或者实验室式的训练，计算机式训练方法已经更加贴近我们的生活，具有更好的生态效度，但是它还远未实现与真实生活的同步。

为了弥补这一缺陷，也借由现在虚拟现实（VR）和仿真技术的飞跃式发展，近年来科学家们开发了利用基于日常生活任务的自然虚拟现实环境对老年人进行认知干预的项目。这种新颖的训练方式也没有让我们失望，显示出了良好的训练效果。结果证明，经过 VR 训练在一般认知维度和特定认知领域如执行功能、注意力、视觉记忆等维度上均有积极的结果。此外，基于 VR 具有较高的生态特性，也可以将其与上述认知训练方法相结合。这种多模式的训练方法也可以获得较好的训练效果。经过 4 周的结合 VR 的认知训练，高度模拟现实的游戏体验会让人产生身临其境的感觉，这有助于提高反应抑制和任务转换的认知能力。

2. 认知训练的效果

训练的效果虽然因人而异，但认知训练并不是一种“挑人”的活动。无论是认知功能依然良好的老年人还是已经出现异常认知下降的老年人，都可以从认知训练中获益。对于健康老年人而言，认知训练能够帮助他们更好地维持现有认知状态，减缓和降低因年龄的增长所带来的认知影响；而对于处于认知障碍状态的老年人，认知训练则能够帮助其提高现有的认知能力，改善疾病带来的认知下降，帮助他们更好地实现认知康复。

我们首先来关注认知训练对于健康老年人的效果。正如上文已经有所介绍的，认知能力下降是随着年龄增长必然出现的问题。相比于疾病状态的老年人，健康的老年人受到老化所带来的影响较小，也正因如此，他们的认知可塑性相对较强。

对多篇研究的荟萃分析证实了以上的观点，认知训练能够有效帮助认知功能正常的老年人进行认知状态的维持。也就是说，认知训练帮助那些状态良好的老年人保持着现阶段相对健康的大脑状态。就训练的效果而言，所有的认知干预对健康老年人取得了良好的训练效果，参与训练的老年人在经过一段时间的认知干预后，在一定程度上改进了他们的认知能力，包括记忆、执行功能、语言等等。在训练效果的维持方面，甚至可以看到"一时训练，持久获益"的现象。训练效果可以持续一段时间，在日常生活方面的影响可以维持长达 10 年。这一结果无疑是令人惊讶又欣喜的。

除了健康老年人训练后表现出行为的认知可塑性改变外，一些相关的关键神经指标也发生了变化，包括灰质的密度 / 厚度、白质完整性以及大脑网络功能连接的变化。

值得注意的是，认知训练与健康老年人大脑功能和结构的变化、行为表现的变化或训练水平的提高存在显著的相关性。这提示我们，健康老年人从认知训练中得到的认知维持和改善，不是毫无根据的，是具有重要生理基础支撑的改变。同时，在这些健康老年人身上，通过记忆训练获得的变化也可以转移到其他领域，具有良好的全面保护效果。

那么为什么健康老年人能够实现这一点呢？有一种观点认为，认知训练帮助健康的老年人更多地参与精神刺激活动，通过认知训练，他们规律且持续地参与记忆、执行功能、注意等多个认知领域的活动，从而增加他们的认知储备，帮助实现认知的改善。

与健康老年人的维持相比，认知训练同样有助于已发生异常病理性衰老的老年人认知功能障碍的康复，如阿尔茨海默病、轻度认知障碍、主观记忆障碍等。

以轻度认知障碍患者为例，他们相比于健康老年人存在更为严重的认知下降，并且有更大的可能发展成为阿尔茨海默病患者。在认知训练后，虽然他们所获得的认知水平的提高可能比不上健康人群，但是，这些患者也确实可以通过对记忆的认知训练来达到一定程度的记忆改善。即使在已经出现更为严重的认知下降的 AD 患者中，记忆训练仍然显示出积极的效果，是这些患者的认知康复“良药”。

从现阶段的研究结果出发，我们可以看到对于因为疾病存在认知下降临床症状的老年人，认知训练确实是一种方便又有效的认知康复手段。虽然在痴呆研究方面暂时还没有一些更加强有力的证据表明认知训练的有效性，但是，在目前药物研发屡屡受挫的背景下，相信随着时代的不断进步，以及技术手段的飞速发展，我们也可以期待一些更加高效的认知训练的面世和普及。

除了专业领域的训练以外，目前丰富多彩的认知训练活动，比如一些更加具有趣味性、文化适应性的训练活动也正在逐步风靡全球。

猜谜活动作为一项传统的文化活动，也是一种可以很好地锻炼大脑各项认知功能的锻炼形式。有关研究发现，猜谜活动有助于打破思维定式，可以很好地激发人们的创造力。有研究认为，猜谜任务会让人产生一种顿悟体验，而这个过程可以激活包括额叶、颞叶以及海马在内的广泛脑区，这些脑区与认知冲突和思维定式的打破相关，也与形成新异联系有关。此外，猜谜活动不仅可以活跃思维，还可以对人们的情绪、情感以及意志过程产生影响。当人们沉浸在有趣的猜谜互动过程中，不仅会精神振奋，甚至还会让人越挫愈勇，因而猜谜活动可以发挥很好的情绪调试与意志培养的功能。上述证据可以说明，针对老年人适当地开展猜谜活动不仅可以活跃他们逐渐衰退的各项认知能力，同时还有助于激发其积极情绪，增强其意志努力。加之猜谜活动本身需要高度的注意力与执行力，同时还需要运用快速反应能力和语言表达能力，在参与者的积极合作和交流中完成，因而猜谜活动有助于维持正常的生活能力，甚至提升其生活质量。

Tips：猜一猜

1. 高台对映月分明（打一字）　　谜底：昙

2. 层云隐去月当头（打一字）　　谜底：屑

（二）身体锻炼与大脑

我们都需要通过体育锻炼来保持形体。但是头脑呢？古罗马有一句俗语“mens sana in corpore sano”，意思是“一个健康的身体需要一个健康的心智”，早在那个时代就已经知道身心健康同等重要。且更多的研究发现表明，锻炼也是一种保持头脑健康的绝佳方式。

任何体育活动都会提升我们的心率和大脑运转速度。随着年龄的增长，体育锻炼的积极影响越发明显。有氧运动对于提高大脑的血液循环来说都是非常有益的。快走、慢跑、跳舞等有氧运动，能够锻炼心肺功能，使心血管系统更有效、快速地把氧气传输到身体的各个部位。

我国一些传统的体育运动项目深受老年人喜爱，如太极拳作为具有中国传统文化特色的一种身心锻炼方式，在替代医学和传统医学（非属现代医学的医学理论和技术）中有着特殊的地位，是一种吸取了中国古典哲学和传统中医理论的体育锻炼活动，以内外兼修、轻柔灵活为特点，动作柔和缓慢，强调心静体松，以意随行，意念、腹式呼吸和动作相互配合的特点，能够增加脑组织的血液灌注，不断地刺激中枢神经系统，可以起到改善老年人的认知功能的作用。

此外，太极拳作为复杂运动技能和冥想的结合形式，被证实可提高心理健康水平、降低抑郁情绪、增强执行功能。

并且长期的太极拳锻炼对中老年人的多个方面能力均有所帮助，包括人格、情绪状态、注意力、反应能力、工作记忆以及执行功能等，能够延缓中老年人的认知功能衰退。

长期熟练的太极拳锻炼，能够延缓老年人的大脑萎缩，使其大脑的结构和功能相比普通老年人而言表现出更轻程度的老化影响。在一项结合了认知训练、太极拳锻炼和小组辅导的多模态干预研究中，进行锻炼的实验组的额中回、额上回和小脑前部出现脑影像的评估指标增强，未进行锻炼的对照组这些区域的指标减弱，并且这些改变和部分行为结果相关。

从中西医结合的角度来看，我国许多与中医融合的健身功法如太极拳、八段锦等均是通过自身形体活动，结合呼吸吐纳、心理调节等活动全身肌肉关节、促进心肺功能、改善新陈代谢、增加血液循环速率及调节心理情绪来提高人体各项生理功能的。

例如八段锦中有“两手托天理三焦，左右开弓似射雕，调理脾胃需单举，五劳七伤往后瞧”等动作体式。其中五劳（心劳、肝劳、脾劳、肺劳、肾劳）和七伤（喜、怒、思、忧、悲、恐、惊）是指强烈且持久的精神紧张导致气血失调，继而导致脏腑功能受损。通过呼吸吐纳，身体柔和缓慢的运动等中医传统功法可以调畅情志，消除焦虑、恐慌，调节五脏六腑功能，达到阴阳平衡、防治疾病的目的。

Tips 知识窗

八段锦的“锦”字有什么含义?

1.“锦”从金从帛，金表示贵重物品，帛在古代代表色彩鲜艳的丝织品，这也表示这个练习是比较珍贵而且华丽的。

2.“锦”代表织锦，织锦的特点是连绵不断的，说明这个练习需要连绵不断匀速进行。

3.“锦”有集锦的意思，表示八段锦是把前人总结的练习手段和方法进行了提炼。

（三）情绪调节与大脑

在东方上千年的历史中，人们不断地追求大脑、身体和精神的和谐，如冥想、音乐疗法的出现。现代科学运用大脑扫描仪器证实，通过这些疗法确实可以达到降血压、舒缓呼吸、减轻肌肉紧张和放松精神的作用。人们的身体经常释放出回应紧张、对付压力的激素，皮质醇就是其中的一种，被释放在身体的循环系统中，从而调节我们的情绪状态。

1. 大脑的“瑜伽”——冥想

冥想是通过关注头脑达到绝对的平静状态。有时候通过运用一种颂歌、一种声音或者呼吸、打坐使精力集中在一件简单的事物上，冥想者摒弃所有储存在大脑中的想法，特别是消极的思想、情感和感觉。这种大脑的冥想状态常常被叫作“正念”。在西方，大约有一千万人每天都冥想，最初的目的即认识到思维的流动，允许它们产生并且无阻碍地流通。实验证据表明，冥想能帮助人们缓解压力，提高睡眠的质量。

做一做：安顿身心，来尝试一次冥想吧！

1. 找一个舒服的姿势，闭上眼睛或平视前方。

2. 记住无论是坐垫子还是坐椅子，要保持后背直立。

3. 想象一下你现在坐在一条小河边，河面上漂着一片片树叶（停顿 10 秒）；接下来的几分钟，抓取你大脑中的每一个想法，把它们都放在叶子上，让它们漂着。不管这些想法是好是坏，即便是最特别的想法，也放在叶子上（停顿 10 秒）。

4. 如果你觉得难受、无聊、失去耐心，没关系，承认这种感觉。对自己说“我感到了无聊”或“我没有耐心了”，把这句话放在一片叶子上，让它漂走。

5. 慢慢地，你随着你的想法而去，忘记了其他叶子。这很正常，当你意识到你跟着一片叶子一起漂走，不要怕，承认它，并重新将注意力拉回到这条河流中……

6. 在整个过程中保持平稳的呼吸。

2. 音乐疗法——歌唱

歌唱是一种本能的嗓音游戏，不仅仅要求音调准确、吐字清晰、歌声动听以及节奏正确，同时还要求能够运用歌声来创造性的表达各种情感。通过每个主题课程编排，着重训练老人的语言能力、感知力、记忆力、创造力等各项认知能力；音乐对参与者心理状态进行调节的同时能实现对注意力、情绪、认知、行为的调节等。

通过歌唱，能将人的听觉系统和知觉联合在一起，对人的知觉、想象力都有明显的效果，更能促进注意力和记忆力的脑神经的发展，同时使得大脑功能得到提高。

知识窗

《黄帝内经》首次把五音引入医学领域，《素问·阴阳应象大论》曰，肝“在音为角……在志为怒”，心“在音为徵……在志为喜”，脾“在音为宫……在志为思”，肺“在音为商……在志为忧”，肾“在音为羽……在志为恐”，提出五音应五脏，将五音与五行、五脏及五志相对应联系在一起。五脏之相合于五音，五脏精气的盛衰和功能的强弱通过声音表现于外，从而被医者察觉，协助诊病。

中医五行音乐疗法将中医“五音”入“五行”理论，即宫动脾、商动肺、角动肝、徵动心、羽动肾等理论灵活运用，借助不同调式声波的震荡作用来影响体内气机的运行方式，通过声波振动传播过程中对神经系统、大脑边缘系统和脑干网状系统的刺激，达到兴奋神经、愉悦情绪的作用。

老年脑健康系列科普读物

老年性痴呆的中医药防治

第7册

总主编　张占军
主　编　张俊英

中医古籍出版社
Publishing House of Ancient Chinese Medical Books

图书在版编目（CIP）数据

老年性痴呆的中医药防治 / 张俊英主编 .— 北京：中医古籍出版社，2022.3

（老年脑健康系列科普读物 / 张占军总主编；七）

ISBN 978-7-5152-2206-6

Ⅰ . ①老… Ⅱ . ①张… Ⅲ . ①阿尔茨海默病—中医疗法—普及读物 Ⅳ . ① R277.791-49

中国版本图书馆 CIP 数据核字（2021）第 014544 号

老年性痴呆的中医药防治

张俊英 主编

策划编辑 郑 蓉
责任编辑 张凤霞
文字编辑 李美玲
封面设计 王 磊
插 图 宋晓溪
出版发行 中医古籍出版社
社 址 北京市东城区东直门内南小街 16 号（100700）
电 话 010-64089446（总编室）010-64002949（发行部）
网 址 www.zhongyiguji.com.cn
印 刷 宝蕾元仁浩（天津）印刷有限公司
开 本 710mm×1000mm 1/16
印 张 4
字 数 40 千字
版 次 2022 年 3 月第 1 版 2022 年 3 月第 1 次印刷
书 号 ISBN 978-7-5152-2206-6
定 价 198.00 元（全 7 册）

序一

立美求真，优雅老化

耄耋之年，于时间中，期许后学协同共筑有思想的研究工作；于时间性，冀望人自然化、生命求真；本立道生，任我淡泊度余生。以家国情怀，愿殉国家之急，穷尽自身所学，多做有益人群、社会，维护生命健康的事业。

作为老年学的医生要关注积极老龄化，老龄问题之关键在养老，养老之关键在养脑。脑为中枢神经系统的重要组成部分，主宰着心灵与身体的自然联结，与是否成功老化密切相关。对于病因复杂、病程漫长、损伤后难以逆转的脑部疾患，弘扬中医学“上工治未病”的原创思维，防患于未然，为医治之首选良策。预防为主，防治结合，不仅是国家治理环境的方针政策，也应是老年人维护自己身心健康、敬诚生命之美的智慧之举。

张占军教授组建的北京师范大学的协同创新团队，在“十四五”开局之年编写了这套“老年脑健康系列科普读物”。

这套丛书的构思源于北京BABRI老年脑健康促进计划十余年耕耘积淀，以及未来脑健康事业的迫切需求，收集整理脑健康知识，将痴呆防治多层次、多维度的百科知识面向社会普及推介。希望本套丛书能够助力我国老年脑健康事业发展，助力老年朋友优雅地老去，生命之树常青。

现如今，中国老年人的健康问题并不乐观，患有一种以上慢性病的老年人口比例高达75%，失能和部分失能人数超过4000万，痴呆患者超过1000万，预计到2030年将达到2220万。与此同时，我国心理、精神疾病的患病率亦呈上升趋势，老年人孤独感、抑郁症、焦虑症等精神疾病患病人数均明显增加。因此，从老年人自身出发加强脑健康与心理健康，做好健康教育宣传工作尤为关键。当今已是东学西学文明互鉴、科学人文融合互动的新时代，中医药学具有科学人文双重属性，是善于吸纳古今中外一切科技成果与人文进化成就的学科，结合高概念数字化信息守恒定律及脑科学等前沿科学哲学与技术方法学，推进积极脑健康，不断服务于老年朋友。人老了多思念，生活积淀的经验是可贵的，必然涉及思想、反思、纯思、向思、深思等。首先是思想，你想什么，怎么想，用什么方法想，系统反思，向思能旨，决定着生命的朝向和心灵境界。我敬仁德中和无朴纯素，守静笃，护正气。通过积极的、铸就“诚”的理念追求自信自觉、自我慰藉，活得明白些。期许老年朋友们实现健康老龄化，多做有益工作。

古贤哲言："大德曰生。"孝敬老人，就是尊重自己的未来，就是尊重民族的未来。我国已进入老龄化社会，让老年人老有所养、老有所依、老有所乐、老有所安，提升老年群众的获得感、幸福感和安全感，关系着社会的和谐与稳定。我国老年人群拥有社会历史的经验和中国大成智慧的体悟，对中华文明延续意义深远。若通过积极预防，增强大脑耐力，则可使老年群体扬长避短，助力和发展银发经济，成为当今国家社会发展之栋梁。

书稿已成，邀我写序，感谢张教授对我的信任与鼓励。崇仁德，重教化，师承之情，爰不揣浅陋而为之序，谨志数语，乐观厥成，立美求真、优雅老化。

中央文史研究館館員 王永炎
中国工程院 院士
壬寅仲春 时年八十三岁

序二

人脑是已知宇宙中最复杂的结构之一。脑科学的深奥，使广大群众尤其老年群体，对脑科学知识的了解太少，缺乏保护大脑健康、预防脑病的知识。我时常想，如果能有一套既能保证科学性与权威性，又能做到通俗易懂的脑健康科普读物提供给他们，那该多好啊！

当收到北京师范大学张占军教授的邀约，嘱我为其主编的脑科学科普丛书写序，我难掩兴奋之情并欣然答应。带领北京老年脑健康促进计划（Beijing Aging Brain Rejuvenation Initiative，BABRI）的张占军教授和我感同身受，意识到我国老年人群脑科学科普教育一直存在这样一个巨大缺口。他果断付诸了行动，将这样一套我向往已久的新书奉献给读者。

这套老年脑健康系列科普读物，是依托北京师范大学认知神经科学与学习国家重点实验室的科学家团队，结合北京老年脑健康促进计划的实践基础编写而成。全套书籍共 7 册，从对大脑的基本知识介绍（第 1 册）切入，内容涵盖痴呆的发展全过程，症状从无到有、从轻到重，各个阶段的应对与

防治策略介绍（第 2 ～ 5 册），以及大脑的康复训练和中医药调理（第 6 ～ 7 册）。全书系统全面，为脑健康全周期管理提供了丰富而简明的知识框架体系。

更为难得的是，这是一套非常适合我国普通老百姓阅读的科普读物，整套书籍采用了通俗化的表述方式，尽量避免了专业性术语的大量堆砌和晦涩难懂的文字的使用，用浅白的语言传递精深的科学知识。本套读物将会为广大老年群众提供重要的脑健康知识补充，帮助大家有效地提升自身及家人的脑健康水平。“千淘万漉虽辛苦，吹尽狂沙始到金。”虽然这套读物编撰过程比不上大部头的鸿篇巨制，但集系统、权威、通俗等诸多优点于一身，一定能经得起时间的磨砺与群众的检验，成为老年朋友们非常乐意捧在手中的科普读物。

随着中国人口老龄化程度的加深，高龄老人的比重不断增加，中国老年人健康问题成了党和国家高度关注的问题之一，国家相继出台和实施了一系列重点关注老年群众的重要举措，以促进老年人有尊严有质量地生活。习近平总书记曾经反复强调：“积极应对人口老龄化，构建养老、孝老、敬老政策体系和社会环境，推进医养结合，加快老龄事业和产业发展。”

2017 年 3 月，原国家卫计委联合 13 部门印发《“十三五”健康老龄化规划》，系统提出了积极老龄化和健康老龄化的概念，动员一切社会力量，在社会支持和保障下，助力每一位老人都能成为无疾病和残疾、身体和心理功能正常、积极参

与社会活动的“新老人”。而“新老人”的最显著标志就是坚持终身学习、精神世界丰富、认知功能良好、生活优雅幸福。我们年轻力壮时都是中国特色社会主义建设的参与者和见证者，老了还要继续努力，主动接受健康教育，掌握健康主动权，特别是增强脑健康管理的意识与知识储备。

最后，希望本套读物能够被众多的老年朋友传阅学习，为更多家庭带来健康与希望！

中国科学院院士
国家神经系统疾病临床医学研究中心主任

2022年2月

目 录

一、中医学对“脑”的认识

随着现代科学的发展，人们对于“脑”的认识越来越清晰。从结构到功能，从细胞层面到分子机制，“脑”的神秘面纱正在被慢慢揭开。与此同时，又有更多的未知留待我们去探索。习近平总书记曾指出，中医药学是中国古代科学的瑰宝，也是打开中华文明宝库的钥匙。那么，传统中医药学是怎样认识大脑，又能够给予我们什么启示呢？我们一起来了解一下吧。

（一）中医学是怎么认识大脑的

1. 脑为“奇恒之府”

中医学将人的脏器按照生理功能的特点，分为五脏、六腑和奇恒之府。

“五脏六腑”这个概念人们可能并不陌生。“五脏”是人体生命活动的核心，包括肝、心、脾、肺、肾；六腑与五脏是互为表里、相互配合的关系，包括胆、胃、大肠、小肠、膀胱、三焦。五脏与六腑在形态和功能上均有差异。

除五脏六腑之外，还有奇恒之府，脑就位列其中。“脑、髓、骨、脉、胆、女子胞，此六者地气之所生也，皆藏于阴而象于地，故藏而不泻，名曰奇恒之府。”（《素问·五脏别论》）

所谓奇恒，是异于平常的意思。因为这六个脏器，形态上像“腑”，功能上似“脏”，似脏非脏，似腑非腑，以其独特而得名。脑在中医学理论中，属于奇恒之府的范畴，且在其中具有突出地位。甚至有诸多学者提出，脑应当取代心而成为“五脏”之一，由此可见其重要性。

知识窗

中医脏腑理论的建立，是古代医家在特定历史条件下，基于解剖学基础，通过观察人体外在表现，由表知里，推导认识人体内部的生理病理规律及生命本质，从而构建而成。

中医学的脏腑与现代医学的脏器含义并不完全等同。脏腑的概念更强调其功能，而非解剖位置和结构，强调人是复杂的有机整体，各组成部分之间，在形态结构上密不可分，在生理功能上互相协调，在物质代谢上互相联系，在病理上互相影响。

2. 脑的形态结构

脑深藏于头部，位于人体最上部。其外面为颅骨包裹，内面是脑髓汇集而成，与脊髓相通。

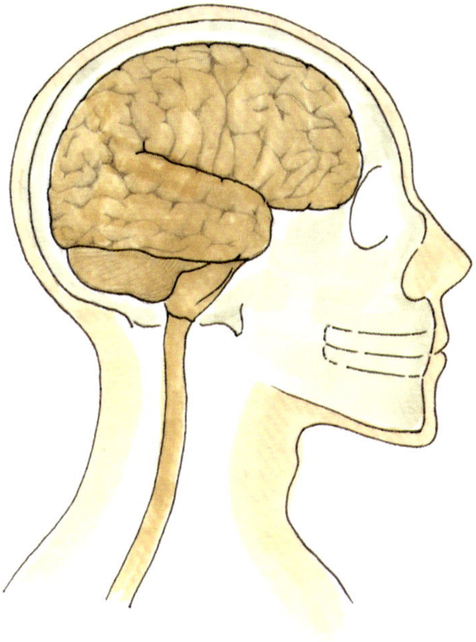

“脑者髓之海，诸髓皆属于脑”（《医学入门·天地人物气候相应图》），意为从脑髓到脊髓，都是由脑所主宰，因此脑也被称为“髓海”。“髓海有余，则轻劲多力，自过其度；髓海不足，则脑转耳鸣，胫酸眩冒，目无所见，懈怠安卧。”（《灵枢·海论》）健康状态下，髓海充盈，表现为头脑清晰、身体有力、状态良好；如果髓海不足，脑的功能就会受到影响，则会出现头晕目眩、耳鸣、神疲、肢倦、嗜卧等症状。

3. 脑的生理功能

“人身能知觉运动，及能记忆古今，应对万物者，无非脑之权也。”（《医易一理》）脑具有非常重要的作用，主要包括以下三个方面。

（1）主宰生命活动

中医理论认为“脑为元神之府”（《本草纲目》）。元者，始也，初始之意。神，中医学中狭义的概念为人的精神、意识、思维、情志、感觉、动作等生理活动。元神，即是先天之神，在生命初始时形成，是人体最本原、最重要的神。它是生命的枢机，能够主宰人体的生命活动。

（2）主管精神意识

中医历代医家对人的精神意识，包括思维和情志活动等的认识有一个发展的过程。在受到西方医学影响之前，传统中医学认为“心主神志”“心藏神”，也就是说人的精神意识、思维活动等都是由心来支配。

到明末时期，西方医学理论传入中国，此时西方的人体解剖学和生理学、病理学等都有了一定的发展，因此在传入中国后，影响了明末时期的部分中医学家。明代李时珍在《本草纲目》中提出的“脑为元神之府”，可能也是吸收了西方医学理论的结果。

清代王清任在《医林改错》中写道：“灵性记忆，不在心在脑”，认识到脑为精神意识、思维活动的枢纽。脑主精神意识的功能正常，则精神饱满、意识清楚、思维灵敏、记忆力强、语言清晰、情志正常。否则，便可能出现脑功能异常的种种症状。

（3）主司感觉、运动

在经络系统最核心的十二经脉中，有六条阳经都向上循行，到达头面，另有两条经别（分支）也经过头项部。脑与五官诸窍通过经络联系，从而发挥接收感觉信息的功能。

“脑气筋入五官脏腑，以司视听言动。”（《医易一理》）视觉、听觉、嗅觉、味觉和躯体冷、暖、痛、痒等感觉是由五官和皮肤感受而得，而感受到的信号最终由脑接收，从而产生不同的感觉。

如果脑神健旺，五脏功能正常，人体视明耳聪，嗅味灵敏，躯体感觉正常。反之，若五脏功能正常而脑神衰弱，或脑神健旺而五脏功能失常，官窍不利，则可导致人体感觉失常。正如《灵枢》中说：“上气不足，脑为之不满，耳为之苦鸣，头为之苦倾，目为之眩。”

同样，脑能够统领肢体，与肢体的运动紧密相关。“髓海有余，则轻劲多力”，如果脑有病变，可能会引起运动障碍，举止失常。

知识窗

经络是中医学中重要的概念之一，是运行气血、联络脏腑肢节、沟通内外上下、调节人体功能的一种特殊的通路系统。

“经”“络”有别，经脉贯通上下，是纵行的主干，络脉是经脉的横出分支，网络全身。经络纵横交错，遍布全身，将人体的五脏六腑、肢体官窍及皮肉筋骨等组织紧密地联结成统一的有机整体。

十二经脉是经脉系统的核心，是气血运行的主要通道。根据其关联脏腑、阴阳属性，以及循行部分，可以分为手三阴经、手三阳经、足三阴经、足三阳经。气血在十二经脉中按照一定的循行次序，流动不息，形成了一个“阴阳相贯，如环无端”的整体循行系统。

（二）脑与五脏

1. 五神脏

在中医学发展过程中，对神志与脏腑关系的认识是不断发展的。与现代医学不同，中医认为人的神志精神不单与脑这一结构相关，还与五脏六腑尤其是心的功能相关。

《素问·宣明五气》言：“心藏神，肺藏魄，肝藏魂，脾藏意，肾藏志。”其认为人体五脏分别与五种精神活动表现，即神、魄、魂、意、志相关，各司其职。这就是中医藏象学说中的一个重要部分——“五神脏”。

《灵枢·本神》中提出“所以任物者谓之心，心有所忆谓之意，意之所存谓之志，因志而存变谓之思，因思而远慕谓之虑，因虑而处物谓之智”，这反映了人对于客观事物由“意”到“智”，从认识事物到记忆、思虑转化为人的智慧的过程。而这一过程中，离不开脏腑和调作为生理基础，气血津液作为物质基础。

2. 心与脑之争

心与脑，究竟谁是精神神志的“总负责官”，这一问题似乎还没有一个定论，值得思考。

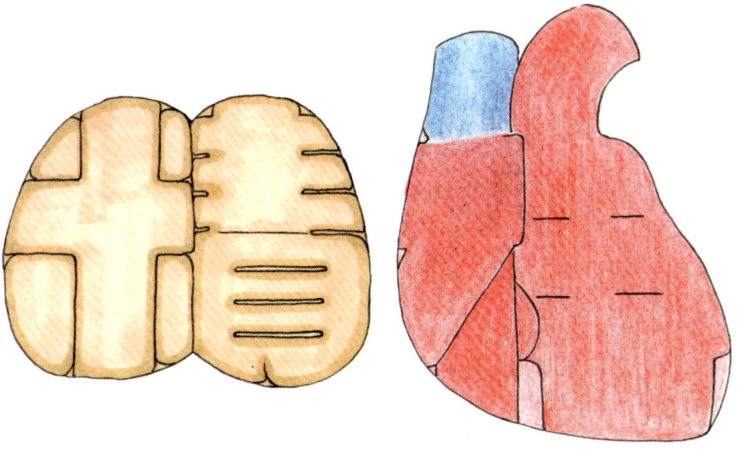

心的“支持者”认为，心者“五脏六腑之大主，精神之所舍也”。在五神脏的内涵中，“心藏神”意为心具有统领人的精神心理活动的作用。因为心为“君主之官，神明出焉”，心的功能是渗透到其他“四神”之中的，是其基础和前提。

早在《黄帝内经》中，就认为神志主要是由心主管，所谓心“主神明”，也就是说人体主要的神志活动是由心来主宰统领的。《素问·灵兰秘典论》中有“心者，君主之官，神明出焉”的表述。另外，在《素问·六节藏象论》中有“心者，生之本，神之变也”，《灵枢·本神》中有“心藏脉，脉舍神”，《灵枢·邪客》中有“心者，五脏六腑之大主也，精神之所舍也”。

脑也“不甘示弱”，《素问·脉要精微论》载有“头者，精明之府”。清代的王清任论述了脑的功能，指出“灵机记忆，不在心在脑”，认为人的语言、记忆、视觉、听觉等高级认知功能均由脑而非心主管，提高了人们对脑功能的认识。

后世医家对“心主神明”还是“脑主神明”有不同的见解，而第三个“选项”——“心脑共主神明”得到越来越多的支持。整体观是中医理论最基本的哲学思想之一，即人与自然为统一整体，人体自身同样是一个整体。脏腑经络、气血津液均相互关联，相互影响，密不可分。若泾渭分明，一一对应，分别关联，可能有悖于人体生理特点。

现代医学许多研究也在证实心、脑均与认知相关。心脏的泵血功能直接影响到大脑及全身其他各个组织的供血，而大脑是全身对缺血缺氧最敏感的器官，心脏功能的异常最易引起脑的功能障碍。另有研究发现，部分心脏移植术后的患者会出现性格习惯等人格特征的改变，其中缘由有待探索，也给心－脑理论带来更多思考。

二、中医学对“痴呆”的认识

（一）关于病名

古代医籍中并没有“老年性痴呆”这样的病名记载，当然，“阿尔茨海默病”和“认知障碍”同样是现代医学的病名。在中医古籍中，这个疾病通常会被记载为“健忘”“呆病”“呆痴”“痴呆”等，也就是以疾病的主要表现命名。虽然病名不同，但中医历代医家对这个疾病已经有了很深的认识。

（二）病因和发病机制的认识

老年性痴呆是由髓减脑消、痰瘀痹阻脑络所导致的一种神志疾病。基本病理为髓海不足、神机失用。总地说来，造成痴呆的三个重要病理因素为“虚”“痰”“瘀”。

1. 虚是痴呆的病理基础

“八十岁，肺气衰，魄离，故言善误”(《灵枢·天年》)，“言善误”正是认知衰退的一种表现，是人衰老的自然规律。老年性痴呆的一个显著特点是发病人群多为高龄人，且发病率随着年龄的增长而逐渐增加。

老年人脏腑功能减退，年高体虚者多见，其中以肾功能减退、脾胃虚弱最为突出。

肾藏精，精生髓，髓能充脑以补益脑髓。“肾不生，则髓不能满”(《素问·逆调论》)，因此肾精的盛衰，与脑的健康息息相关。肾精充盛，脑髓得养，脑力充沛，元神旺盛，神机聪明；肾精虚衰，脑髓失养，神机不运，就容易出现问题。

肾为先天之本，脾胃为后天之本。《医林改错·脑髓说》认为“灵机记性在脑者，因饮食生气血，长肌肉，精汁之清者，化而为髓，由脊骨上行入脑，名曰脑髓”，指出除肾精能够充养脑髓外，脾胃可通过对纳入的食物和水进行运化，生成气血、滋养全身、补益脑髓。由此可见，脾胃的功能正常与否在老年性痴呆发病过程中同样起着关键性作用。

2. 痰是痴呆的病理关键

痰浊是痴呆疾病发展中的关键因素。清代陈士铎在《石室秘录》中说“治呆无奇法，治痰即治呆也”，说明了在痴呆的治疗中治痰的重要性。

那么，人体的痰是怎样形成的呢？中医概念的痰，不单指有形的、可以感受到或咳出的痰，还包括无形的、由于机体水液代谢出现障碍形成的病理产物。正常情况下，人体内的水液代谢处于一个平衡的状态。当由于某种原因导致脏腑功能失调，水液代谢失常，则会在体内湿聚为水，积水成饮，饮凝成痰。

痰质地黏稠，在体内形成之后，会随气流行，无处不至。痰浊停滞，影响气机的正常运动，上气不足则脑髓失养；痰浊流注经络，阻碍经脉气血运行，阻滞脑络，上蒙清窍，神明失灵，出现一系列神志失常的病症。

3. 瘀是痴呆的病理产物

瘀，即瘀血，由于血的运行失常，在机体的某个局部凝聚而形成。瘀血的形成有多种原因，外伤出血、血寒、气虚等等。

“瘀血”是我们在日常生活中经常能听到的一个中医词汇，对于老年人来说更是不陌生，“老人多瘀”“久病必瘀”“虚久致瘀”。老年人脏腑功能衰退、气虚无力运行血液，或温煦功能减弱、寒凝血脉，或血少脉道枯涩，都会血行不畅，出现瘀血。

《灵枢·营卫生会》指出“老者之气血衰，其肌肉枯，气道涩”，易于瘀滞。脏腑之气以年龄的增长逐渐衰退，步入老年阶段，瘀血将以不同的程度存在机体中，血气由盛渐衰，由通畅到凝滞，见于人体生命的过程之中。血流滞缓，瘀血阻滞脑络，脑窍失养，神机失用，便会发展为痴呆。

（三）痴呆的临床表现

孙思邈的《千金翼方·养老大例》记载了关于老年性痴呆的相关症状：“人年五十以上，阳气日衰，损与日至，心力渐退，忘前失后、兴居怠惰，计授皆不称心。视听不稳，多退少进，日月不等，万事零落，心无聊赖，健忘嗔怒，情性变异，食饮无味，寝处不安，子孙不能识其情。”这段话描述了患有老年性痴呆的人的表现，即记忆力下降、体力衰退、神情淡漠、情绪异常、性格改变等。

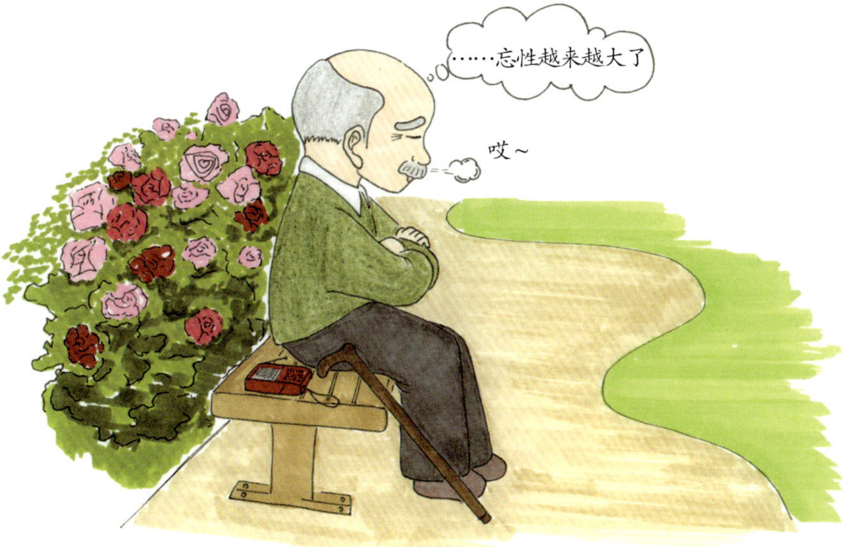

痴呆在临床中的表现是纷杂多样的，总体来说，包括以下三个方面。

1. 善忘

善忘往往是最早出现的症状，并渐进加重。初期可见患者对近期发生的事情，似是而非，记忆不全；进而发展为对近期和久远的事记忆能力均减退，甚至忘记自己的年龄、出生年月等。

2. 呆滞迟钝

对周围事物漠不关心，注意力很难集中，日常生活能力下降，时常发生穿衣服系错纽扣等现象，重者生活不能自理。

3. 性情改变

表现为情绪变化无常，不能自控，不修边幅，自私多疑；或表现抑郁，闭门独处，寡言少语；或表现亢奋，忽哭忽笑，言辞颠倒。重者表现为攻击行为，妄想，幻听幻视等。

三、老年性痴呆的中医药治疗

中医药在治疗老年性痴呆方面具有独特的优势，根据中医理论辨证施治、因人施治，能够更有针对性、精确性。中医药方法多样，疗效佳，在临床上应用广泛。

（一）中药治疗

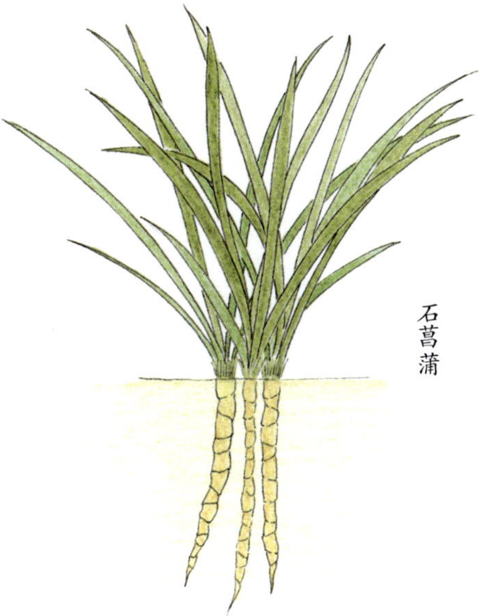

石菖蒲

中药用于治疗老年性痴呆，改善大脑功能，历史悠久。

《神农本草经》是我国现存最早的药物学著作，书中记载中药共365种，其中具有“延年”功效的药物有53种，具有“不老”功效的药物69种。如久服菖蒲“轻身不忘”、远志“轻身不老”、人参“轻身延

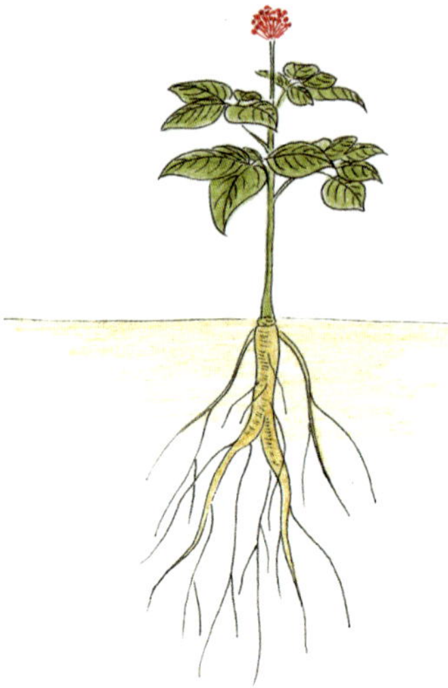

人参

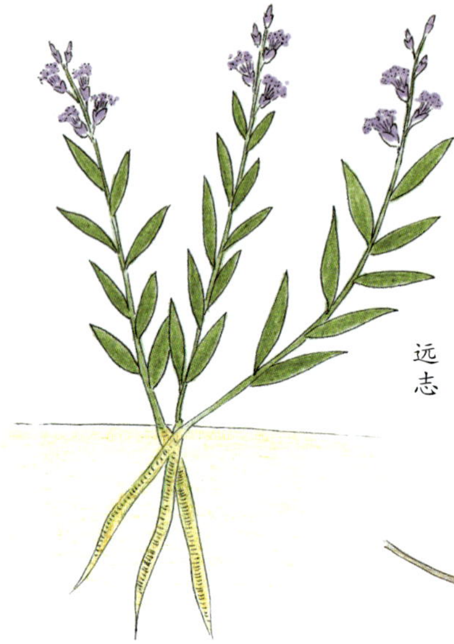

远志

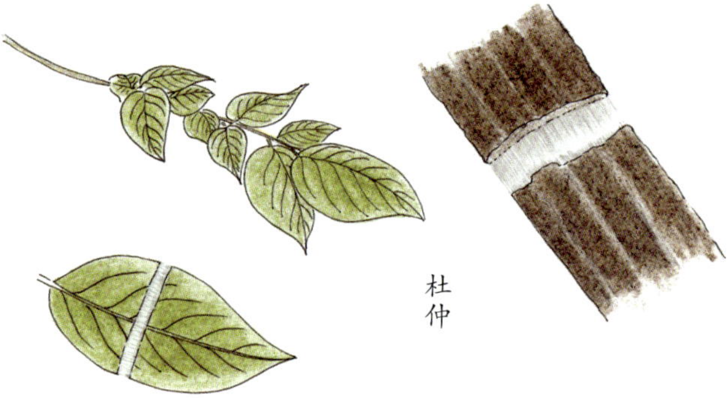

杜仲

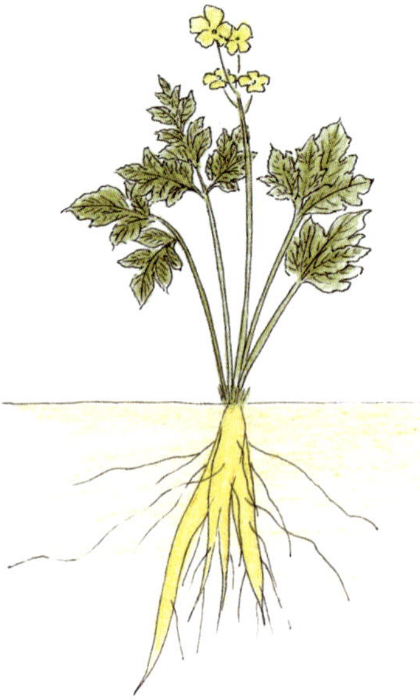

黄连

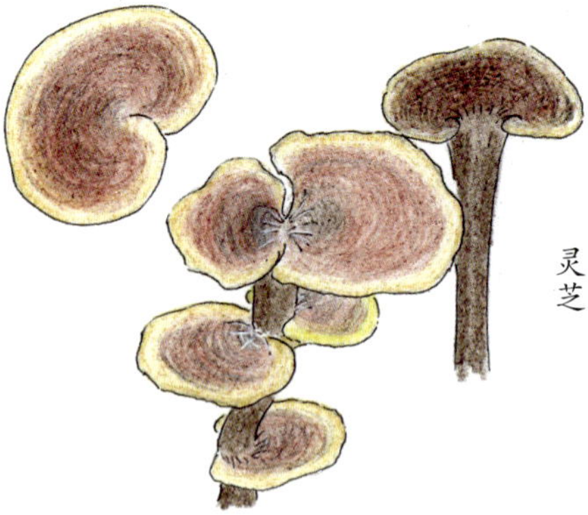

灵芝

年”、杜仲“轻身耐老”、紫芝（灵芝）“轻身不老”、黄连则“令人不忘”。可以看出，许多中药是以养生、延年益寿为主，其次是疾病预防。对这些药物的记载，丰富和完善了医家对老年性痴呆的治疗。

中医药学认识疾病和治疗疾病的基本原则，为“辨证论治”。同一种疾病在不同阶段或不同个体的表现往往有所差异，即“证型”不同。准确辨别疾病的证型，根据证型进行相应的治疗，才能做到有的放矢。

临床中对于痴呆的辨证要点主要是辨明虚实，以及主病的脏腑。痴呆的主要证型以及症状特点如下：

（1）髓海不足型，特征为智能减退，记忆力和计算力明显减退，头晕耳鸣，容易倦怠疲劳，腰膝酸软，走路困难。舌瘦色淡，苔薄白，脉沉细弱。

（2）脾肾两虚型，特征为表情呆滞，沉默寡言，记忆减退，失认失算，口齿含糊，词不达意，伴气短懒言，肌肉萎缩，食量减少，食欲不振，腰膝酸软，或四肢不温，腹痛喜按，腹泻。舌质淡白，舌体胖大，苔白，或舌红，苔少或无苔，脉沉细弱。

（3）痰浊蒙窍型，特征为表情呆钝，智力衰退，或哭笑无常，喃喃自语，或终日无语，伴不思饮食，腹部胀痛，口多涎沫，头重如裹。舌质淡，苔白腻，脉滑。

（4）瘀血内阻型，特征为表情迟钝，言语不利，爱忘事，易惊恐，或思维异常，行为古怪，伴肌肤甲错，口渴但不喜欢喝水，双目晦暗。舌质暗或有瘀点瘀斑，脉细涩。

治疗上以“补虚益损，解郁散结”为治疗原则。对脾肾不足、髓海空虚的症状，需要补脾胃，补肾益髓；如果是以痰浊、瘀血阻滞为主的症状，则需要化痰活血，配以开窍通络，使气血流通，开窍醒神。

现代中医药大量的动物实验和临床试验都已证实，中药在治疗痴呆中具有良好的效果，对其作用机制的研究也取得了一定成果，为中药在痴呆的防治中发挥更大作用提供了科学依据。

知识窗

辨证论治是中医学对疾病的认识和处理方式。即医师通过望、闻、问、切四诊，对患者的症状表现进行分析，辨别疾病的病因、病位、病性等，根据疾病的特点进行相应的治疗。

同一种疾病可以出现多个证，同一种证也可以见于多种疾病之中。临床中既要辨病，又要辨证，两者结合，诊断才会更加准确全面。

历代医家通过长期临床实践，总结发展出多种辨证方法，如八纲辨证、脏腑辨证、经络辨证等。以八纲辨证为例，八纲辨证是辨证总纲，是指将疾病的临床表现归纳为阴、阳、表、里、寒、热、虚、实的属性特点，从而能够找出疾病的关键，掌握其要领，确定其类型，预判其趋势，为治疗指明方向。

（二）针灸疗法

针灸是具有中医特色的治疗方法，是运用中医学方法干预认知老化的重要内容之一，也是在现代临床上应用较为广泛的治疗手段。

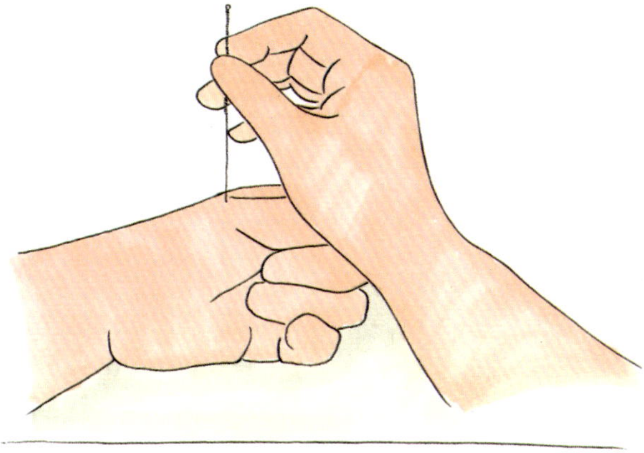

针灸作为微侵入性的非药物治疗和外治疗法，具有安全性高、不良反应小、耐受性好的优势。

通常我们会将“针灸”合用，实则“针”和“灸”是两种不同的方法。针法是指把针具按照一定的角度刺入患者特定的穴位，运用提插捻转等针刺手法来对人体特定部位进行刺激。而灸法是用艾炷或艾条在体表的穴位上烧灼、熏熨，利用热的刺激来预防和治疗疾病。

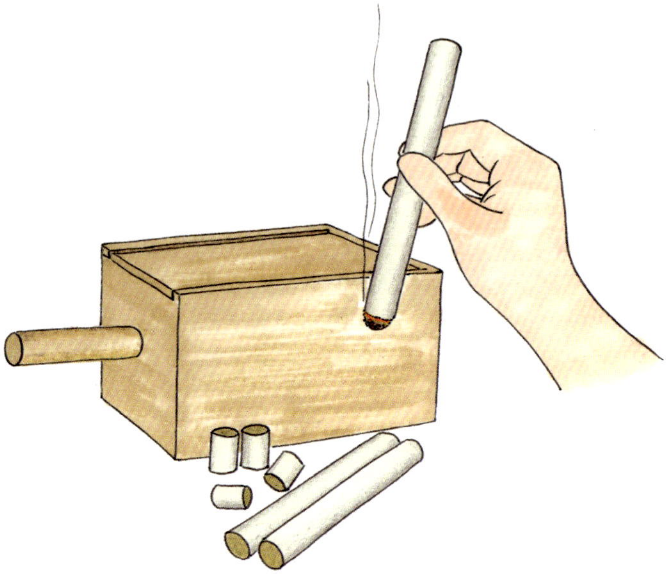

针灸通过经络、穴位的传导作用，能够对内在脏腑进行调节，平衡阴阳，调节气血，从而发挥治疗作用。根据中医学理论，认知老化的针灸治疗，穴位的选取以督脉的穴位为主，另外根据患者不同疾病特点配合不同经络上的穴位进行刺激。

（三）其他疗法

中医药干预认知老化的方法丰富多样，除中药和针灸外，还有推拿、传统锻炼（包括太极拳、八段锦）、五音疗法、芳香疗法等。多种方式各有优势和偏重，是对治疗认知老化的重要补充和辅助疗法，能够在认知老化进程中起到重要的预防和早期干预的作用。

1. 推拿

推拿是中医外治法之一，是通过手法刺激相应的体表穴位，并通过经络的连属与传导作用，对内脏功能进行调节，达到治疗疾病的目的。

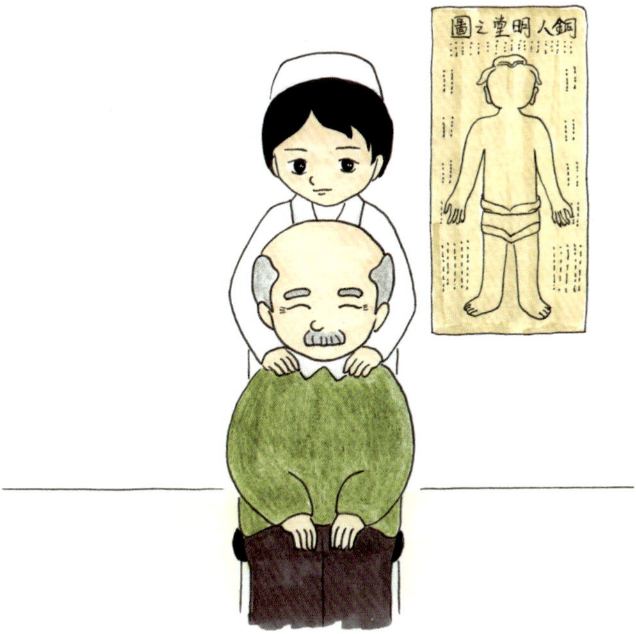

推拿作用温和，相较于药物或创伤性治疗方法，具有安全性高、无不良反应、成本低、易操作的优点。对于绝大多数老年人，推拿是一种简单有效的保健养生方法；对于认知老化的老年人，推拿是一种接受度更高的康复疗法；对于参与认知康复的护理人员或家属，推拿是一种易于操作的选择，

因此也更能够长期坚持。

中医的核心理论为“辨证论治”，无论中医内治法或外治法均应遵循此治疗原则。依据患者的证候选择相应手法、刺激经络和穴位。通常以督脉穴位及循行路线为主，重点在头部的穴位，如对印堂、神庭、百会等穴位进行按揉、掌振、指振等手法的推拿。

研究表明，对经络腧穴推拿可以促进机体血液循环、淋巴循环及组织液循环，增强机体新陈代谢，改善中枢神经系统的血供，增加脑组织的血氧和营养供应，从而促进与认知功能有关的神经结构恢复，改善脑功能。

2. 传统锻炼

规律的运动有助于优化大脑的结构形态和功能，进而延缓认知老化的进程。选择安全便捷，又适合中老年人的运动方式是至关重要的。中医传统养生功法包括八段锦、太极拳、易筋经、五禽戏等，动作简单柔和，易学易练，较为安全，没有场地要求，是很好的运动选择。

（1）八段锦

八段锦属于中低强度有氧运动。相较于其他的锻炼方式，八段锦的锻炼强调对意念和呼吸的调整，练习时需要心态平静，精力集中，呼吸平稳，配合舒缓柔和的四肢运动，将意念、呼吸和形体动作融合。可疏通人体经络，保证人体气血通畅，调节改善人们不良心理状态，使人达到身心和谐健康的状态。

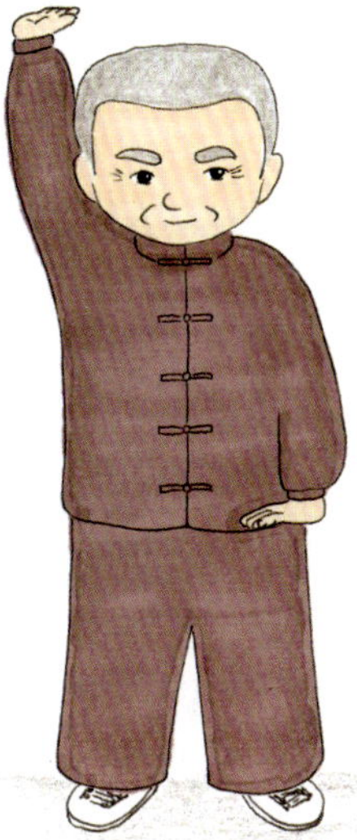

研究表明，规律的八段锦运动有助于提高老年人记忆力，缓解记忆衰退，改善认知障碍患者的整体认知功能和日常生活能力。在作用机制研究方面，八段锦可能通过影响神经系统的功能，使海马、额叶、基底神经节及相关脑区的神经连接发生增强，提高突触可塑性以及大脑神经营养因子的有效性，进而提高认知功能。

（2）太极拳

太极拳属中国武术的一大拳系，也是中国传统的养生功

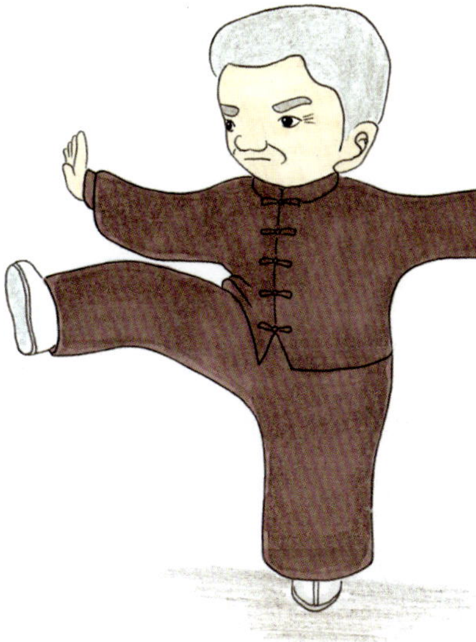

法。太极拳适合所有年龄段练习，尤其对于有慢性病的老年人，能够延缓身体各组织器官功能的退化，起到强身健体、延缓衰老的作用。太极拳同样重视身心宁静、动作与呼吸的配合，运动过程中需要注意力高度集中，强调呼吸和大脑等多器官的协同参与。

研究表明，太极拳能够改善或提高老年人的反应速度和记忆力，以及感知身体空间位置的能力。

3. 五音疗法

音乐治疗是近现代以来新兴的一门交叉学科，将诸多领域与学科相融合，涉及领域广泛，有很广阔的发展和应用空间。音乐疗法用于治疗老年性痴呆在全球范围内受到广泛关注，其已被证实可以改善紧张和焦虑情绪，改善患者的生理、心理和认知功能。

五音疗法是中国特色的音乐疗法，具有悠久历史，是中国传统音乐理论与中医学有机的结合。

“五音”即角、徵、宫、商、羽五种调式，“五音”疗法是以“五音”理论为依据，将“五音”与中医理论中五脏、五行、五志相应。即五音——角、徵、宫、商、羽，对应五行——木、火、土、金、水，内应五脏——肝、心、脾、肺、肾，可以调控五志——怒、喜、思、悲、恐。

琴的角音条畅平和，善消忧郁，助人入眠；徵音抑扬咏越，通调血脉，抖擞精神；宫音悠扬平和，助脾健运，旺盛食欲；商者铿锵肃劲，善制躁怒，使人安宁；羽音柔和透彻，发人遐思，启迪心灵。五种音乐调式因其音调、旋律和演奏的乐器不同，而发出不一样的声波，能直接或间接影响人的情绪和脏腑功能，最终实现调畅气血、调理脏腑功能活动及养生保健之目的。

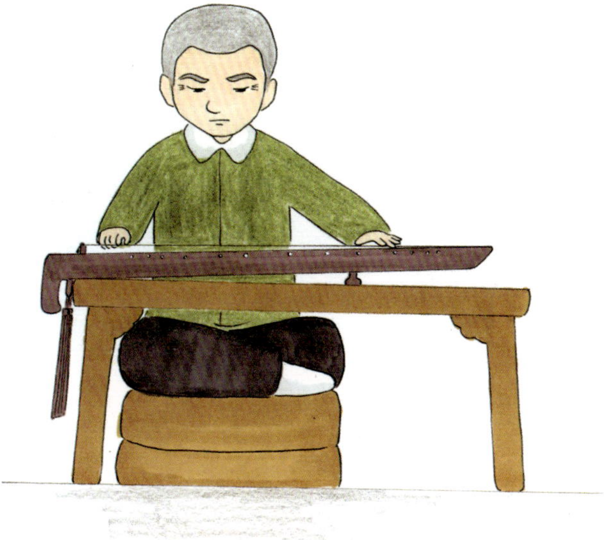

五音疗法用于干预认知老化，同样需要辨证论治，辨别病变脏腑，播放相应音乐以调节脏腑，达到治疗的目的。良性的音乐刺激能提高大脑皮质的兴奋性，改善人的情绪。五音疗法目前多应用于精神类疾病和康复理疗中，对于痴呆患者出现的负面情绪能够显著改善。

4. 芳香疗法

中医芳香疗法是利用中药材的芳香性气味或其提取出的芳香精油，以各种形式作用于人体，借助芳香类药物的阴阳偏性，纠正机体阴阳失衡、脏腑功能失调的状态，达到调节脏腑气机、调和阴阳的作用。传统的芳香疗法主要为香薰疗法和熏洗疗法，现在剂型更为丰富，包括精油、香熏剂、香剂、气雾剂、喷雾剂、露剂、贴敷剂等。

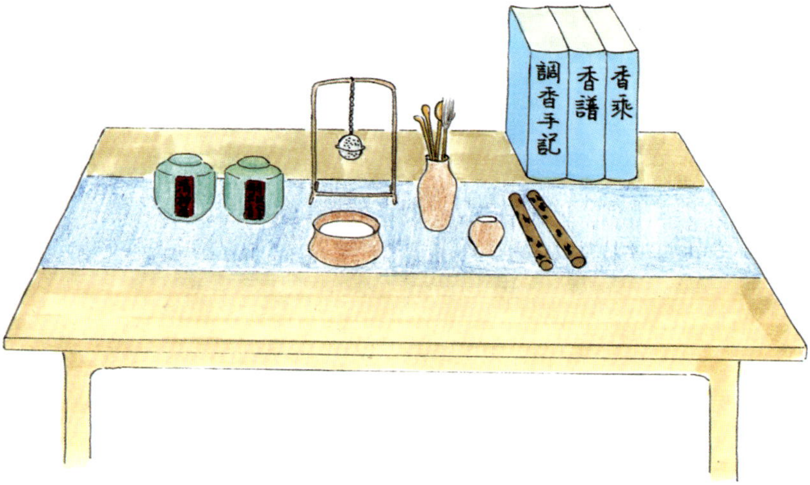

芳香疗法中芳香药物的应用及其功效的发挥也因其药性的差异而有所不同，芳香药物药性多为辛温，能化湿浊、醒脾胃；芳香之气轻清上行，辛温通达，可引药入经，开窍醒神；芳香之气辛温走窜，可调畅人体气机，疏肝理气，又可温通经脉，散瘀止痛；芳香药物又可入于心而安神定志，解郁助眠。

现代研究发现，芳香疗法能够改善失眠患者的临床症状从而提高睡眠质量；有效缓解患者的压力，平稳情绪，缓解焦虑；芳香开窍药物如石菖蒲、麝香等能够舒张脑血管，改善脑的缺血缺氧状态；动物实验证实，芳香疗法可以通过嗅觉通路改善学习、记忆力等认知功能。

四、老年性痴呆的日常预防与保健

中医学认为“正气存内，邪不可干”。如果人们能够在日常生活中，通过积极预防，保持体力充沛、正气充盛的状态，就不会轻易遭受病邪的侵袭，即使患病，预后也会更加乐观。

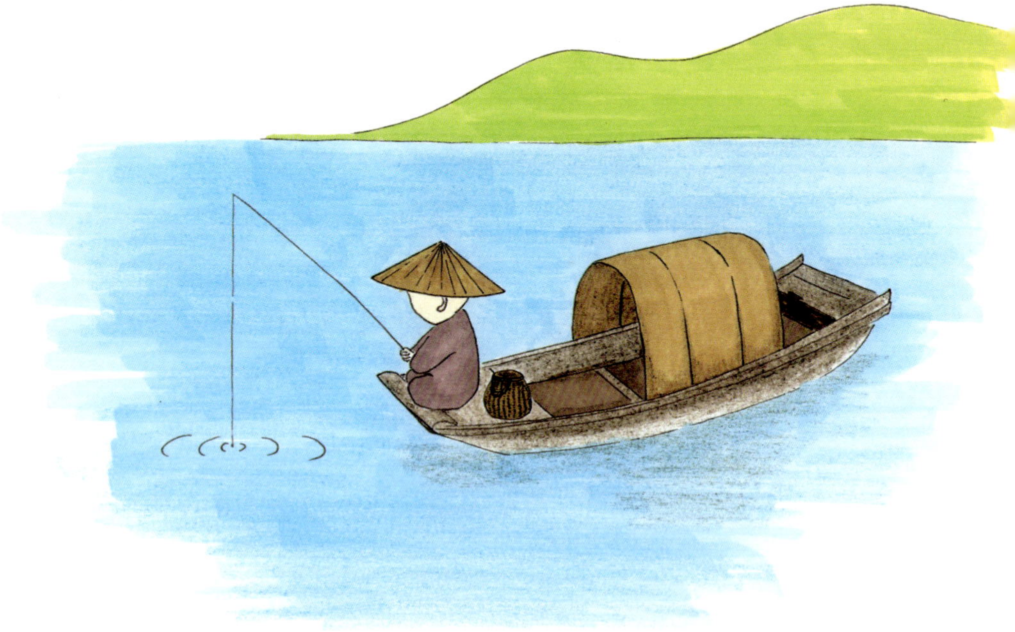

因此，日常预防和保健是老年人应该重点关注的重要环节。通过有规律的锻炼、正确使用药物、适当进行食补，以及其他有益健康的活动，可更好达到强身健体、延缓衰老之目的。所谓“虚邪贼风，避之有时，恬惔虚无，真气从之，精神内守，病安从来”。

（一）调畅情志，修身养性

调畅情志在维持身体健康过程中的重要性是无可取代的。每个人都有喜、怒、忧、思、悲、恐、惊七种情志变化。正常的精神情志活动，是人们对客观外界事物和现象所做出的情感反应，能够调畅气机、疏通血络。但在情志刺激太过强烈、突然或持久的情况下，或人体处于正气虚衰时，情志刺激超出了人体所能调节的范围，就会导致人体气机紊乱、脏腑功能失调，从而引发疾病。

可见调畅情志的作用不容忽视。通过怡养心神、调摄情志、调剂生活等方法，对七情进行调摄，能够保护和增强人的心理健康，达到形神高度统一、健身益寿的目的。

1. 调摄情志法

节制法：注意调和、节制情感，防止七情过极，从而达到心理平衡。

疏泄法：将积聚、抑郁在心中的不良情绪，选择适当的方式宣达、发泄，以尽快恢复心理上的平衡。

转移法：通过转移注意力的方式，将不良情绪转化为行动力，选择自己擅长的方式将其消化。

另外，也可以通过排遣情思、改变内心情绪的指向性或改变心志、改变不良的情绪和习惯，来排除内心杂念和抑郁情绪。

2. 调养心神法

调养心神，首在静养，养心敛神，保养心神，志向专一，排除杂念；要有健康的心理，追求高尚理想和道德情操；再者是要开朗乐观，这对保持情绪稳定，维持健康起着重要作用；最后是保持心理平衡，要有进取心和责任感，这能使我们的老年生活依然积极向上、充实美好。

另外，老年人对于年老带来的身体机能退化要正确看待，顺应自然，自我鼓励与肯定，不断挖掘自身潜能，自得其乐，老有所安。

（二）勤用大脑，益智增寿

人们常说“大脑越用越灵”，事实确实如此，勤用大脑有助于维持脑内神经细胞活性，延缓大脑功能衰退。老年人在日常生活中，要培养广泛的兴趣和爱好，进行益智娱乐活动。在美好的生活气氛和高雅的情趣之中，轻松愉快、活泼多样的活动，使人们舒畅情志、怡养心神，可增智慧、动筋骨、活气血，寓养生于娱乐之中，从而达到养神健形、益寿延年的目的。

琴棋书画、读书看报、坚持写日记、规划日程等方法都是非常好的锻炼大脑、增强记忆的方法。

琴能帮助我们抒发情感、调节情志、调和血脉、怡养五脏、动形健身，棋能帮助我们养性益智、锻炼思维、舒畅身心。《老老恒言·消遣》中说：“笔墨挥洒，最是乐事”，“法书名画，古人手迹所存，即古人精神所寄。窗明几净，展玩一过……审其佳妙，到心领神会处，尽有默默自得之趣味在。”可见书画能调血气、通经脉、静心宁神。

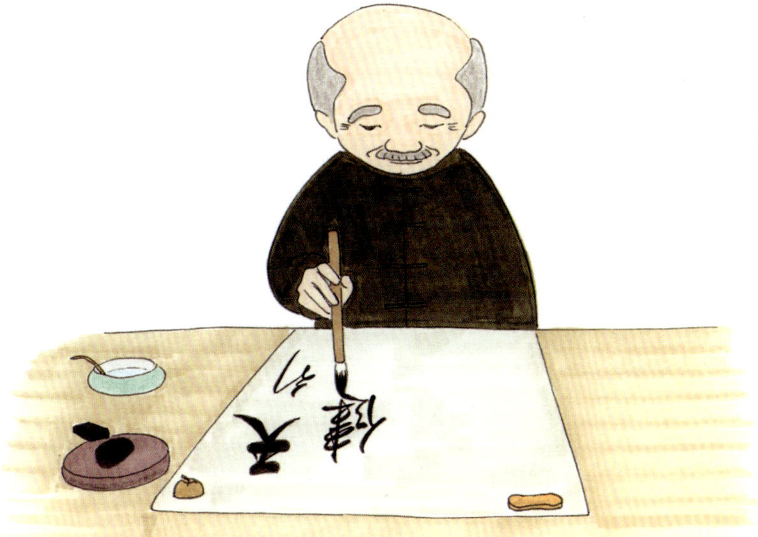

此外，还可以通过专业的认知训练锻炼大脑，激发大脑的活力，延缓衰老。

（三）平衡饮食，顾护脾胃

脾胃是健康之“根”，是后天之本、气血生化之源。饮食健康，才能保护脾胃，使气血充足调畅，精神饱满充沛；若脾胃功能受损，就会引发多种疾病。因此老年人在饮食上应注意营养均衡，规律饮食，不偏食，不过饥或过饱，不吃生冷、过于刺激性食物。

1. 饮食有节才能有个好脾胃

饮食有节是指三餐规律，按时定量。“饮食自倍，脾胃乃伤”，过量饮食会导致胃痛胃胀、嗳腐吞酸等消化不良的症状；不偏食，不过食肥甘厚腻或寒凉的食物。生冷的食物，最容易伤及脾胃，导致脾胃虚寒。

健脾养胃的食物，如南瓜、山药、小米、大枣、红薯等，可以补虚乏、益气力、健脾胃，对于脾胃功能衰退的老人尤为适合。

2. 健脑益智的食物

“民以食为天”“人以食为养”，食物是人类赖以生存的基础，也是生命健康的保障。中医认为“药食同源”，食物往往

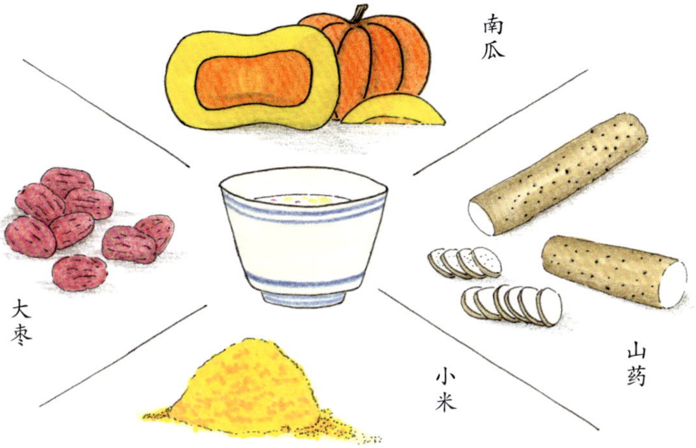

也具有其“四性”“五味”，正确运用食物性质特点进行选择，可以更好地以食代药，达到养生防病的效果。如以下这些食物，均具有较好的健脑益智的功效，适合老年人食用。

（1）小米

小米有滋养肾气、健脾胃、清虚热的功效。现代研究也发现小米富含蛋白质、脂肪、碳水化合物、钙、磷、铁、胡萝卜素、维生素 B_1、维生素 B_2 等人体必需的营养物质，其含量是其他谷类无法拥有的，是绝佳的谷物选择。

（2）核桃

核桃有补肾固精、温肺止咳、益气养血、补脑益智的功效。其营养丰富，含有丰富的蛋白质、脂肪、粗纤维、碳水化合物、维生素、钙、磷、钾、镁、铁、锰、硒等营养物质。现代医学认为，核桃能防止胆固醇在动脉内壁沉积，预防动脉硬化的发生。

（3）松子

松子中的磷和锰含量丰富，对大脑和神经有补益作用，对老年痴呆症有一定的预防作用。因此，松子被视为“长寿果”和“坚果中的鲜品”，对老人最有益。

（4）虾皮

虾皮可提高记忆力。虾皮中钙含量极为丰富，每 100 克含钙约 2000 毫克。钙能保证大脑处于最佳工作状态，因此适量吃些虾皮，对提高记忆力有一定作用。

（5）鲜鱼

鲜鱼富含蛋白质和钙质，特别是含有不饱和脂肪酸，可分解胆固醇，保护大脑健康。

（6）绿茶

绿茶中的茶多酚可以阻止大脑中有害斑块的形成，适合老年人饮用。

（7）鸡蛋

鸡蛋富含优质蛋白质，蛋黄中含有丰富的卵磷脂、甘油三酯、胆固醇和卵黄素，对神经的发育有重要作用，有增强记忆力、健脑益智的功效。

（8）卷心菜

卷心菜富含维生素 B，可消除大脑疲劳。

（9）大豆

大豆中含有大豆卵磷脂和丰富的蛋白质，每天食用适量大豆或豆制品，可增强记忆力。

（10）海带

海带中含有丰富的亚油酸、卵磷脂等营养成分，有健脑的功效；另外，海带和其他海藻类一样，含有大脑不可缺少的含磺氨基酸。

（11）南瓜

南瓜性味甘平，有清心醒脑的功效。南瓜中的维生素 A 含量胜过绿色蔬菜，且富含维生素 C、锌、钾和纤维素。

知识窗

食疗是指在中医学理论的指导下，根据膳食的不同特性（四性、五味、归经、功用）进行医疗保健，达到治病养生的目的。相较于其他治疗方法，食疗温和舒缓，接受度高，同时能够促进健康生活方式的养成。

中医认为“药食同源”，药物与食物本无明显的界限。疾病的发生往往是正常人体平衡状态被破坏，机体出现失衡。而药食治疗疾病的原理则是利用药物食物本身的偏性来纠疾病之偏，帮助机体恢复平衡状态。

（四）顺应自然，生活规律

1. 顺应四时

人是自然中的一部分，当然也要顺应自然的变化，根据四时的气候特点、阴阳变化进行调养。《黄帝内经》认为，宇宙万物有“春生夏长，秋收冬藏”的变化规律。人与天地相应，故人禀“天地之气生，四时之法成”，人体脏腑气血相应产生了春生、夏长、秋收、冬藏的生理性变化。

《黄帝内经》中说：“春三月，此为发陈。天地俱生，万物以荣，夜卧早起，广步于庭，被发缓形，以使志生……夏三月，此为蕃秀。天地气交，万物华实，夜卧早起，无厌于日，使志勿怒……秋三月，此谓容平。天气以急，地气以明，早卧早起，与鸡俱兴，使志安宁，以缓秋刑，收敛神气……冬三月，此为闭藏。水冰地坼，勿扰乎阳，早卧晚起，必待日光……”

因此，顺应自然规律，随着季节气候变化，在情志、起居、饮食等各个方面做出相应调整，遵循时令的变化规律而调节，才能维护体内的阴阳平衡。

2. 合理作息

规律的作息能够调养神气，提高人体适应能力，而生活作息失常会使机体适应力差，抗病力弱，加速衰老。根据中医十二经运行的规律，我们可以参考如下时间作息。

丑时 01：00—03：00 足厥阴肝经运行。

不宜熬夜，睡眠养肝。

寅时 03：00—05：00 手太阴肺经运行。

深睡保暖，减少起夜。

卯时 05：00—07：00 手阳明大肠经运行。

阳气充沛，晨起排便。

辰时 07：00—09：00 足阳明胃经运行。

进食早餐，阳气旺盛。

巳时 09：00—11：00 足太阴脾经运行。

精神振奋，效率最高。

午时 11：00—13：00 手少阴心经运行。

天地气机转化，饭后小憩。

未时 13：00—15：00 手太阳小肠经运行。

吸收营养，补充水分。

申时 15：00—17：00 足太阳膀胱经运行。

身心强盛，适当运动。

酉时 17：00—19：00 足少阴肾经运行。

不宜过劳，养精蓄锐。

戌时 19：00—21：00 手厥阴心包经运行。

放松身心，享受生活。

亥时 21：00—23：00 手少阳三焦经运行。

睡前泡脚，入睡休养。

子时 23：00—01：00 足少阳胆经运行。

睡眠养阳，阳气初生。

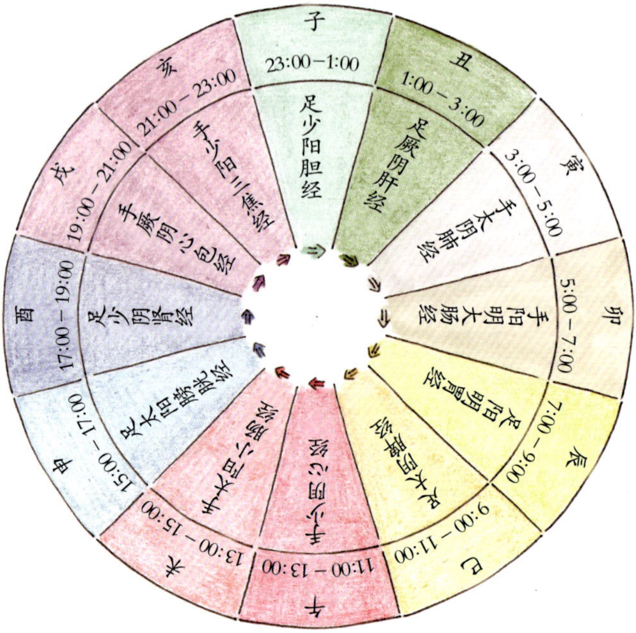

3. 保障睡眠

规律的生活和充足的睡眠能够保证老年人作息有常、思维清晰、行动谨慎，避免过度劳累或脏腑受损。

“养生之诀，当以睡眠居先”，晋代葛洪在《抱朴子·极言》说：“寝息失时，伤也。”因此保证充足的睡眠、养成良好的睡眠规律是养生的关键，能够消除疲劳、充足体力、调养气血、防病强身。

当出现失眠、多梦等睡眠障碍时，应注意及时调理，可以通过中药、针灸、按摩、药浴和冥想等多种方法进行调节。

（五）适当运动，劳逸有度

适当的运动锻炼能够加快血液循环，维持机体旺盛，有利于人体吐故纳新，调和气血，达到和畅血脉、强健体魄、舒畅情志、平衡阴阳的目的，是老年养生中重要的内容之一。

一般来说，所有运动都能起到健脑的作用。研究表明，运动过后，脑组织中脑啡肽含量会增加，这种物质对促进人的思维和智力大有益处。运动也会促使左右脑海马区和大脑皮质之间神经细胞的生成与联系更加紧密。运动还可以预防心脏病以及焦虑症、恐惧症、抑郁症，并能够减轻和预防一系列认知障碍疾病，如帕金森病、阿尔茨海默病、焦虑症等。

老年人体力逐渐减弱，需注意应根据自己的能力和体力，适当运动，劳逸结合，切勿过度劳累或者过度安逸。一般而言，运动量不宜过大，循序渐进，持之以恒，方可见效。低等或中等强度的运动是较适宜的运动方式，可根据年龄及身体状况选择慢跑或步行，另外，广场舞、太极拳、气功也是常见且很好的运动选择。冬季户外锻炼避免太早，最好在上午十点之后，高血压患者最好选择下午或傍晚进行锻炼，防止血压过高发生意外。

采用中国特色的传统运动方式，如八段锦、太极拳、五禽戏等进行锻炼，可以很好地活动筋骨，调节气息，静心宁神，畅达经络，疏通气血，和调脏腑，达到增强体质、益寿延年的目的。

（六）健脑小妙招

健脑养生也可以不必“大动干戈”，下面的健脑小妙招教您轻轻松松就可以更健康。

1. 穴位按摩

穴位按摩，古称按跷，是我国传统的摄生保健方法之一。主要是指运用手掌和手指的技巧，按摩人体一定部位或穴位，从而达到预防疾病、强身保健的目的。保健按摩能疏通经络，行气活血，调和营卫，平衡阴阳。

以下的穴位适合老年人用于日常保健。

（1）足三里——长寿要穴

定位：膝下三寸，胫骨外大筋内。

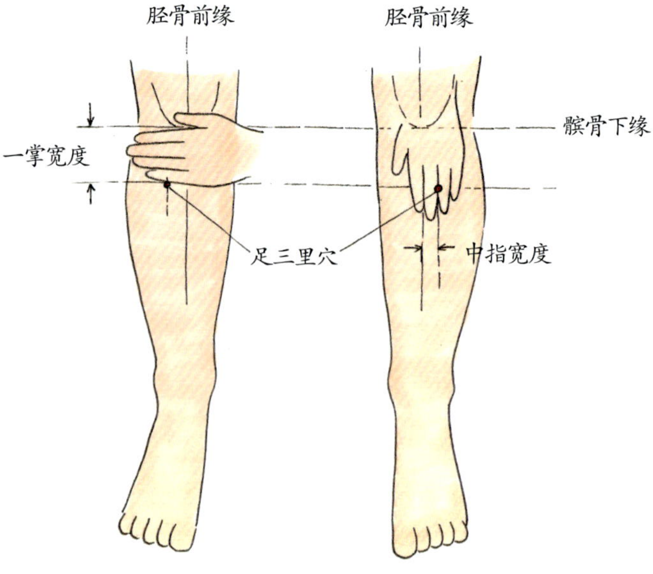

功效：为全身强壮要穴，健脾胃，益气血，提高机体免疫力和抗病能力。

（2）曲池——降压

定位：屈肘，肘横纹尽头。

功效：调血压，明目。适用于老年人血压高、视力减退的情况。

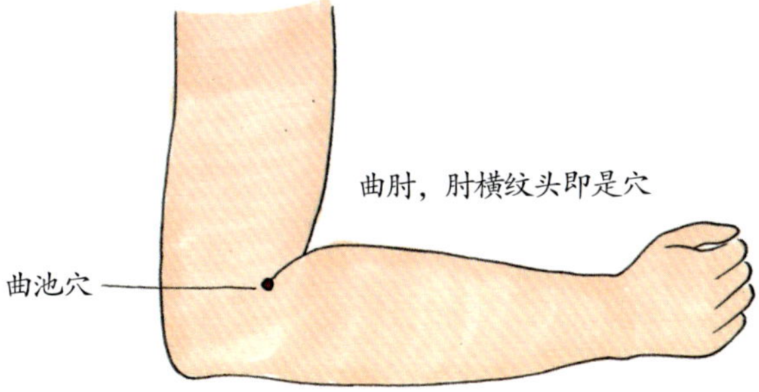

（3）三阴交——安神、调经

定位：内踝高点上 3 寸，胫骨内侧后缘。

功效：增强腹腔脏器功能，尤其是促进生殖系统的健康。

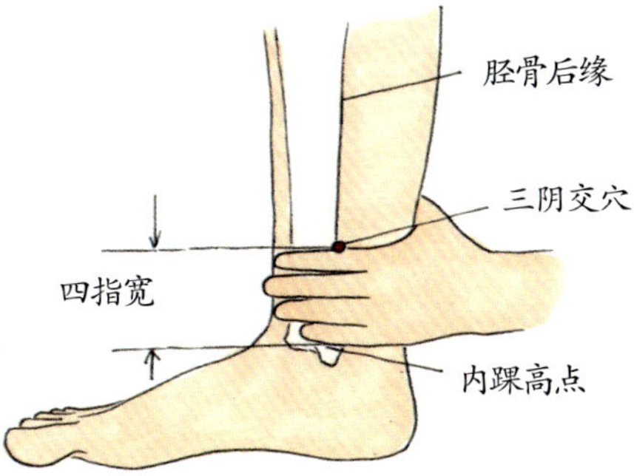

（4）涌泉——强心、益肾

定位：脚趾卷曲，前脚掌中心凹陷处。

功效：补肾壮阳，养心安神。长灸此穴可健身强心、延年益寿。

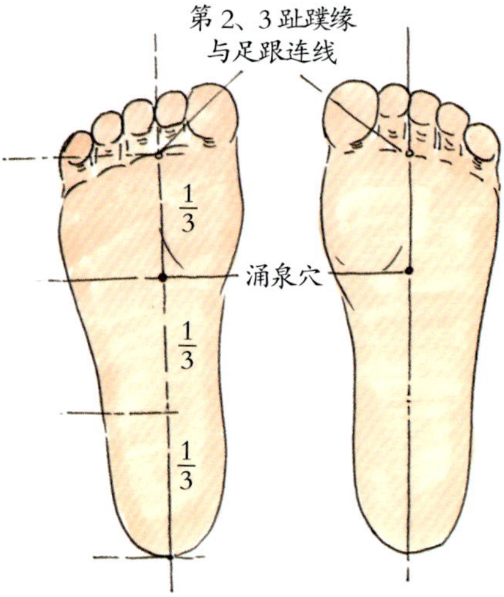

（5）百会穴——开窍醒脑、回阳固脱

定位：后发际正中上7寸，当两耳尖直上，头顶正中。

功效：主治头痛、目眩、鼻塞、耳鸣、中风、失语、脱肛、阴挺、久泻久痢等。

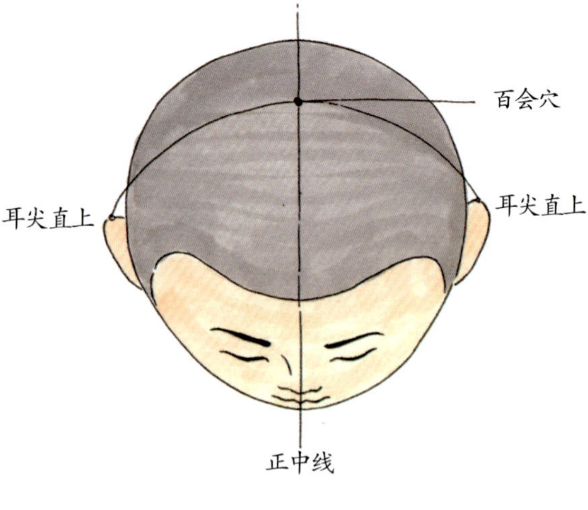

（6）风池——通窍明目

定位：在项部，当枕骨之下，与风府相平，胸锁乳突肌与斜方肌上端之间的凹陷处。

功效：清头明目，祛风解毒，通利空窍。主治头、耳、目、口、鼻、脑疾患，精神神志疾患，是上肢病的常用要穴。

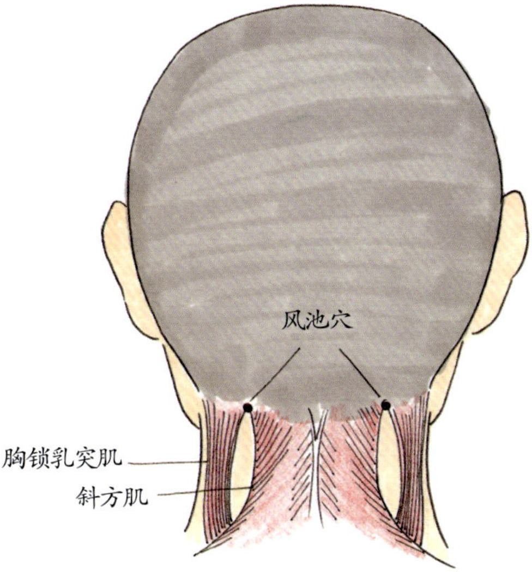

2. 手指操

常做手指操能够预防老年性痴呆吗？手上有许多穴位，这些穴位与全身各脏腑密切相关。如果适时合理地刺激这些经络穴位，不但可以强身健体，而且可以预防老年性痴呆的发生。

手指操简单易学，做起来很方便，每个动作每天做 20 遍，轻松锻炼大脑。下面就教大家怎么做。

第一步：握拳放松交替进行，放松头脑。

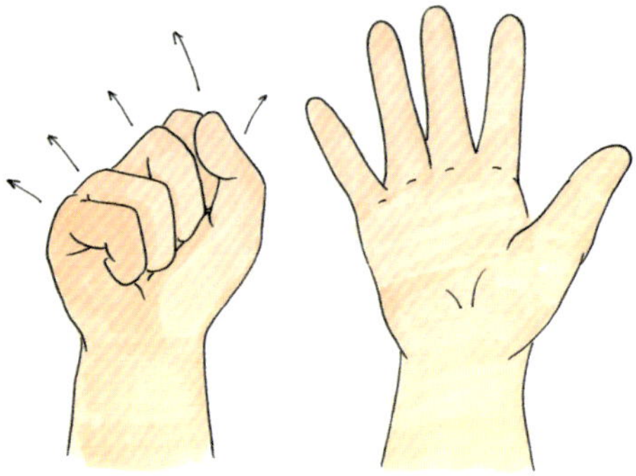

第二步：双手手腕伸直，五指靠拢然后张开。

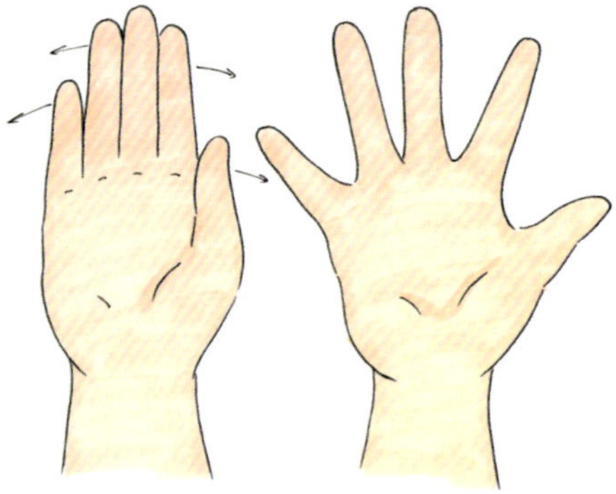

第三步：双手五指依次对应敲击。双手拇指对敲，食指对敲，依次完成五指的对敲。

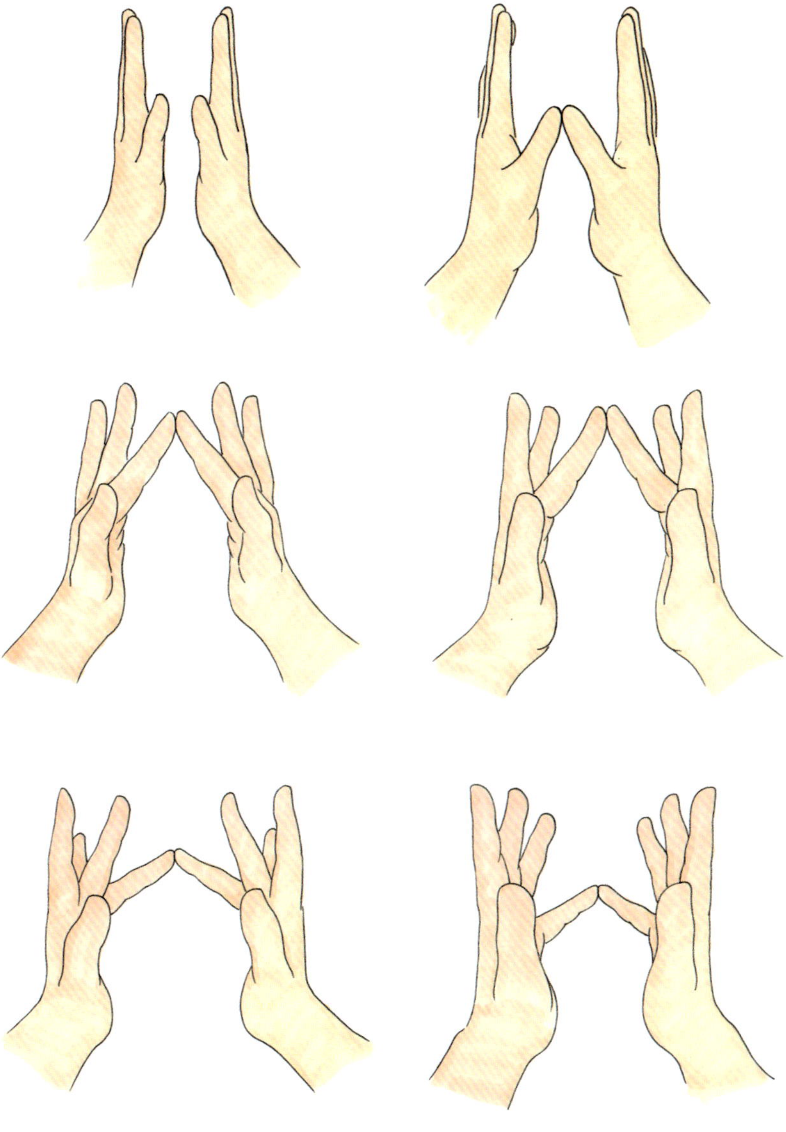

第四步：双手食指、中指、无名指、小拇指依次敲击该手的大拇指。

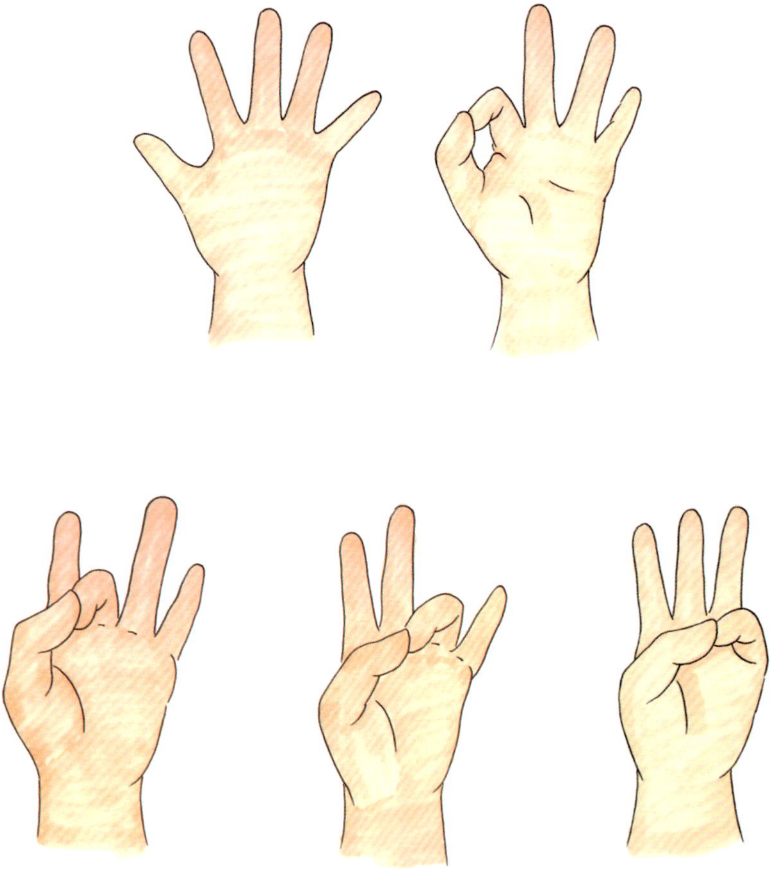

第五步：双手五指交叉抱拳。

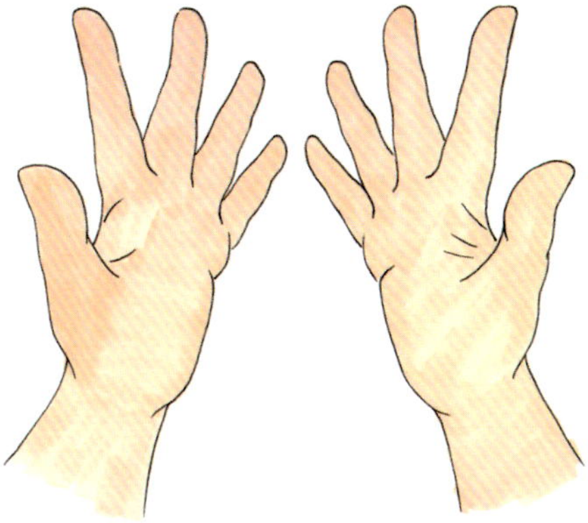

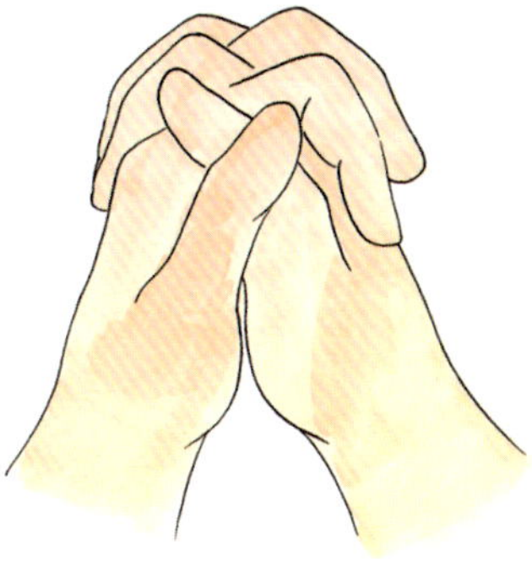

第六步：双手五个手指依次伸出，再依次收回。

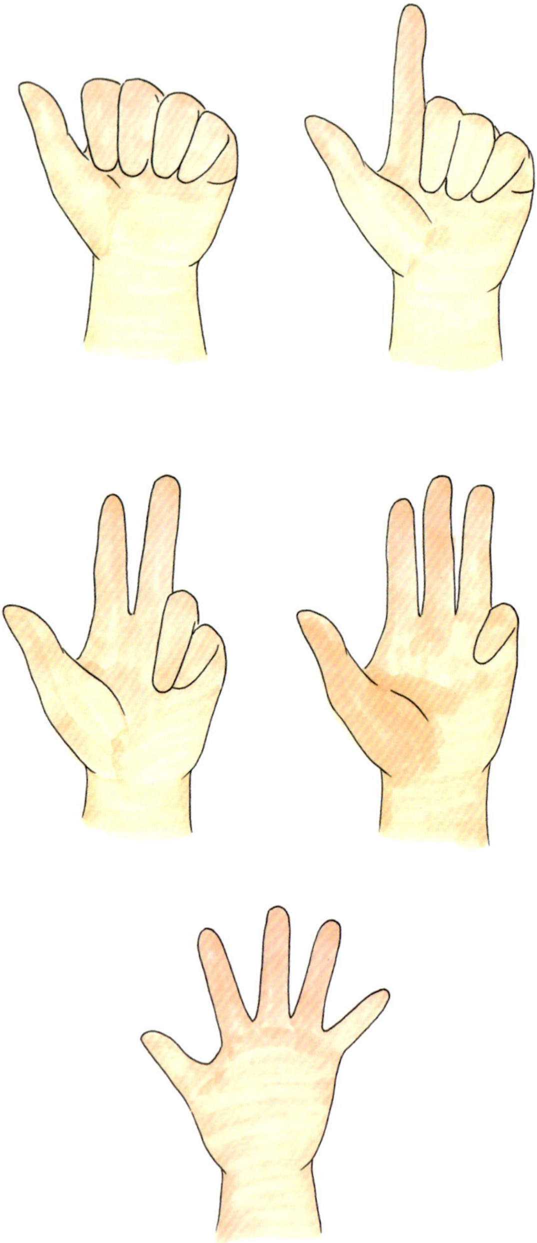